VERLAG ANTJE
KUNSTMANN

DAS BUCH:

Anita Cornelius ist Notärztin an einem großen Berliner Krankenhaus und liebt ihren Beruf. Sich auf unerwartete Situationen einzustellen, entspricht ihrem Temperament. Auch wenn es bei ihren Einsätzen nicht immer so aufregend zugeht, wie man sich das vorstellt. Anita ist das recht. Sie kann helfen. Und ab und zu sogar jemandem etwas Gutes tun.

Adrian, ihr Exmann, ist Arzt am selben Krankenhaus. Sie haben sich erst vor kurzem in bestem Einvernehmen getrennt, und Lukas, ihr vierzehnjähriger Sohn, lebt bei seinem Vater und dessen neuer Freundin Heidi.

Hätte Anita Adrian nicht zufällig bewusstlos auf der Krankenhaustoilette gefunden, zugedröhnt mit einem Narkosemittel, und hätte Heidi nicht dauernd diese flotten Sprüche losgelassen, dass jeder seines Glückes Schmied ist, dass Arme und Kranke oft genug selbst an ihrem Zustand schuld sind, dann könnte sich Anita weiter vormachen: alles ist in bester Ordnung. Ist es aber nicht. Weder privat noch beruflich.

Kristof Magnusson erzählt mit großer Kenntnis aus dem Alltag einer Notärztin und gleichzeitig aus dem Alltag ihrer Patienten. Vor allem aber erzählt er witzig und unterhaltend aus dem Leben einer Frau Anfang vierzig, die mehr will als Routine und »schöner Wohnen«.

DER AUTOR:

Kristof Magnusson, geboren 1976 in Hamburg, lebt als Autor und Übersetzer aus dem Isländischen in Berlin. Sein Debütroman *Zuhause* (2005) wurde mit dem Rauriser Literaturpreis ausgezeichnet, sein Roman *Das war ich nicht* war ein Bestseller. Die Verfilmung seiner Komödie *Männerhort* (mit Christoph Maria Herbst, Detlev Buck und Elyas M'Barek) kommt im Oktober 2014 in die Kinos.

KRISTOF MAGNUSSON

ARZTROMAN

Unredigiertes Leseexemplar
Bitte keine Rezensionen
vor dem 20.8.2014

Verlag Antje Kunstmann

Für meine Schwester Nicola

»Das Mitfühlen mit allen Geschöpfen ist es,
was den Menschen erst wirklich zum Menschen macht.«
ALBERT SCHWEITZER

»Nein!«
HEIDI KLUM

ZEIT

DER WETTERBERICHT nach den Spätnachrichten kündigte einen weiteren heißen Tag in einer Reihe von heißen Tagen an, die Anita Cornelius bereits jetzt wie unendlich erschienen. Seit Wochen konnte sie kaum einschlafen vor Hitze, auch jetzt hatte sie es wieder versucht, dann jedoch lieber den Fernseher eingeschaltet, die Nachrichten gesehen und dabei die letzten Salzcracker gegessen, die der Kollege von der Tagesschicht übrig gelassen hatte.

Es war eine ziemlich normale Nacht am Notarzt-Stützpunkt des Krankenhauses am Urban in Berlin-Kreuzberg. Anita und ihr Assistent Maik hatten bisher drei Alarme gehabt, einmal Brustschmerzen, einmal Blutzucker und einen akuten Bauch, alle bei alten Menschen. So war es eigentlich immer, selbst in dieser Gegend der Stadt, aus der das Fernsehen gern von Messerstechereien und Drogenkriminalität berichtete. *Häufiges ist häufig und Seltenes ist selten*, das hatte Anita bereits im Studium gelernt, und Altwerden war eben häufig in diesem Land.

Anita stand auf, um sich aus dem Automaten am Eingang der Rettungsstelle einen Snack zu ziehen. Nachdem sie eine Münze eingeworfen und gewählt hatte, warf sie einen Blick auf das Fach mit den Mars-Riegeln und beobachtete die Metallspirale, die das Mars an das Ende des Regals schob, bis der Riegel in Schieflage geriet, mit der Oberseite nach vorne fiel und gegen die Spirale stieß, die in diesem Moment aufhörte sich zu drehen. Anita sah auf ihren Schokoriegel, zwischen Spirale und Regal über dem Abgrund verkeilt. Super Vertrauensbeweis für ein Krankenhaus, wenn nicht einmal der Snack-Automat funktioniert, dachte Anita und hätte es wohl für ein schlechtes Omen gehalten, wenn sie an solche Dinge glauben würde, doch das tat sie nicht.

Anita dachte an ihren Sohn. Wie oft hatte sie mit Lukas hier gestanden und gehofft, der Automat würde nicht ihr letztes Kleingeld fressen und den gewünschten Riegel dann doch behalten? Als Lukas klein gewesen war, hatte er dem Automaten sogar gut zugeredet, um seine Chancen zu erhöhen. Inzwischen, mit vierzehn Jahren, tat er das natürlich nicht mehr, er kam sie ohnehin nur noch selten auf der Arbeit besuchen, obwohl er jetzt noch näher an der Klinik wohnte als Anita selbst, kaum einhundert Meter entfernt, bei Anitas Ex-Mann und dessen neuer Freundin.

Anita schlug gegen den Automaten. Sie wusste, dass das nichts brachte, tat es aber trotzdem. Sie konnte es doch nicht einfach hinnehmen, dass der Automat ihren Snack nicht hergab, rüttelte an ihm, immer heftiger, da hörte sie ein schrilles Kreischen aus ihrer Hosentasche. Der Funkmeldeempfänger. Sie sah auf die Leuchtanzeige: *Alarm: 1600: RTW 1505: NEF E: 46 VU Skalitzer Straße 72 0:32*. Anita schaltete ihn aus und eilte zurück, zog ihre orangefarbene Funktionsjacke an und fuhr sich durch die Haare, bis sie einigermaßen locker auf den Rücken mit der Aufschrift NOTÄRZTIN fielen. Maik kam aus seinem Zimmer, war auch schon komplett angezogen und tastete seine Frisur nach eventuellen Deformationen durch das Kopfkissen ab, auf dem er vor einer Minute noch gelegen hatte. So schritten sie, beide ihre Haare richtend, auf die Auffahrt der Rettungsstelle, so sagte Maik es zumindest immer: Ein Berliner Feuerwehrmann *rennt* nicht zum Einsatz, er *geht* auch nicht, er *schreitet*.

Sie stiegen in ihr Notarzt-Einsatzfahrzeug und fuhren vom Klinikgelände. Als das NEF auf dem Carl-Herz-Ufer beschleunigte, klapperte ihre Ausrüstung immer lauter in den säuberlich beschrifteten Schubladen. Anita sah in die schwarzen Erdgeschossfenster, in denen es blau aufflackerte, während sie vorbeifuhren, still und schnell. Die Leitstelle hatte inzwischen die Einsatzdaten auf ihr Navi übertragen, ein Verkehrsunfall war also ihr nächster Einsatz, die nächste Fahrt durch diese Nacht.

»Hallo, Sonnenschein, hast du gut geschlafen?«, fragte Maik, als sie auf der Baerwaldstraße waren.

»Der Snack-Automat funktioniert nicht.«

»Dann hoffen wir doch mal, dass das heute Nacht unser schwierigster Patient bleibt.«

»Da hast du auch wieder recht«, sagte Anita. Sie war immer froh, wenn Maik ihr Rettungsassistent war. Nach all den Einsätzen, den unzähligen Fahrten über rote Ampeln zu nachtschlafener Zeit, den vielen Stunden des gemeinsamen Wachens und Wartens, waren Anita Cornelius und dieser große Mann mit dem dichten schwarzen Haar und den tätowierten Unterarmen längst Freunde geworden und gingen manchmal nach der Arbeit ein Bier trinken. Maik hatte Anita sogar erzählt, dass er einmal ein paar Semester Medizin studiert hatte, von seinen Feuerwehr-Kollegen wusste das niemand.

»Ich konnte eh nicht schlafen bei der Hitze«, sagte Anita.

»Ich schon«, sagte Maik, dann gähnte er, wie zum Beweis, hob den Arm und legte den Kippschalter um, kurz bevor sie auf die Gitschiner Straße abbogen. Das Martinshorn. Nachts schien es immer besonders laut, sodass Maik es erst in letzter Sekunde ein- und so schnell wie möglich wieder ausschaltete, was Anita gefiel, denn sie wollte nicht allzu wach werden, um nach diesem Alarm endlich etwas Schlaf zu finden. Wenn jemand in Berlin die

Eins-Eins-Zwei rief, fuhr normalerweise ein Rettungswagen los. Nur wenn die Leitstelle schwere Fälle erwarte, rief sie Anita und Maik mit ihrem Notarzt-Einsatzfahrzeug hinzu, und es passierte nicht selten, dass die beiden noch auf der Anfahrt erfuhren, dass sie wieder umkehren konnten, weil es doch nicht so schlimm war wie erwartet. Wenn Anita Glück hatte, wäre sie rechtzeitig in der Klinik zurück, um noch einen Versuch zu machen, ihren Schokoriegel zu befreien.

Sie erreichten im Nu das Kottbusser Tor, dann wurde der Verkehr dichter. Auf dem Bürgersteig vor dem *Südblock* standen zwei angesäuselte Gestalten, die offenbar nicht wussten, wo sie hinsollten und einander erst in Richtung Schlesisches, dann Richtung Hallesches Tor zogen. Wenig später passierten Anita und Maik eine nach Junggesellenabschied aussehende Gruppe von jungen Männern in einheitlichen T-Shirts.

Anita sah ihnen hinterher und rief sich ins Gedächtnis, was bei einem schwer verletzten Unfallopfer zu tun sein könnte, dachte an die wichtigsten Medikamente und machte im Geiste eine Entlastungspunktion nach Monaldi, um gefangene Luft oder Blut herauszuholen, das auf die Lunge drückte – der optimale Ansatzpunkt lag zwischen der zweiten und dritten Rippe, medioklavikulär. Natürlich wusste sie das, doch es beruhigte sie, sich solche Dinge immer wieder ins Gedächtnis zu rufen.

Vor ihnen fuhren die Autos inzwischen so langsam, dass Anita sich überhaupt nicht mehr vorstellen konnte, es wäre etwas Schlimmes passiert. Wahrscheinlich gab es nur einen Betrunkenen zu versorgen, der vor eines dieser Schritttempo fahrenden Autos gelaufen war.

Der Verkehr war vollkommen zum Stillstand gekommen. Die Unfallstelle war noch nicht in Sicht, doch Anita sah bereits den zitternden Widerschein der blauen Lichter an den Häuserwänden, während sie sich langsam und laut durch die Autos schoben, die ihnen Platz machten, so gut es ging. Bald kamen die ersten Einsatzfahrzeuge in Sicht, ein Rettungswagen der Johanniter, ein Lösch-Hilfeleistungsfahrzeug, bald darauf ein Wagen der Einsatzleitung. Zwei Polizisten in neongelben Westen leiteten den Verkehr in eine heillos verstopfte Seitenstraße. Anita begrub die Hoffnung, ihren Stützpunkt bald wiederzusehen.

»Ganz schöne Blaulicht-Disko«, sagte Maik.

»Das kannst du wohl sagen. Ich habe jetzt eher mit einem kleinen Blechschaden gerechnet.«

»Da war wohl eher ein verhinderter Sebastian Vettel am Start«, sagte Maik und zeigte durch die Windschutzscheibe auf ein Auto, das frontal gegen einen der Eisenpfeiler der Hochbahntrasse der U1 geprallt war.

Nun war Anita hellwach. Sie nahm Einweghandschuhe aus der Schachtel auf dem Armaturenbrett, stieg aus und griff den Defibrillator, Maik warf den Notfall-Rucksack über die Schulter und nahm den Koffer, auf dem das Wort TRAUMA stand.

Sie gingen auf den Pfeiler der Hochbahntrasse zu, um den Feuerwehrmänner, Polizisten und Rettungskräfte herumstanden. Die Reflektorstreifen an ihren Uniformen warfen das Licht der Feuerwehrscheinwerfer grell zurück, und über allen Köpfen, Mützen und Helmen ragte eine Hand empor, die einen Infusionsbeutel mit einer glitzernden Flüssigkeit hielt.

Unter Anitas Füßen knirschte Pulver, das die Feuerwehr zum Binden des auslaufenden Benzins gestreut hatte, es fühlte sich an, als gingen sie über eine Kiesauffahrt. Sie näherten sich einem dunkelblauen BMW, der derart deformiert war, als wollte er sich jeden Moment in etwas anderes verwandeln. Die Motorhaube war geradezu um den eisernen Pfeiler herum geflossen. Dass es sich überhaupt um eine Motorhaube handelte, musste man wissen, sehen konnte man es nicht. Der Scheinwerfer auf der Beifahrerseite war nicht mehr da, Schläuche, Metall und Plastik waren zu einer Masse verformt, die Kühlergrill und Nummernschild eingesogen hatte, die Stoßstange wies fast senkrecht in die Luft, über ihrer Spitze steckte ein Verkehrshütchen, damit sich niemand an den scharfen Kanten schnitt.

»Schickes Auto. Was neueres und teureres hat BMW derzeit nicht zu bieten«, sagte Maik.

»Und wohl auch ziemlich schnell«, sagte Anita. »Das waren doch mindestens achzig Sachen, oder?«

»Am besten, wir fragen mal den Kollegen, der da den Infusionsständer macht«, sagte Maik und ging auf den Rettungsassistenten zu, der die Infusion hoch hielt. Anita kannte ihn vom Sehen, ein Kollege von den Johannitern, die in der Wiener Straße stationiert waren.

»Guten Morgen. Und? Was habt ihr für uns?«, sagte sie.

»Eine eingeklemmte Person. Ansprechbar, Blutdruck 120 zu 80, Herzfrequenz 90«, sagte der Rettungsassistent und zeigte mit der freien Hand auf die Fahrertür. »Zum Glück war das Fenster offen, da haben wir schon mal einen Stiffneck angelegt und gleich einen Zugang gelegt, wo wir schon dabei waren. Aber man kommt echt schlecht am Lenkrad vorbei.«

Er klang erleichtert, dass nun jemand anderes für die medizinischen Entscheidungen zuständig war.

Ein solcher Unfall war in der Großstadt für alle eine Seltenheit. Sogar Maik, den kaum etwas schockierte, fehlten für einen Moment die Worte, wo er nun so nah an dem eingeklemmten Unfallopfer stand.

Anita zählte still für sich bis drei, wie sie es inzwischen automatisch tat, um sich in einer schwierigen Situation zu beruhigen. Sie hatte sofort Mitgefühl für das Unfallopfer, hatte Angst, einen Fehler zu machen, vielleicht vermischt mit Euphorie darüber, dass nun alle auf ihre Anweisungen warteten. Natürlich musste sie diese Emotionen unterdrücken, um vernünftig entscheiden zu können, das war eigentlich kein Problem, sie hatte das gelernt, und doch bemerkte sie, dass es in diesem Fall nicht so einfach war wie sonst. Sie zählte bis fünf, sechs, sieben, dann atmete sie tief durch und sagte zu dem Rettungsassistenten:

»Na, dann machen wir uns mal an die Arbeit.« Sie blickte auf das Wrack und fragte sich, was man bei diesen neuen Autos eigentlich alles tun musste, um sofort tot zu sein. Dann sah sie in das Wageninnere, und die eben unterdrückten Emotionen waren wieder da. Ein Junge. Sie hatte einen Erwachsenen erwartet, einen Mann, davon war sie fest ausgegangen, doch der Fahrer war nur wenig älter als ihr Sohn, siebzehn, vielleicht achtzehn. Junge Menschen auf diese Art schwach und hilflos zu sehen, schockierte Anita immer, sie musste sich zwingen, genau hinzusehen.

Der Junge war schlank und erinnerte in der unnatürlich steifen Haltung, in die ihn der Stiffneck gebracht hatte, eher an eine Puppe aus einem Crashtest als an einen Menschen. Sein linker Arm hing schlaff aus dem offenen Autofenster heraus, wie von dem kleinen weißen Gerät nach unten gezogen, das an seinem Zeigefinger hing und anzeigte, wie viel Sauerstoff sein Blut transportierte – ein erfreulich normaler Wert.

Anita rupfte die noch halb an der Fahrzeugdecke hängende Sonnenblende ab, zog einen schlaffen Airbag hinaus so weit es ging und sagte:

»Ich bin die Notärztin. Können Sie mich hören?«

Sie fragte das eher aus Gewohnheit, denn in dieser Situation konnte sie sich selbst kaum hören: Unweit von ihr hatten einige Feuerwehrleute kurz zuvor einen Generator angeworfen, und eines der Lösch-Hilfeleistungsfahrzeuge fuhr mit lautem Piepen rückwärts.

»Bekommen Sie einigermaßen Luft?«, rief Anita dem Jungen ins Ohr.

Der Junge formte die Lippen zu so etwas wie einem »Ja« und versuchte sie anzusehen, soweit das mit der Halskrause möglich war. Anita bemerkte, dass beide Augen sich synchron bewegten, das war gut.

»Ich leuchte Ihnen kurz in die Augen, okay?«

Anita zog erst das eine Augenlid nach oben, dann das andere. Die Pupillen waren isokor und klar umrandet. Falls es eine Hirnblutung gab, hatte sie zumindest noch nichts Schlimmes angerichtet, doch ein Schädel-Hirn-Trauma hielt Anita ohnehin für unwahrscheinlich, weil sie weder auf dem Armaturenbrett noch auf der Windschutzscheibe oder dem Lenkrad eine Delle in Form einer Stirn entdecken konnte.

»Tut dir was weh?«, fragte Anita. Nachdem sie ihm in die Augen geleuchtet und dabei die glatte Haut in seinem Gesicht gespürt hatte, war sie automatisch zum »Du« übergegangen.

»Mein Rücken.«

Anita ließ sich eine größere Lampe geben und leuchtete in den Fußraum. Kupplung, Gaspedal und Bremspedal hatten sich durch den Aufprall um die Beine des Jungen herum gebogen. Anita zwängte ihren Arm zwischen Lenkrad und Tür hindurch, kniff dem Jungen in den Oberschenkel und rief:

»Spürst du das?«

Sie kniff ihn noch einmal, so fest, dass es ihr in den Fingern weh tat.

»Kannst du mir sagen, was ich gerade mache?«

»Nein«, sagte er, und Anita sah in seinen Augen Tränen. Normalerweise verhinderte der Schock eine solche Reaktion, doch der Junge schien zu begreifen, was das alles bedeutete. Und bei der Angst, die Anita in seinen Augen sah, blieb sie nun selbst ganz ruhig und tat fast automatisch das, was sie in solchen Situationen immer tat, sie strich ihm über den Kopf, senkte die Tonlage und sagte mit einer beruhigenden Alt-Stimme:

»Ich pass auf dich auf.«

Und nach dem, was ich dir jetzt gebe, wirst du dich an das hier ohnehin nicht erinnern, dachte Anita dann und sagte zu Maik:

»Zieh mir mal eine Ketamin auf.«

»Was?«

»Ketamin!« Anita musste fast schreien, so laut war es um sie herum, jetzt ratterte auch noch eine U1 direkt über ihren Köpfen hinweg in Richtung Spree. Ketamin. Anita und Maik verwendeten es in solchen Situationen gern, denn es wirkte schnell und nahm ihren Patienten alle Schmerzen, ohne die Atmung zu lähmen. Es gab ihnen lediglich das Gefühl, sie könnten ihren eigenen Körper verlassen, und das hätte sich in dieser Situation so ziemlich jeder gewünscht.

Maik reichte ihr die Spritze und rief:

»Willst du auch gleich Dormicum dazu?«

»Ja.«

Anita legte die Spritze an den Venenzugang und gab ihm hintereinander das Schmerz- und das Beruhigungsmittel. Es beeindruckte sie immer wieder, wie gut diese Medikamente wirkten, wie die Atmung mit jedem Luftholen ruhiger wurde und innerhalb von Sekunden die Angst aus den Augen des Jungen wich. Da hörte sie, wie ein Mann neben ihr laut in ein Funkgerät sprach. Er hatte ihr den Rücken zugedreht, auf seiner Uniform las sie das Wort *Staffelführer*. Sie tippte ihm auf die Schulter und sagte:

»Ich bin Dr. Cornelius. Hallo.«

»Kruschewsky. Morgen. Und? So etwas hat man nicht alle Tage.«

»Da haben Sie Recht. Ich bin mir noch gar nicht so sicher, wie wir am besten vorgehen«, sagte Anita.

»Wirbelsäulenverletzung?«

»Er sagt zumindest, er spürt seine Beine nicht mehr.«

»Dann einmal Cabrio, oder?«, sagte der Staffelführer und zeigte mit der Antenne seines Funkgeräts auf das Autodach. Die Lesebrille auf seiner Nase wollte nur auf den ersten Blick nicht zu der Uniform und dem Feuerwehrhelm passen, auf den zweiten Blick passte sie genau zu der Art, wie er mit ihr sprach: Wie ein in Würde gealterter Handwerksmeister, der einer ahnungslosen Bauherrin eine ebenso teure wie alternativlose Maßnahme ankündigte, bei der alles andere als sofortige Zustimmung eine grobe Dummheit wäre. Er senkte den Kopf und sah sie über die Ränder seiner Lesebrille hinweg an. Um sie herum hatten die Feuerwehrleute bereits ihr hydraulisches Rettungsgerät ausgepackt und angeschlossen. Sie machten sich bereit, das Auto aufzuschneiden, das Dach abzureißen und den Jungen aus dem Sitz zu heben, ohne die Wirbelsäule zu verdrehen. Das wäre die schonendste Art, würde aber auch am längsten dauern. Ob er so lange durchhalten würde, war Anitas Entscheidung. Jemand gab ihr einen Feuerwehrhelm.

»Und?«, fragte Staffelführer Kruschewksy. Anita wischte sich den Schweiß von der Stirn, bevor sie den Helm aufsetzte. Es war immer noch unglaublich heiß. Sie überlegte einen Moment, da sagte der Staffelführer schon:

»Dann machen wir doch mal los.«

Für Anitas Geschmack klang er etwas zu enthusiastisch, was ihre Skepsis weiter wachsen ließ. Auch für ihn konnte das keine alltägliche Situation sein, und doch tat er so, als sei alles ganz eindeutig, wahrscheinlich, weil es ihm und seinen Männern langsam unangenehm wurde, bei diesem eingeklemmten Jungen zu stehen und nichts zu tun. Doch Anita hatte ihn noch nicht genau genug untersucht. Sie wusste nur, dass der Junge genug Sauerstoff im Blut hatte und hören konnte. Und, überraschender Weise, weinen. Was sie hingegen nicht wusste, war, was genau passiert war, als der Junge so abrupt von ungefähr achtzig Stundenkilometern auf Null heruntergebremst worden war. Der Körper war gegen den Sicherheitsgurt geworfen worden, so viel war klar. Die Organe waren auf Gewebe geprallt, Blut gegen Blutgefäße, das Gehirn gegen den Schädel. Doch welcher Teil des Körpers hatte den schwersten Schaden genommen? Medizinisch gesehen waren solche Unfälle immer Ratespiele, das war es, was Anita nicht gefiel.

Anita hatte den Eindruck, dass es den Feuerwehrleuten etwas zu viel Spaß machte, ihr schweres Gerät zum Einsatz zu bringen, um ein Auto zu zersägen, je teurer das Auto, desto besser. Doch eine andere Möglichkeit fiel ihr auch nicht ein. Sie musste den Jungen untersuchen und dazu in das Auto hinein.

»Gut. Los geht's. Aber macht erst die Beifahrertür auf, damit ich rein kann«, sagte Anita und spürte die Erleichterung, die sich um sie herum breitmachte. Endlich gab es einen Plan. Die Feuerwehrleute schoben Holzbalken unter den Wagen, damit er keine unkontrollierten Bewegungen machte, während sie ihn zerschnitten. Ein Feuerwehrmann kam mit einem Werkzeug, das aussah wie eine riesige Hummerschere, und stellte sich an den Kotflügel der Beifahrerseite. Das Rattern des Generators schwoll an und die Rettungsschere knüllte knarrend den Kotflügel zusammen. Das Auto wackelte, der Junge kniff die Augen zusammen. Unter dem Kotflügel erschienen die unlackierten, fast weißen Scharniere der Tür, an denen der Feuerwehrmann als nächstes ansetzte. Es knallte einmal, zweimal, dann öffnete er die Beifahrertür so leicht wie die Tür eines Adventskalenders.

»Bitte sehr, Frau Doktor«, sagte Staffelführer Kruschewsky, deutete eine Verbeugung an und tippte sich an den Helm, als wäre er eine Chauffeursmütze. Anita bekam ohne Probleme ihre Beine in den auf der Beifahrerseite weniger deformierten Fußraum und ließ sich auf den Sitz fallen.

Es roch scharf, nach heißem Plastik, nach Scheibenwaschwasser. Als der Generator für einen Moment leiser wurde, hörte Anita Musik. Es war *Blurred Lines* von Robin Thicke, ein hibbeliger, gut gelaunter R'n'B-Sommerhit. Sie sah das Autoradio an, in der Hoffnung, sein Telefon zu finden, das wäre später gut gewesen, um Angehörige zu erreichen, doch die Musik kam aus einem billigen MP3-Spieler. Anita stöpselte ihn aus.

Jemand reichte ihr einen zweiten Helm, den sie dem Jungen aufsetzte, dann löste sie den Gurt, schob die Verbandsschere unter sein T-Shirt und schnitt es auf, mitten durch die Aufschrift *ABI 2014*. Als sie das T-Shirt zur Seite schob, entdeckte sie auf dem Brustkrob eine Prellmarke, die den schrägen Verlauf des Anschnallgurtes nachzeichnete. Sie klebte ihm vier Elektroden auf die Brust, um ihren Defibrillator mit dem integrierten Vitaldaten-Monitor anzuschließen. Der Junge blickte starr geradeaus.

Der Monitor auf ihrem Defi zeigte, dass sein Herz in einem regelmäßigen Sinusrhythmus schlug. Sie tastete den Bauch ab, der unbehaart war und weich, keinerlei Abwehrspannung; wollte die Lunge abhören, hörte jedoch nichts vor lauter Lärm, drückte das Stethoskop fester auf die Brust, die Ohrbügel tiefer in ihre Gehörgänge, und irgendwann, als das Rattern des Generators für einen Moment leiser wurde, hörte sie auf der einen, dann auch auf der anderen Seite ein langsames, tiefes Rauschen. Im nächsten Moment sah sie das Gesicht des Staffelführers, der im Fenster erschien und offenbar etwas sagte. Anita nahm die Stethoskopbügel aus den Ohren und rief:

»Was?«

»Wir wären dann so weit«, rief er und gab Anita eine Decke, die sie über sich und den Jungen breitete. Es wurde still und dunkel um sie herum, die Hektik der Umgebung, der Rest ihrer Welt waren weg. Der Junge gab ein leises Stöhnen von sich, da sagte Anita:

»Die Decke schützt uns vor den Glassplittern.«

»Wenn ich hier raus bin, lasse ich auch das Auto stehen. Ich bin noch verabredet. Wir gehen feiern«, sagte der Junge, der wieder schneller atmete, die Wirkung des Ketamins ließ bereits nach. Anita machte die Lampe an und sah abermals auf den Monitor ihres Defi. Sein Herz schlug schneller, der Blutdruck war gesunken, sie hoffte, dass das nicht so weiter ging.

»Wie lange muss ich denn noch hier sitzen?«

»Wir holen dich hier raus. Wir müssen nur erst das Dach abnehmen.«

»Warum?«

»Weil deine Beine eingeklemmt sind.«

»Was ist mit meinen Beinen?«

Der Junge versuchte, sich aufzurichten, sodass Anita bereute, das gesagt zu haben. Es knallte ein weiteres Mal, direkt über ihren Köpfen. Der Junge zuckte erneut zusammen, diesmal klang es, als würde eine riesige Flasche zerbersten, das musste die Spitze der Feuerwehraxt gewesen sein, die die Windschutzscheibe durchschlug. Es folgte ein ewig langes Sägegeräusch, die Axt arbeitete sich um die Scheibe herum.

»Und nach dem Feiern, da gehe ich zu Fuß nach Hause. Versprochen«, sagte der Junge. Anita nickte. So lange Atmung und Blutdruck einigermaßen stabil blieben, gab es nichts zu tun, außer der sogenannten psychologischen Betreuung: Händchenhalten auf hohem Niveau. So saßen sie da, der Vitaldaten-Monitor piepte, piepte, in schneller, aber regelmäßiger Folge. Die Hitze der Spätsommernacht verfing sich unter der Decke. Anita leuchtete ihrem Patienten noch einmal ins Gesicht. Mit dem Feuerwehrhelm und einer kleinen Schnittwunde auf der Wange sah er jetzt wirklich aus wie ein Junge, der Feuerwehr spielte. Was machte er in so einem Auto? Hatte er es gestohlen? Von seinem Vater ausgeliehen und wenn ja, wusste der davon? Oder gab es in Berlin Kinder, die solche Autos zum Führerschein geschenkt bekamen?

»Erinnerst du dich, was passiert ist?«

»Nein.«

»Unglaublich, wie schnell das heiß wird, unter so einer Decke, oder? Mein Sohn und ich, wir haben oft unter der Decke Spiele gespielt, Höhlenforscher, mit Taschenlampe und Funkgerät, ich habe einen Sohn. Der ist vierzehn«, sagte Anita. Sie wollte ihn ohnehin nur ablenken, es war egal, was sie sagte. Sie hätte auch über das Wetter reden können, wie sie es sonst oft tat, doch aus irgendeinem Grund sprach sie über Lukas.

»Jetzt ist er zu alt für so etwas. Verrückt, wie schnell Kinder groß werden, es kommt mir noch wie gestern vor, da durfte er am Strand nur zwischen der Langnese-Fahne und der Pommesbude herumlaufen, und jetzt sagen wir ihm: zwischen Hermannstraße und Alex.«

Wenig später fing das ganze Auto an zu knarren, immer lauter, immer höher, das Auto erbebte, das Dröhnen der Dieselmotoren wurde immer lauter, dann gab es einen Ruck, als wäre jemand damit zu schnell über einen Bordstein gefahren. Die A-Säule zwischen Windschutzscheibe und Fahrertür war durchtrennt, doch der Junge schien das gar nicht mitbekommen zu haben. Er war nicht einmal zusammengezuckt.

»Jetzt hast du es bald geschafft«, sagte Anita. Der Junge antwortete erst nicht, dann sagte er:

»Ich will jetzt endlich mal los«, und fügte wenig später hinzu: »Es ist mir zu eng hier und …« Es folgte eine erneute Pause. »Und …« Dann hörte er auf. Mitten im Satz. Das Piepen des Vitaldaten-Monitors wurde tiefer, dunkler – das tat es nur, wenn im Blut zu wenig Sauerstoff war. Anita maß den Blutdruck. Nicht gut.

»Weißt du, wo du hier bist?«

Nichts.

»Du musst mir antworten«, rief sie. Erst sah es so aus, als wollte er trotz Stiffneck versuchen zu nicken, doch sein Kopf sank einfach nur nach vorn. Das Piepen wurde noch dunkler. Und schneller. Sie tastete erneut seinen Bauch ab – nun war er ganz hart. Und Anita folgte einem ganz anderen Plan: *Behandle zuerst, was zuerst tötet.*

Der menschliche Körper konnte meisterhaft auf Sparflamme schalten. Verlor er Blut, wurden unwichtige Stellen weniger versorgt, Organe heruntergefahren, Gefäße zusammengezogen, es wurde schneller gepumpt. Besonders junge Leute konnten so über lange Zeit eine innere Blutung ausgleichen. Der Nachteil dieser Qualität war, dass es, wenn alles das nichts mehr half, sehr schnell vorbei ging. Anita sprang auf, warf die Decke fort und schrie:

»Stop!« Geblendet von dem Scheinwerferlicht, das den Unfallort unter der U-Bahn-Strecke erhellte wie einen Fußballplatz, stieß sie mit dem Helm gegen das Dach, stolperte aus dem Wagen und rempelte die Feuerwehrleute zur Seite, die gerade an der A-Säule auf der Beifahrerseite ansetzten. Der Staffelführer sah Anita an, als habe sie einen Scherz gemacht.

»Er schmiert ab. Wir müssen ihn herausholen. Sofort.«

»Wir brauchen nur noch ein paar Minuten.«

»Wir haben keine paar Minuten. Er verblutet.«

Sowohl die Feuerwehrleute, als auch der Staffelführer sahen nun auf den Jungen. Blut war nirgendwo zu sehen. Und doch war Anita sich sicher. Irgendwo in ihm musste etwas geplatzt sein, ein Blutgefäß wahrscheinlich. Da war die Energie des Aufpralls geblieben.

»Aber er hat gesagt, er spürt seine Beine nicht mehr«, sagte der Staffelführer. »Der hat doch etwas an der Wirbelsäule.«

»Es ist mir egal, was der an der Wirbelsäule hat. Besser im Rollstuhl als tot«, sagte Anita. »Er muss da sofort raus.«

»Wenn Sie meinen. Sie haben studiert.«

Für einen kurzen Moment passierte nichts. Doch Anita war sich sicher, dieser Junge verlor mit jeder Sekunde, jedem Herzschlag Blut. Als die Feuerwehrleute schon wieder die Hydraulikschere anlegen wollten, kletterte Anita zurück in den Wagen. Sie kniete sich auf den Beifahrersitz und legte einen Arm um den Jungen. Sie musste alle Kraft aufwenden, um überhaupt zwischen seinem Rücken und dem Sitz durchzukommen, doch schließlich schaffte sie es, ertastete auf der anderen Seite einen Hebel, zog daran und die Lehne des Fahrersitzes schoss nach hinten. Obwohl Anita den Jungen hielt so gut sie konnte, sackte sein Oberkörper in sich zusammen. Sie drehte ihn zur Seite, bis er ihr in die Arme fiel und sie seinen Bauch umfassen konnte. Anita ergriff seinen rechten Arm, hielt ihn als Schutz vor seine Leber, rutschte auf dem Beifahrersitz zurück, schob ihn, zog an ihm, vor, zurück, wieder vor, doch er kam nicht frei. Sie griff mit der anderen Hand nach einem seiner Füße, riss einmal daran, zweimal, dann packte sie das Bremspedal und bog es aus dem Weg, was ewig zu dauern schien. Jetzt war er frei. Sie zerrte den fast weißen Körper über Handbremse und Schalthebel hinweg, stellte einen Fuß auf die Straße, stemmte sich mit dem anderen gegen den Wagen und riss so lange weiter an dem Jungen mit der Halskrause, bis sie, ihn im Arm, auf der Straße stand. Voller Schreck sahen die Feuerwehrleute ihr zu, hatten sie doch bisher alles getan, um auch die kleinste Verdrehung seines Körpers um jeden Preis zu vermeiden. Selbst in der Menge der Schaulustigen, die sich inzwischen auf der anderen Seite der Skalitzer Straße angesammelt hatte, kam Unruhe auf. Doch Anita war sich sicher, dass jetzt nur noch eins zählte: Zeit.

Wenigstens wussten nun alle, dass sie es ernst meinte.

»Einladen. Losfahren«, rief Anita. Der Staffelführer kam ihr zu Hilfe, fasste dem Jungen unter einen Arm und zog ihn zusammen mit Anita aus dem Wagen. Zwei weitere Feuerwehrleute kamen und halfen, ihn auf die Trage zu legen, in Schocklage, Beine hoch, im nächsten Moment war er bereits im Rettungswagen und sie fuhren los.

Während einer der Rettungsassistenten den RTW zurücksetze, fiel Anitas Blick ein letztes Mal auf den Unfallwagen. Mit den groben Holzbalken, auf die er nun gestützt war und dem halb entfernten Dach, erinnerte der BMW an altmodische, konsumkritische Objektkunst, die die Symbole der Wohlstandsgesellschaft als Schrott darstellte; Anita hatte so etwas in den Hinterhöfen besetzter Häuser von Berlin-Mitte gesehen.

Das Martinshorn ging an und nicht mehr aus, während sie am Schlesischen Tor vorbei, über die Warschauer Brücke zum Frankfurter Tor fuhren und dann abbogen in Richtung Unfallkrankenhaus Berlin-Marzahn.

Anita gab ihm so viel NaCl wie möglich. Wenn schon immer weniger Blut durch seine Adern floss, sollte zumindest Kochsalzlösung an dessen Stelle treten. Als sie das Portemonnaie des Jungen durchsuchte, um seinen Namen herauszufinden, fiel ihr Blick auf das Bild von einem Paar, das nicht wesentlich älter aussah als ihr Ex-Mann Adrian und sie. Sie sah es nicht lange an.

Da Anita den Jungen telefonisch als Polytrauma angekündigt hatte, stand bei ihrer Ankunft im UKB alles bereit, was die Nachtschicht eines Trauma-Zentrums zu bieten hatte, Anästhesie, Radiologie, Unfallchirurgie, Neurochirurgie, Pflegepersonal, eine MTA; ein Dutzend Menschen, die mit ihren bunt gemusterten Röntgenschutz-Schürzen aussahen, als wollten sie gleich an einer Kunst-Performance teilnehmen.

Sobald sie den Jungen in den Schockraum geschoben hatten, rief der Unfallchirurg:

»Alles Ruhe! Übergabe durch den Notarzt«, und Anita berichtete. Dann lief eine Choreographie ab, die Anita schon oft erlebt hatte, aber doch immer aufs Neue faszinierend fand. Der Patient wurde von der Trage auf den Untersuchungstisch gehoben, ein Radiologe hatte das Ultraschallsystem schon in der Hand, mit Gel eingeschmiert und drückte es sofort auf den Bauch, um nach der Blutung zu suchen, eine Krankenschwester schnitt die Kleider auf, während ein Pfleger einen Blasenkathether legte, eine Narkose eingeleitet und Röntgenbilder gemacht wurden. Alle stürzten sich gleichzeitig auf den Jungen wie ein Schwarm Piranhas. Und so schnell es eben noch gehen musste, war für Anita nun alles vorbei.

Sie stellte sich abseits an einen Tisch, schrieb ihr Einsatz-Protokoll und hörte währenddessen mit einem Ohr, dass die Ultraschalluntersuchung ihren Verdacht bestätigt hatte. Die Aorta des Jungen war eingerissen. Ein ursprünglich kleiner Riss hatte sich durch den hohen Druck ausgedeht, und die Blutung war im Nu so stark geworden, dass sie auf die Wirbelsäule drückte. Wenn alles gut lief, hatte er deswegen seine Beine nicht mehr gespürt.

»Ihr schickt uns dann ein Fax mit der Diagnose?«, fragte Anita, schon auf dem Weg zur Tür.

»Aber klar. Wie immer«, sagte der Unfallchirurg. »Vielen Dank und bis zum nächsten Mal. »

Als Anita das Unfallkrankenhaus verließ, wartete Maik bereits mit dem NEF auf sie. So konnten sie bereits auf der Rückfahrt zum Stützpunkt auf dem Funkmeldesystem die Eins drücken und waren wieder *einsatzbereit über Funk*, doch den Rest der Nacht blieb es ruhig. Kein Alarm mehr, sodass Anita nun wirklich einschlafen konnte, erst kurz vor Schichtwechsel wieder aufwachte und das Fax vom Unfallkrankenhaus Marzahn vorfand: Der Junge war notoperiert worden und nun stabil, die Wirbelsäule unverletzt. So verließ Anita um kurz nach acht das Urban-Krankenhaus in bester Laune.

Die Nacht hatte kaum Abkühlung gebracht. Jetzt schien es sogar schon wieder heißer zu werden, die Sonne war längst aufgegangen, der Morgen voll da. Anita Cornelius ging auf ihrem Heimweg an der *Suffmanufaktur* vorbei, einer Kneipe, die nie schloss. Im Laufe der Jahre waren immer mehr Fensterscheiben durch Sperrholzplatten ersetzt worden, dennoch konnte Anita erkennen, dass die Kneipe rappelvoll war, da flog die Tür auf, zwei junge Männer in engen Jeans, Baseball-Caps und Feinripp-Unterhemden wankten heraus, und der eine sagte zu dem anderen:

»And now, let's get drunk.«

Anita ging weiter. So wie jede Nachtschicht mit der Tagesschau begann, ging sie jeden Morgen nach ihrer Ablösung hier vorbei, denn sie fühlte sich auf merkwürdige Art mit diesen Menschen verbunden, die ebenso die Nacht durchwacht hatten wie sie. Erst wenn sie die *Suffmanufaktur* passierte hatte, war die Nacht für sie vorbei; sie sah das Licht, spürte die Sonne, hörte die Mauersegler, die sirrend an den Hauswänden hinabstürzten und dann wieder in einen Himmel hinaufstiegen, der sich weiß in Richtung Sonne streckte.

Sie schlief noch einige Stunden und stand gegen Mittag wieder auf, um aufzuräumen. Ihr Sohn kam heute zu ihr, und Anita wollte nicht, dass ihre Wohnung einen unordentlichen Eindruck machte. Also ging sie in ihr Wohnzimmer, hob zwei Eispackungen, eine Weinflasche und eine fast leere Tüte Erdnuss-Flips vom Boden auf und tat sie in die Plastiktüte des China-Imbisses *Glück*, in der sie gestern eine Siebenundvierzig-mit-Reis nach Hause getragen hatte.

Auch ein Jahr nach der Trennung glich Anitas Wohnzimmer einem Möbellager. Als sie die gemeinsame Wohnung auflösten, hatte Adrian kaum etwas mitnehmen wollen – seine neue Lebensgefährtin Heidi besaß eine so perfekt eingerichtete Wohnung, dass neue Einrichtungsgegenstände ohnehin nur gestört hätten. Adrian hatte nur die Kaffeemaschine und ein gerahmtes Miles-Davis-Poster behalten, alle anderen Möbel waren bei Anita gelandet, doch deren neues Wohnzimmer war ziemlich klein, sodass man nun kaum auftreten konnte zwischen den zwei Sofas, drei Sesseln und den ganzen Bildern, die in ihrer alten Wohnung gehangen hatten und nun hier auf dem Boden standen, an die Wände gelehnt.

Anita war klar, dass sie irgendwann einmal ausmisten musste, doch sie hatte erst Möbel für Lukas gekauft, das hatte Vorrang, schließlich hatte er alles mit in sein neues Zimmer bei Heidi genommen; dann hatte ihr Elan nur noch für ein paar neue Küchenmöbel und einen Kaffeevollautomaten gereicht.

Im Schlafzimmer zog sie die Schublade ihres Nachttisches auf, in der sie vor ungefähr einem Jahr, kurz nach ihrer Trennung von Adrian, drei Kondome bereitgelegt hatte, die dort noch immer lagen. Sie nahm die aktuelle Ausgabe der Zeitschrift *Der Notarzt* und bedeckte die Kondome damit, dann schob sie die Schublade mit einer energischen Bewegung wieder zu. Erledigt.

Im Zimmer ihres Sohnes gab es, im Gegensatz zu ihrem Wohnzimmer, überhaupt nichts aufzuräumen. Lukas hatte seinen Drehstuhl unter den Schreibtisch geschoben, die Maus lag genau in der Mitte des Mousepads mit dem Bild von Bart Simpson, das wiederum bündig mit der Tastatur abschloss. Sogar das Bett war gemacht, auf dem Nachttisch lag ein Stapel Karteikarten mit Englisch-Vokabeln. Anita schüttelte den Kopf. Lukas' Zimmer war derart ordentlich, dass sie sich regelrecht über die halb volle Flasche Apfelschorle freute, die unter das Bett gerollt war, sonst hätte dieser Raum gar nicht mehr wie ein Kinderzimmer gewirkt, sondern nur noch wie ein Büro, das ihr vierzehnjähriger Sohn drei Tage in der Woche nutzte, bevor er einige Termine bei seinem Vater und dessen neuer Freundin wahrnahm.

Auch bei Trennungen ohne Schlammschlacht traten zwangsläufig zwei Wohnungen in einen Wettbewerb um die Gunst des Kindes. Die Frage, wie Lukas dieses von Anita neu eingerichtete Zimmer gefiel, war zu einem Symbol dafür geworden, wie es mit der Trennung klappte. Sicher, der PC hatte mehr Arbeitsspeicher als sein alter, und der Monitor war zwei Zoll größer, doch die Gemütlichkeit eines Kinderzimmers mit all den im Laufe der Jahre angesammelten Dingen, vom ersten Teddy bis zum Harry-Potter-Poster, konnte sie nicht erzeugen. Und dennoch hatte es geklappt. Lukas war gern in seinem Zimmer. Anita und Adrian hatten die Trennung gut gemanagt, ein besseres Wort gab es dafür nicht.

Als Lukas eine Viertelstunde nach Schulschluss noch nicht geklingelt hatte, sah sie aus dem Fenster, rückte ein Kissen zurecht, sah wieder aus dem Fenster und dann auf die Uhr. Sie freute sich auf ihren Sohn und fast ebenso sehr freute sie sich auf das, was er mitbrachte: Ein paar Tage ihres früheren Lebens, des Lebens als Frau mit Familie, in dem sie sich um einiges besser auskannte als in dem, was jetzt war.

Wenig später öffnete Anita ihrem Sohn die Tür. Lukas hatte eine neue Frisur. Er trug sein Haar jetzt an den Seiten kurz und oben so lang, dass er es mit einem Seitenscheitel einmal quer über den Kopf kämmen konnte, genauso wie der Junge in dem Unfallwagen letzte Nacht. Dies war die erste Frisur, die sie nicht für ihren Sohn ausgesucht hatte, sein erster selbstbestimmter Haarschnitt, dachte sie und drückte Lukas derart fest an sich, dass seine Stimme ganz gedämpft klang, als er sagte:

»Hallo, Mama.«

Anita trat einen Schritt zurück.

»Schicke Frisur.«

»Es müsste nur oben noch ein bisschen länger sein. Eigentlich soll das bis hier rübergehen.« Lukas stellte den Rucksack im Flur ab und fuhr sich durch die Haare. Dann ging er in die Knie, wie sonst, um sich die Schuhe auszuziehen, doch heute hatte er nur einen kleinen Fleck auf dem leuchtenden Weiß der Turnschuhe entdeckt und wischte daran herum.

»Die Schuhe sind auch neu, oder?«

»Am Samstag gekauft. Ich wollte unbedingt die in weiß mit dem Swoosh in orange, da mussten Heidi und ich ganz schön nach suchen.«

»Lass uns auch mal wieder was einkaufen gehen«, sagte Anita.

»Ja, klar«, meinte Lukas. »Aber ich dachte, du gehst nicht so gern shoppen.«

»Doch, natürlich. Wie kommst du denn darauf? Ich habe nur nicht immer Zeit. Aber jetzt habe ich eh ein paar Tage frei.«

»Wie lief eigentlich dein Nachtdienst?«

»Das war echt wild. Wir mussten einen jungen Typen aus einem BMW schneiden, der ist voll gegen einen dieser Pfeiler von der U-Bahn am Schlesischen Tor geknallt.«

»Schneiden?«

»Das Auto aufschneiden.«

»Krass«, sagte Lukas und folgte ihr in die Küche. Er setzte sich ihr gegenüber an den Küchentisch und lächelte sie an, als sie ihm eine Flasche Apfelschorle zuschob.

»Erst haben wir die Beifahrertür abgeschnitten. Dann wollten wir eigentlich das Dach abmachen und ihn ganz vorsichtig rausheben, doch da haben wir gemerkt, er hat eine riesige intraabdominelle Blutung! Da haben wir ihn einfach über die Beifahrerseite rausgezerrt und sind wie die Blöden ab in's Unfallkrankenhaus nach Marzahn.«

Anita wusste, dass ihr Sohn sie trotz dieser Fachworte verstand. Seit er klein war, hatten sie zu fast jedem Tischgespräch zwischen Anita und ihrem Ex-Mann gehört, Worte wie intraabdominell waren quasi Familienmitglieder. Sie wusste, wie spannend Lukas diese Geschichten fand und freute sich, in seinem Blick auch jetzt diese kindliche Begeisterung für alles Medizinische zu sehen, die sie seit Jahren mit ihren Geschichten in ihm auslöste:

»Nun mach es nicht so spannend, Mama. Hat es geklappt? Hat er überlebt?«

»Ja«, sagte Anita und hielt ihrem Sohn die offene rechte Hand hin. Lukas zögerte einen kurzen Moment, dann klatschte er mit seiner Hand in ihre, wie es Sportler derselben Mannschaft bei einem Erfolg taten und sagte:

»Genial.«

»Was wollen wir denn essen?«, fragte Anita. Sie wollte nicht von ihrer normalen Routine abweichen. Alles sollte laufen wie immer in den letzten Monaten: Sie würde Lukas das Telefon geben. Die besten Lieferdienste waren gespeichert, die Bestellnummern seiner Lieblingsgerichte kannte Lukas inzwischen auswendig. Sie würde den Tisch decken, und wenn der Lieferservice klingelte, würde sie Lukas mit ihrem Portemonnaie zur Tür schicken, ihm einschärfen, zehn Prozent Trinkgeld zu geben und währenddessen die Soja-Sauce oder den Pizzaschneider holen, je nachdem. Nach dem Essen würde Lukas Klavier üben, den Computer anschalten, Hausaufgaben machen und dabei mit seinen Freunden chatten. Irgendwann würde sie mit einem Stück Kuchen in sein Zimmer kommen, sie würden ein bisschen reden. So sollte es weitergehen. Wie geplant.

»Pizza? Vietnamesisch? Steak?«

»Kann ich gleich zu Matthäus?«, fragte Lukas. Anita sah auf das Telefon in ihrer Hand. »Weil, das haben wir uns so gedacht, er hat einen neuen Computer, gerade erst gekauft. Da wollen wir ein paar Sachen installieren.«

»Willst du nicht erst was essen?«

»Wir holen uns einen Döner.«

Anita steckte das Telefon wieder ein. Natürlich konnte Lukas zu Matthäus. Anita kannte die Eltern, die Mutter arbeitete im Finanzministerium, der Mann im Entwicklungshilfeministerium. Langweilige Leute, aber Langweiligsein war nun wirklich der letzte Grund, aus dem man seinem Sohn den Umgang mit einer Familie verbieten konnte.

»Ich könnte dann auch bei Matthäus schlafen, er hat schon gefragt, wäre echt toll, wenn das ginge. Außerdem ist seine Mutter gut in Mathe, die kann uns für die Klausur am Freitag helfen.«

Anita wollte erst antworten, dass auch sie gut in Mathe sei, hielt sich jedoch zurück und sagte stattdessen:

»Und seine Eltern haben wirklich nichts dagegen?«

»Nein«, antwortete Lukas, zwar nicht so gehetzt, dass es unhöflich klang, aber doch eilig genug, damit seine Mutter mitbekam, dass er ihr genau das eben bereits gesagt hatte.

»Natürlich kannst du das. Spricht absolut nichts dagegen«, sagte Anita und brachte Lukas mit einem merkwürdigen Gefühl der Enttäuschung zur Tür. Doch dann sah er sich auf dem Treppenabsatz noch einmal nach ihr um, rief ihr über das Geländer hinweg ein »Danke« zu, lächelte sie an, und wie immer, wenn er das tat, verflog ihr Ärger. Dieses Lächeln war eine seiner ersten Reaktionen in diesem Leben gewesen, sie war der erste Mensch, der es je gesehen hatte; mit diesem Lächeln hatte er ihr zum ersten Mal gesagt: Ich bin dein Sohn.

Anita blieb noch einen Moment im Türrahmen stehen, Lukas' Schritte im Treppenhaus wurden langsam leiser.

»Viel Spaß«, rief Anita ihm hinterher, als wäre das die normalste Sache der Welt. Und eigentlich war es das ja auch.

Anita drehte eine ratlose Runde durch die eigens für Lukas aufgeräumte Wohnung. Was nun? Seit ihre beiden besten Freundinnen aus dem Studium sich in Speckgürtel-Praxen in Hamburg und Düsseldorf eingekauft hatten, kannte sie hier eigentlich fast nur noch Leute, die sie durch Lukas kennengelernt hatte, Familienfreunde. Sie kam sich vor, als hätte sie auf ein Date gewartet und sei versetzt worden. Normalerweise war sie nicht so. Oder wollte zumindest nicht so sein. Natürlich wurde ihr Sohn erwachsen, im Allgemeinen konnte sie das gut hinnehmen. Doch mit der Erinnerung an die vergangene Nacht hätte sie an diesem Tag die Zeit gern etwas festgehalten, die Zeit der Kindheit, die Zeit, die Zeit.

Sie beschloss, sich wieder hinzulegen. Doch als sie in ihrem Schlafzimmer stand, in dem sie auch tagsüber Licht machen musste, weil sie die Fenster mit Alufolie zugeklebt hatte, und dann auch noch ihre zwei Wecker und die maßgefertigten, rosafarbenen Ohrstöpsel sah, war ihr jede Lust vergangen, sich hier aufzuhalten – viel zu sehr fühlte sie sich durch all das an ihren Alltag erinnert, der ihr nach Lukas' Abgang wie eine aus der Kurve geflogene Seifenkiste vorkam, die sich nicht mehr fortbewegte, auch wenn die Räder sich in der Luft noch etwas drehten. Sie öffnete die Nachttischschublade, nahm die Ausgabe der Zeitschrift *Der Notarzt* heraus, mit der sie ihren Kondomvorrat vor ihrem Sohn hatte verbergen wollen und verließ das Haus.

Es war nicht einmal fünfzehn Uhr. Auf ihrem Weg die Graefestraße hinunter zum Landwehrkanal gingen vor ihr zwei Männer mit abgeschnittenen schwarzen Cargo-Hosen. Einer trug ein ausgewaschenes Band-T-Shirt, *New Model Army Impurity Tour 1990*, sein grau melierter Pferdeschwanz verdeckte die ersten Tourdaten. Ihr Blick wanderte hinab bis zu den blassen Kniekehlen und weiter, sie registrierte kurz eine für sein Alter schon recht ausgeprägte Varikose, Krampfadern, rechts femoral, dann zog sie an ihnen vorbei und ging Richtung Norden.

Auf der Skalitzer Straße floss der Verkehr wieder. Das BMW-Wrack war entfernt, nichts erinnerte die Autofahrer auf dem Weg zum Schlesischen Tor daran, was letzte Nacht hier passiert war. Anita ging weiter, schlug einen Bogen zum Landwehrkanal und setzte sich am Ufer in ein Café, in dem sie schon einige Male gewesen war, ohne sich jemals den Namen merken zu können. Nun, wo ihr Tag nicht so verlief wie geplant, konnte sie wenigstens etwas trinken. Schon auf dem Weg hatte sie das Bild eines Glases mit kaltem Weißwein im Kopf gehabt, da stand die Kellnerin auch schon vor ihr und fragte:

»Und?«

»Ich hätte gern ein Glas Pfefferminztee«, sagte Anita.

Die teilnahmslos wirkenden Augen in ihrem blass geschminkten Gesicht, die dunkelroten Lippen und die Frisur, der wie mit dem Rasiermesser präzis gezogene Pony, ließen die Kellnerin derart streng aussehen, dass Anita sich nicht getraut hatte, mitten am Tag ein Glas Wein zu bestellen, wenngleich sie wusste, dass es der Kellnerin herzlich egal gewesen wäre. Die Kellnerin hatte eine Windrose auf die linke Schulter tätowiert, die bei allen Bewegungen ihre kreisrunde Form behielt, sogar als sie sich wenig später nach vorn beugte, um den Tee vor Anita hinzustellen. Er kam in einem Latte-Macchiato-Glas, sodass Anita eine gefühlte Ewigkeit warten musste, bis sie, das Glas vorsichtig am obersten Rand anhebend, den ersten Schluck nehmen konnte. Als sie sich auch dann noch die Zunge verbrannte, winkte sie die strenge Kellnerin wieder heran und sagte:

»Und vielleicht noch einen Weißwein dazu.«

»Chardonnay? Veltliner? Riesling?«

»Eigentlich egal.«

»Dann Chardonnay«, sagte die Kellnerin, verschwand ohne

eine Antwort abzuwarten und kehrte wenig später mit einem Glas zurück. Anita nahm einen ersten, für ihre Verhältnisse ziemlich großen Schluck. Sie wohnte jetzt seit einem Jahr wieder allein und war sich bei den Freiheiten, die sie sich in dieser Zeit genommen hatte, oft zehn Jahre jünger vorgekommen. Doch nun, nach dem ersten Schluck Wein am helllichten Tag, fühlte sie sich plötzlich zehn Jahre älter. Wie eine Frau mittleren Alters, deren Kinder gerade ausgezogen waren und sie mit dem Familienhund zurückgelassen hatten.

Kaum eine Viertelstunde später winkte Anita schon viel weniger zögerlich erneut nach der Kellnerin, und als sie das zweite Glas Wein trank, verschwanden diese Gedanken wie die Klumpen einer Tütensuppe in heißem Wasser. Manche schwammen länger an der Oberfläche als andere, doch schließlich waren sie alle weg.

Gegenüber stand ein Miet-Transporter, auf dessen Plane ein Seehund aufgedruckt war. Der Seehund hob den Kopf, sah Anita direkt in die Augen und wirkte dabei so aufgekratzt heiter, dass Anita sich nicht nur beobachtet, sondern dazu noch verhöhnt vorkam. Offensichtlich zog jemand im Haus gegenüber ein. Wie jedes Jahr brachte das Ende des Sommers nicht nur eine neue Herbstkollektion in die Modeläden, sondern auch mit dem beginnenden Wintersemester eine neue Kollektion von jungen Männern in ihre Nachbarschaft – ein Phänomen, das sie mit einer Mischung aus Amüsement und Melancholie betrachtete, wobei der Melancholie-Anteil in den letzten Jahren deutlich zugenommen hatte.

Anita schlug ihre Ausgabe von *Der Notarzt* auf, überflog die Zusammenfassungen der Artikel und begann ein Quiz, bei dem man verschiedene EKGs den passenden Diagnosen zuordnen sollte, vertiefte sich in die verschiedenen Ableitungen, die Feinheiten von Erregung und Erregungsrückbildung, Wellen, Flattern und Flimmern.

»Hey, wir kennen uns doch«, sagte jemand hinter ihr. Ein Mann, der sich an einem der anderen freien Tische niedergelassen haben musste. Anita legte eine Pause in ihrem EKG-Rätsel ein. Sie hatte diese Stimme schon einmal gehört, eine Stimme, die weder besonders hoch noch besonders tief klang, und doch in ihrem Gedächtnis geblieben war durch die Weise, wie sie in einem Moment verlebt und kratzig geklungen hatte, in nächsten jungenhaft klar. Sie drehte sich um.

»Hallo Rio. Das ist ja eine Überraschung.«

»Wirklich, so ein Zufall. Geht's dir gut?«

»Bestens«, sagte Anita. »Wir haben uns ja ewig nicht mehr gesehen.«

»Stimmt. Das muss irgendwann im letzten Sommer gewesen sein, oder? Auf irgendeiner Party. Fragt sich nur, auf welcher.«

»Das war im Mai, glaube ich. Oder Juni?«, sagte Anita und sah ihn an. Sah das kräftige Kinn, die große, aber ebenmäßige Nase, die an den Seiten kurz rasierten Haare und die etwas längeren Locken, die oben auf seinem Kopf saßen wie eine Schaumkrone auf einem Bier.

»Ich komme noch drauf. Ganz bestimmt«, fügte Anita hinzu. Und als Rio sie anlächelte, bemerkte sie den Ansatz erster Falten um seine Augen. Überhaupt, diese Augen. Sie waren blau, und in der Iris seines linken Auges entdeckte Anita einen kleinen braunen Fleck, eine Farbanomalie.

»Ich hab's«, sagte Anita. »Das war im Juni. Auf der Geburtstagsparty von Maik.«

»Aber klar, jetzt wo du es sagst … Du bist eine Kollegin von Maik.«

»Und du bist ein Freund von ihm.«

»Ja. Auch«, sagte Rio und holte eine Packung Tabak hervor. »Um ehrlich zu sein, bin ich damals über Theo da hingekommen. Maiks Freund.«

»Ex-Freund, inzwischen«, sagte Anita.

»Ach ja, stimmt. Schade«, sagte Rio, während er ein Blättchen aus einem Heft pfriemelte und sich eine Zigarette drehte.

»Das finde ich auch«, sagte Anita.

»Und du warst mit deinem Sohn da. Lukas, oder? Und deinem Mann.«

»Ex-Mann, inzwischen.«

»Oh. Ich wollte nicht …«

»Kein Problem. Ich wollte auch nicht …«

Es folgte eine winzige Stille, in die sie beide fast gleichzeitig hineingrätschten, Anita setzte gerade an, da hatte Rio schon begonnen:

»Erwartest du noch jemanden?«

»Warum?«

»Ich dachte nur, wegen dem Tee«, sagte er und warf einen Blick auf das Glas mit dem inzwischen erkalteten Wasser, in dem die Minzeblätter schwammen, was zugegebenermaßen schön aussah, das satte Grün in der klaren Flüssigkeit.

»Ach das, das war ein Fehler.«

»Du trinkst Wein?«

»Kann man das nicht machen? Doch, oder? Also, am Nachmittag Wein trinken?«

»Natürlich. Klar. Wein am Nachmittag ist vollkommen okay.«

»Dann kannst du ja auch einen trinken. Also, natürlich nur, wenn du Lust hast«, sagte Anita.

»Gern. Ich müsste nur einmal kurz telefonieren und einen Kunden abwimmeln.«

Rio nahm sein Telefon. Während er wählte und auf Antwort wartete, versuchte Anita, sein Alter zu schätzen. Er hatte einen rötlichen Bart mit hellen Flecken, die ebenso blond sein konnten wie grau. Wie generell bei bärtigen Männern, fand Anita es schwer zu sagen, ob er Mitte zwanzig oder Mitte vierzig war.

»Hallo. Ich wollte nur sagen, dass ich Ihnen das Angebot erst morgen schicken kann. Tut mir echt leid, mir ist etwas Wichtiges dazwischen gekommen, hier, auf der Arbeit, ein anderer Auftrag, das müssen wir jetzt erst einmal abarbeiten.«

Das Telefon noch am Ohr, legte er ein Feuerzeug mit der Aufschrift *I love Berlin* und die fertiggedrehte Zigarette auf den Tisch. Anita hatte noch nie so eine schöne selbstgedrehte Zigarette gesehen.

»Na, im Laufe des Tages«, sagte Rio dann und als er erneut der anderen Stimme zuhörte, schob er Feuerzeug und Zigarette auf dem Tisch hin und her.

»So genau kann ich das nicht sagen, aber ich tue mein Bestes, okay? Wir können ja später noch mal ausführlicher sprechen«, sagte Rio und steckte sich die Zigarette zwischen die Lippen, wodurch das »Aber vielen Dank, ja? Für Ihre Geduld. Tschüss«, mit dem er das Gespräch beendete, etwas genuschelt klang. Er legte das Telefon weg und nahm noch in derselben Bewegung das Feuerzeug vom Tisch, zündete die Zigarette an, wandte sich Anita zu und sagte:

»So. Feierabend.«

»Also, ich trinke hier Chardonnay.«

»Ist der gut?«

»Ja. Kalt. Also, weiß nicht. Ich habe keine Ahnung von Wein«, sagte Anita.

»Ich auch nicht.«

»Um ehrlich zu sein, sind mir Leute, die sich mit Wein auskennen, immer ein bisschen suspekt«, sagte Anita, worauf Rio erneut lächelte.

»Ich trinke eigentlich ohnehin lieber Gin Tonic«, sagte Rio. »Die haben hier doch was zu essen, oder?«

»Das ist eine Art Speisekarte. Da stehen aber auch die Getränke drin. Hinten, hier, unter ›Getränke‹. Aber eben auch Speisen. Essen. Suppen.«

»Hm. Suppen sind ein bisschen warm bei der Hitze, oder? Außer sie sind kalt. Also. Gurkensuppe oder so.«

Anita beruhigte sich langsam, weil sie merkte, dass Rio ebenso durcheinander redete wie sie selbst. Sie musste sich erst wieder daran gewöhnen, mit fremden Männern zu sprechen. Früher hatte sie das gut gekonnt, doch in den letzten Jahren hatte sie in solchen Gespräche stets versucht, den optimalen Zeitpunkt zu finden, um ihren Mann und ihren Sohn zu erwähnen und damit zu zeigen, dass sie kein Interesse an Bekanntschaften erotischer oder gar romantischer Natur hatte – nun musste sie es genau anders herum machen.

»Eigentlich hätte ich heute meinen Sohn gehabt«, sagte Anita. »Aber das hat sich dann nicht ergeben.«

»Wie alt ist dein Sohn eigentlich?«

»Wieso? Hast du auch einen?«

»Ne. Nur so. Ist nicht so wichtig.«

»Aber ist ja auch kein Geheimnis. Vierzehn. Heute schläft er nun doch nicht bei mir.«

»Okay?«, sagte Rio, und Anita fragte sich, ob dieses Gespräch dadurch einen schlüpfrigen Unterton bekommen hatte. Als sie diese Frage für sich mit Ja beantwortete, stellte sie fest, dass ihr das nicht unangenehm war. Sie hatte das Gefühl, einem Menschen gegenüber zu sitzen, der vielleicht noch nicht wusste, was er von ihr halten sollte, aber zumindest nichts gegen sie hatte.

»Und da habe ich halt gedacht, dass ich mal wieder am Nachmittag in ein Café gehen könnte.«

»Ja, lustig, oder?«, sagte Rio. »Ich war auch ewig nicht mehr nachmittags einfach so was trinken.«

»Das mit deinem Kunden, das hast du ja gut hingekriegt.«

»Kann man sowas machen? Oder war das nicht okay? O Gott, jetzt komme ich mir ja wie ein richtiger Lügner vor.«

»Oder wie ein Mensch mit Verhandlungsgeschick. Und einem sicheren Job«, sagte sie. »Also, nicht, dass ich da so genau hingehört habe. Es geht mich ja nichts an.«

»Wir haben gerade einen ziemlich ungeduldigen Kunden. Eine Unternehmensberatung«, sagte Rio.

»Bist du nicht Bootsbauer? Ich glaube, du hattest das damals erzählt.«

»Das bin ich. Wir machen das manchmal so nebenbei, Segeln gehen. Mit Gruppen. Firmen, meistens, das ist irgendwie gut, wenn man ein paar Tage an der frischen Luft was zusammen macht. Für das Betriebsklima. Ich bin dann der Skipper.«

»Also du segelst das Boot, und dann ist da noch ein Psychologe dabei? Ein Coach.«

»Gerade nicht. Das ist, glaube ich, der Trick. Das Segeln ist der Coach. Und das Boot. Alle halten zusammen, kommen zusammen voran. Das reicht«, sagte Rio und nahm einen Zug von seiner Zigarette. »Du bist Ärztin, oder?«

»Ja«, sagte sie, dann schwiegen sie beide für einen Moment, und es war Anita, die das Gespräch wieder aufnahm.

»Was baust du denn für Boote?«

»Holzboote.«

»Ruderboote?«

»Nein, Segelboote. Nur eben aus Holz«, sagte er in einem Tonfall, als könnte er dazu noch viel erzählen, nur nicht jetzt.

»Und was bist du für eine Ärztin«, fragte Rio.

»Internistin. Aber ich bin hauptsächlich auf dem Notarztwagen.«

»Da kommt man bestimmt viel rum.«

»Man sitzt aber auch viel rum«, sagte sie.

In diesem Moment flog ein Spatz heran und setzte sich auf

ihren Tisch. Anita verscheuchte ihn, doch wenig später kam er zurück, hüpfte direkt zu Anitas inzwischen erkaltetem Tee und flog mit dem Keks davon, der noch immer auf der Untertasse gelegen hatte – der Keks war fast so groß wie der Spatz.

»Respekt«, sagte Rio, und diesmal war es Anita, die lächelte. Von dem Bestellen einer Suppe war nicht mehr die Rede gewesen. Dafür bekam Anita langsam das Gefühl, dass es sich doch gelohnt hatte, zu Hause aufzuräumen.

PERSEIDEN

ANITA CORNELIUS wachte von einem Knirschen auf, das sich zu einem Geheul steigerte, bis es ihr, aus der Stille des Schlafes kommend, infernalisch laut erschien. Sie fuhr mit der Hand über das Bettlaken, dann richtete sie sich auf. Durch die offene Schlafzimmertür fiel Licht herein. Draußen war es bereits so hell, dass sie das Poster an der Wand gut erkennen konnte, das Bild eines Mannes mit ausgestreckten Armen, einmal von vorn, einmal von hinten, mit genauer Beschreibung aller seiner Nerven; eine anatomische Lehrtafel, die sie vor Jahren auf einem Flohmarkt gekauft hatte. Sie war zu Hause. Und Rio klapperte in ihrer Küche mit Geschirr, nachdem er den Kaffeevollautomaten in Betrieb genommen hatte. Ein beruhigender Blick auf die Uhr sagte ihr, dass es erst kurz vor sieben war, dann fiel ihr ein, dass sie heute ohnehin nicht arbeiten musste, offensichtlich im Gegensatz zu Rio, dessen Handgriffe zwar nicht nach Hektik, aber doch nach der wohlgeprobten Routine eines Arbeitsmorgens klangen. Nur eben: bei ihr. Sie hörte, wie der Hebel ihres Toasters mit einem metallen federnden Geräusch einrastete. Wenig später duftete es nach Frühstück. Anita suchte nach einem T-Shirt und zog es an. Dass er Kaffee gekocht hatte, hatte sie noch ganz nett gefunden, aber dass er jetzt anfing, in ihrer Wohnung für sie Frühstück zu machen, war ihr dann doch eine Spur zu ritterlich.

Vielleicht fand er sich ja auch deswegen ohne Probleme zurecht, weil er das jede Woche bei einer anderen Frau tat und sich die Küchen von alleinstehenden Frauen glichen. Weil das, was sie im *Stilwerk* und bei *Habitat* für individuelle Einrichtungs-Entscheidungen gehalten hatte, von allen Frauen in ihrem Alter in fast identischer Weise gekauft und dann an identischen Orten platziert wurde. Plötzlich fühlte sie sich einer Gruppe zugehörig, einer Kohorte von Frauen, die es noch einmal wissen wollten. Und sie fühlte sich weder besonders schlecht noch besonders frei, sondern auf ganz und gar unausstehliche Weise normal.

Sie machte einige Bewegungen mit dem Kopf, links, rechts, rauf, runter. Keine Kopfschmerzen. Nach einem zweiten Glas Wein hatte sie gestern nur noch Wasser getrunken, betrunken war sie nicht gewesen, wobei es ihr eigentlich ganz lieb gewesen wäre, sie könnte behaupten, all dies sei nur aus einer Weinlaune heraus geschehen. Doch das stimmte nicht, sie erinnerte sich an alles, Worte, Hände, Lippen, und trotzdem lag der Abend in einer merkwürdig nebulösen Ferne.

Sie schloss die Augen und dachte an die zwölf Hirn-Nerven. Wenn es ihr nicht gut ging, sagte sie sich gern Teile ihres im Studium eingetrichterten Wissens auf, als wären es auswendig gelernte Gebete oder Gedichte. Es ließ sie an die Jahre des konzentrierten Lernens in stillen Bibliotheken denken, Jahre der Ruhe und Berechenbarkeit: Nervus olfactorius, Nervus opticus, Nervus oculomotorius, Nervus trochlearis, Nervus trigeminus, Nervus abducens, Nervus facialis, Nervus vestibulocochlearis, Nervus glossopharyngeus, Nervus vagus, Nervus accessorius, Nervus hypoglossus.

Rio kam mit zwei Bechern aus der Küche zurück.

»Vorsicht«, sagte er, als er ihr den Kaffee reichte. Anita dachte dasselbe, ›Vorsicht‹, nur nicht in so einem freundlichen Ton, sondern mit einem dicken Ausrufezeichen. Eigentlich sollte *sie* jetzt Frühstück machen. Für ihren Sohn. Doch der dönerte mit seinem Kumpel Matthäus und sie ließ sich in ihrer eigenen Wohnung den Kaffee kochen. Anita wusste, dass andere Leute sich über solche Dinge gefreut hätten, doch sie fragte sich nur, ob das jetzt immer so weiterging mit den Überraschungen. Konnte sie sich auf nichts mehr verlassen, was einmal geplant war?

Der Kaffee schmeckte nach Beton. So hatte sie sich das eigentlich nicht vorgestellt, als sich abzeichnete, dass es mit Adrian zu Ende ging. Ihr Plan hatte vorgesehen, erst einmal das Alleinsein zu lernen oder zumindest das Alleinewohnen. Anita hatte für die nächsten Jahre ein beschaulich-kontemplatives Leben geplant, wollte spazieren gehen, lange Abende mit Büchern und Tee verbringen, den Wechsel der Jahreszeiten im botanischen Garten erleben.

»Wäre es okay, wenn ich etwas dazu sage?«, sagte Anita.

»Aber klar.«

»Ich finde One-Night-Stands vollkommen okay.«

»Ich auch.«

»Ich bin jetzt Single und nehme mir meine Freiheiten.«

»Okay?«

»Ich habe kein Problem damit, One-Night-Stands zu haben, obwohl ich die Mutter eines Teenagers bin.«

»Das hat meine Mutter auch damals gesagt«, sagte Rio.

»Was soll das denn jetzt heißen?«

»Nichts. Also nicht, dass … ich finde das total okay. Das sollte das heißen.«

»Ich will damit nur sagen, wir müssen nicht unbedingt Nummern tauschen«, sagte Anita.

»Das haben wir doch gestern schon.«

»Aber wir müssen nicht … du weißt schon.«

»Ja. Nein. Okay?«

Anita ging kurz ins Bad. Als sie wieder herauskam, fiel ihr Blick durch die offen stehende Wohnzimmertür auf die Sofas und Sessel und auf die Bilder, die unaufgehängt auf dem Boden standen. Auch Rio musste sie bemerkt haben. Sie fragte sich, ob ihre Wohnung bei Außenstehenden den Anschein erweckte, sie sei ein hilfloser, alltagsuntauglicher Mensch, und während Rio sich in ihrer Wohnung bewegt hatte, als wäre er zu Hause, fühlte Anita sich plötzlich fremd hier. Sie tappte durch die Räume, vorsichtig und befangen wie jemand, der nach einem missglückten One-Night-Stand nur noch nach Hause wollte, und musste sich mühsam bewusst machen, dass dies ihr Zuhause war. Sie wollte es für sich allein. Doch da saß dieser Mann, kaffeetrinkend, mitten in ihrer Privatsphäre. Nachdem sie sich etwas angezogen hatte, wusch sie sich die Hände und rief Rio dabei zu:

»Du musst gleich los zur Arbeit?«

»Eigentlich nicht.«

»Und warum bist du dann schon aufgestanden?«

»Ich weiß nicht, ich glaube, ich habe irgendwie gute Laune. Kann das sein?«

Bevor sie sich einen weiteren Schritt überlegen konnte, klingelte ihr Telefon. Es war Anitas Kollegin, die gerade auf ihrem Stützpunkt den Dienst angetreten hatte. Die Schule habe angerufen, ihre Tochter sei krank und …

»Soll ich dich vertreten?«, unterbrach Anita sie und war schon aufgesprungen, bevor ihre Kollegin antworten konnte. Sie trank ihren Kaffee in einem Schluck aus und sagte zu Rio:

»Wäre es okay, wenn ich schnell zuerst unter die Dusche gehe?«

Sie duschte in Rekordzeit, raffte ihr noch halb nasses Haar mit einem Gummi zu einem Pferdeschwanz zusammen, zog Jeans, BH und T-Shirt an, für alles andere war es ohnehin zu heiß. Auf einmal hatte sie gute Laune, denn sie wusste, was sie erwartete: ein Tag der eindeutigen Kompetenzen und klaren Zuständigkeit.

»Vielen Dank für den schönen Abend«, sagte sie zum Abschied zu Rio, etwas Besseres war ihr nicht eingefallen.

»Ja, klar. Ach Quatsch. Ich muss mich bedanken«, sagte Rio und fügte hinzu: »Dann verbleiben wir jetzt ganz unverbindlich?«

»Von mir aus gern. Das soll jetzt nicht so aussehen, als würde ich weglaufen, aber ich muss jetzt ganz schnell los.«

»Kein Problem. Soll ich mit rauskommen?«

»Nicht nötig. Zieh einfach die Tür hinter dir zu.«

Auf dem kurzen Fußweg in die Klinik legte sie einen Zwischenstopp bei einer Bäckerei ein, wie immer, wenn sie auf dem Weg zum Frühdienst war. Sie atmete auf, als die Verkäuferin die Tüte mit den Brötchen auf die Verkaufsvitrine legte. Nun konnte doch noch ein ganz normaler Tag beginnen. In der letzten Zeit war für Anita ausgerechnet die Arbeit im Rettungsdienst zum berechenbarsten Teil ihres Lebens geworden – egal, was passierte, für alles gab es Algorithmen, Regeln, die vorschrieben, wie das Richtige in der richtigen Reihenfolge zu tun war; ein Alarm kam ordentlich nach dem anderen und war mit der Übergabe des Patienten an die Klinik für immer erledigt.

Das Urban-Krankenhaus kam in Sicht. Die Sonne schien, und die ersten rauchenden Patienten standen vor dem Haupteingang unter dem Rauchverbots-Schild. Einer trug einen Jogging-Anzug, der andere einen Bademantel, der offensichtlich nicht mit der Absicht gekauft worden war, jemals in der Öffentlichkeit getragen zu werden. Der andere Patient führte einen Ständer mit einer Infusionslösung mit sich, Hepa-Merz, wie Anita an dem Etikett erkannte und anhand der gelben Hautfarbe ein Leberleiden vermutete.

Anita ging weiter bis zum Eingang der Rettungsstelle. Sie ließ zwei Rettungsassistenten den Vortritt, die eine Frau mit wirrem grauen Haar aus ihrem Wagen geladen hatten, folgte ihnen, blieb vor der Tür zum NEF-Stützpunkt stehen und gab den vierstelligen, seit Jahren unveränderten Zahlencode ein, den sie inzwischen auch für ihre EC-Karte benutzte: *1516* – das Jahr der Einführung des Reinheitsgebots für Bier.

Mit einem erleichterten Seufzer hängte Anita ihre Alltagsklamotten in ihren Spind, zog einen weißen Kasack und die orangefarbene Hose an, spürte das widerspenstige synthetische Material auf der Haut ihrer Beine. Sie nahm die Jacke, sah nach, ob das Rückenschild mit der Aufschrift NOTÄRZTIN noch richtig saß, dann ging sie in den Aufenthaltsraum mit der alten cremefarbenen Couch und dem mintgrünen Couchtisch mit der Glasplatte in der Mitte, auf dem die obligatorische 500-Gramm-Gebäckmischung der Marke »ja!« stand. Einem Gerücht zufolge wurden diese Kekse von der Klinik zentral für alle Abteilungen angeschafft – aus dem Etat für Verbrauchsmaterial, zusammen mit Verbandsmaterial und Handseife, geschmacklich lagen sie irgendwo dazwischen. Anita warf die Brötchentüte auf den Tisch, da hörte sie hinter sich die Stimme von Maik.

»Ach, du bist eingesprungen?«

»Ja. Die Mohringer hat angerufen, da bin ich sofort los. Brötchen habe ich aber trotzdem gekauft, so viel Zeit muss sein.«

»Das trifft sich gut«, sagte Maik, der ein Glas Honig in der Hand hielt. »Ich habe nämlich auch etwas mitgebracht. Von Opa.«

»Großartig. Ich liebe Honig«, rief Anita und bemühte sich dann, nicht zu enthusitastisch zu klingen, schließlich war es für Maik ein ganz normaler Arbeitstag.

»Hat Dr. Mohringer dich aus dem Bett geklingelt?«, fragte Maik, als sie wenig später die Brötchen aufschnitten.

»Das war gar nicht nötig. Ich war schon wach.«

» Schläfst du nicht mehr so gern aus wie früher?«

»Eigentlich schon.«

»Ach ja, du hattest deinen Sohn. Habe ich ganz vergessen.«

»Das ist alles etwas anders gekommen als geplant.«

»Ist etwas passiert?«

»Nein. Er hat bei einem Freund geschlafen, das ist alles.«

Maik hob die rechte Augenbraue um nicht mehr als einige Millimeter. Ein Außenstehender hätte es kaum bemerkt, doch Anita wusste, dass er das nur tat, wenn er das Gefühl hatte, jemand sagte ihm nicht die volle Wahrheit.

»Aber nur, wenn du mir versprichst, dass du es nicht weitererzählst«, sagte Anita.

»Nein. Versprochen.«

»Lukas hat woanders geschlafen. Und ... jemand anders dafür bei mir.«

Maik hörte auf zu kauen, setzte sich kerzengerade hin und riss auf theatralische Art und Weise die Augen auf.

»Warum tust du denn so überrascht?«

»Ich bin überrascht.«

»Ich habe eine alte Partybekanntschaft abgeschleppt. Was ist denn daran so besonders?«

»Aber Doktor, so kenne ich dich ja gar nicht.«

»Andere Leute machen das dauernd. Du zum Beispiel.«

»Genau. Von mir kennst du das. Aber du warst doch immer so ...«

»... eine Mutti?«

»Das hast du jetzt gesagt.«

»Aber denk dran, ich will nicht, dass sich das zu Adrian herumspricht.«

»Mister Ex soll also nichts davon wissen? Warum denn das? Eure Trennung ist ein Jahr her«, sagte Maik. »Da wirst du doch mal ein bisschen Sex haben dürfen.«

»Darum geht es nicht. Ich will generell nicht, dass sich solche Dinge aus meinem Privatleben herumsprechen.«

»Na, so wahnsinnig privat ist das ja nun auch nicht. Das war halt unverbindlicher Sex.«

»Ich weiß nicht«, sagte Anita. »Vielleicht ist das unter Männern anders.«

»Unter Homos, meinst du? Die Ausrede zählt nicht. Du tust ja so, als ob in einer Großstadt im 21. Jahrhundert nur die Schwulen schnellen Sex haben.«

»Schon gut. Aber ich will trotzdem nicht, dass das nachher die halbe Klinik weiß wie damals, als du diese Sache mit Schmitti hattest. Oder mit Theo.«

»Alles klar, ich hab verstanden«, sagte Maik und nahm einen großen Bissen von seinem Brötchen. Er war in der Tat Anitas einziger Kollege, der sich mit seinem Sexleben im Vergleich mit den Klinik-Mitarbeitern aus *Grey's Anatomy* nicht verstecken müsste. Anita kannte ihn schon lange, seit ihrer Anfangszeit in Berlin. Adrian und Anita waren vor knapp zehn Jahren als Assistenzärzte aus Lübeck hierher gezogen, Anita hatte damals gerade die *Zusatzbezeichnung Notfallmedizin* erworben, und bereits ihr erster Dienst hatte sie mit Maik zusammengebracht. Maiks Umzug aus Neustrelitz nach Berlin lag da schon eine Weile zurück. Er war zwar erst 24 gewesen, kannte sich aber im Rettungsdienst und generell in Berlin so viel besser aus als Anita, dass sie beruflich viel von ihm lernte und sich privat immer gern etwas von ihm zeigen ließ.

Wie alle Feuerwehrleute musste auch Maik eine Ausbildung zum Rettungssanitäter machen. Bei den meisten Feuerwehrleuten war das nicht gerade beliebt, Maik jedoch hatte das von Anfang an gemocht. Die Kameradschaft auf der Feuerwehrwache, das gemeinsame Kochen, all das reizte ihn nicht so sehr wie die Dienste auf dem NEF, die eher den motivierten Rettungsassistenten vorbehalten waren. Sicher war es auch diese Faszination, durch die Maik sich zu Anita hingezogen fühlte. Anita hingegen, mochte seine offene, feierfreudige Art. Maik war ein Mensch, den man überall mit hinnehmen konnte. Es bestand nie die Gefahr, dass er nur schweigend herumstand, wie es ihr mit Adrian manchmal auf Partys passiert war, und nach der Trennung bedeutete Anita die Freundschaft zu Maik noch mehr. Und doch erzählte sie nicht, dass es Rio war, um den es sich hier handelte, den Maik ja flüchtig kannte. Sie wollte erst einmal abwarten, wie sich die Sache entwickelte.

»Nun grins nicht so«, sagte Anita.

»Tu ich doch gar nicht. Du hast jemanden abgeschleppt. Ist doch vollkommen okay.«

»Ich meine das Ernst, Maik.«

»Weil es was Ernstes ist?«

»Nicht deshalb«, sagte sie. »Sag mal, werde ich etwa rot?«

»Aber, Frau Doktor, Sie doch nicht«, sagte Maik. Anita ging kauend hinaus, sah in den Spiegel, kam zurück und sagte:

»Lügner.«

Anita schaltete den Fernseher an, und sie frühstückten schweigend weiter, bis Anitas Funkmeldeempfänger losging. Er piepte, vibrierte und fiel, da er direkt am Rand des Tisches gelegen hatte, über die Kante. Maik fing ihn im letzten Moment auf. Sie nahmen jeder noch einen großen Bissen von ihren Frühstücksbrötchen, dann machten sie sich auf den Weg zu einer Person mit Atemnot, Kleingartenverein Concordia, Parzelle 127.

»Laube. Das kann ja was werden«, sagte Maik, während Anita sich auf dem Beifahrersitz anschnallte. Einsätze in Lauben machten Maik misstrauisch. Anita hatte anfänglich gedacht, Notrufe in Kleingartenvereinen führten sie zu ordentlichen Rentnern, die beim abendlichen Grillen die mikrobiologischen Vorgänge in einem ungekühlten Kartoffelsalat unterschätzt hatten und beim Eintreffen des Rettungsdienstes bereits Zahnbürste und Versichertenkarte bereitgelegt hatten. Doch die Erfahrung hatte gezeigt, dass diese Leute erst einmal nach Hause fuhren, wenn sie sich nicht wohl fühlten. Dann waren da noch die Leute, die kein anderes Zuhause hatten. Und die waren meist etwas merkwürdig oder, wie Maik sagen würde, speziell.

Sie fuhren in Richtung Mehringdamm. Anita sah die Ampel an der Kreuzung rot werden. Maik schaltete schon weit vor der belebten Kreuzung das Martinshorn an und bremste trotzdem deutlich ab, als einige Fußgänger eine Schrecksekunde lang stehen blieben, dann mitten auf der Straße umkehrten. Ein Vater nahm seinen Sohn auf den Arm und zeigte auf sie, doch die meisten Menschen hielten sich die Ohren zu – aus dem NEF betrachtet, bestand halb Berlin aus Menschen, die sich die Ohren zuhielten.

Maik steuerte konzentriert in Richtung Südkreuz, Anita ging im Kopf verschiedene Szenarien durch. Sie überlegte, ob sie das mobile *Airfree*-Koniotomie-Set mitnehmen sollte, um im schlimmsten Fall einen Luftröhrenschnitt machen zu können, der streng genommen ein Kehlkopfschnitt war. Doch sie entschied sich dagegen. Auf der Alarmierung hatte *Patient mit COPD* gestanden, einer chronischen Lungenkrankheit, die derart drastische Maßnahmen nie nötig machte. Präklinische Kehlkopfschnitte kamen ohnehin fast nie vor. Anita kannte nur einen Kollegen, der das *Airfree*-Set jemals benutzt hatte. Sie hatte nur ein paar Mal an Puppen geübt.

Sie fuhren an der gepflegten äußeren Hecke der Kolonie Concordia entlang und hofften, dass jemand sie einweisen würde, doch niemand kam. Aus der anderen Richtung kam ihnen der gleichzeitig alarmierte Rettungswagen entgegen. Gemeinsam hielten sie an einem Eingang, an dem wenigstens ein Schaukasten stand, stiegen aus und fanden darin einen Lageplan. Einer der Rettungsassistenten aus dem RTW tippte mit dem Zeigefinger auf ein ausgeblichenes Quadrat.

»Hier.«

»Ganz am anderen Ende«, stellte Maik fest, ohne den leisesten Ton von Genervtheit. Anita schätzte es, dass er niemals meckerte, nicht einmal, wenn sie weit laufen mussten und er bei fast dreißig Grad den Notfall-Rucksack trug. Menschen blickten von der Gartenarbeit auf und sahen ihnen mit unverhohlener Neugierde hinterher. Sie passierten Parzelle 116, 117, dann aus irgendeinem Grund 141. In einem Nebenweg war Parzelle 142 neben Parzelle 138. Sie kehrten um. Anita versuchte, nicht daran zu denken, wie lächerlich das aussah: Sie, Maik und die beiden Kollegen aus dem Rettungswagen in grell orangefarbenen Warnklamotten, die einen Haufen schwerer Ausrüstung bei dieser Bullenhitze erst eilig in die eine Richtung schleppten und im nächsten Augenblick wieder zurück. Einer der Rettungsassistenten ging auf einen älteren Mann zu, der in Badehose und weit aufgeknöpftem Hemd an einer Tomatenpflanze herumzupfte:

»Guten Tag, eine Frage. Wo ist denn …«

»… wenn Sie zu Herrn Schmidt wollen, das ist die 127. Da hinten rechts und noch mal gleich links.«

Im Garten von Parzelle 127 hatte schon lange kein rüstiger Rentner mehr die Heckenschere geschwungen. Einige in den Beeten steckende Pflanzstangen zeugten davon, dass auch hier einmal Gartenarbeit stattgefunden haben musste, doch das musste Jahre her sein. Die Gehwegplatten, die zur Laube führten, waren voller Moos, neben der Mülltonne standen einige Tetrapacks mit der Aufschrift *Riesling*. Als Anita die Tür öffnete, schlug ihr Zigarettenrauch entgegen und ließ sie vermuten, dass die gelbe Tapete, mit der der Vorraum ausgekleidet war, ursprünglich nicht diese Farbe gehabt hatte. An einer wackeligen Garderobe hing eine lachsrosa und grau gemusterte Jacke und daneben ein grüner Parka, darunter zwei Paar ausgetretene, gepolsterte Turnschuhe mit Klettverschluss.

Daneben stand ein beigefarbener Kasten, ein *OxyCare PerfectO2*, der mit einem deutlichen Rumpeln der Umgebungsluft Sauerstoff entzog und in konzentrierter Form in einen Schlauch leitete. Anita folgte dem Schlauch. Er führte sie einen kleinen Flur entlang, an einer Schlaf-Abseite vorbei, in den Hauptraum der Laube. Auf dem kurzen Weg hatte Anita eine ziemlich genaue Vorstellung von dem entwickelt, was sie erwarten würde: ein magerer älterer Mann auf einem Sofa vor einem riesigen Aschenbecher, neben dem eine Maxi-Schachtel einer gängigen Discounterzigarettenmarke lag. Bei diesen Temperaturen würde er wahrscheinlich eine kurze Hose tragen, aus der blasse Beine herausragten, er würde Maik sehen und dann sagen:

»Ach, Herr Doktor.«

Genauso war es. Er saß gegenüber dem Fernseher, der eine Vormittags-Talkshow zeigte. Es interessierte Anita nicht, welche Talkshow es war, sie nahm nur kurz zur Kenntnis, dass der Fernseher nicht besonders laut lief, der Patient also offenbar gut hörte.

Der Sauerstoffschlauch endete in einem Plastikbügel auf der Nase von Herrn Schmidt. Er hatte seine Lippen so zusammengezogen, dass nur eine winzige Öffnung blieb und es aussah, als wollte er pfeifen, doch er atmete aus. Dass er seit Jahren mit dieser Form von Atemnot lebte, sagte Anita schon ein Blick in seine Augen, in denen nicht einmal ein Anflug der Panik lag, mit dem Asthmatiker oder Menschen ohne Vorerkrankung sie ansahen, die plötzlich keine Luft mehr bekamen; aus diesen Augen sprach Resignation. Dieser Patient war ein Profi, ein *Rosa Schnaufer*, über dessen Blässe noch ein rosafarbener Schimmer lag.

Maik stellte den Notfall-Rucksack ab und tat das, was sie bei fast allen Atemnot-Fällen als erstes taten, er öffnete ein Fenster. Dann machte er den Fernseher aus, es wurde still, und Anita stand wieder einmal im Leben eines ihr unbekannten Menschen, der sich ihr nicht nur mit seinem Körper und seinen Krankheiten offenbarte, sondern auch mit seiner Wohnung, seiner Privatsphäre – eine Intimität, an die sie sich in den Jahren so vollkommen gewöhnt hatte, dass sie es kaum noch wahrnahm.

Herr Schmidt sog hastig wieder Luft in die Lungen, während seine Sauerstoff-Nasenbrille sich zitternd hob und senkte.

»Ich bin die Notärztin. Anita Cornelius.«

»Ach, Frau Doktor.«

»Sie sind der Herr Schmidt?«

»Ja.«

»Sie haben uns gerufen?«

»Ja. Tut mir leid. Jetzt geht es schon. Wieder.«

«Sie bekommen nicht gut Luft. Seit wann ist das so?«

»Seit drei Jahren.«

»Und vorhin war es schlimmer als normal?«

»Ich hab die C …«, offensichtlich ließ ihm seine Atemnot keine Luft für mehr als vier Silben.

»Sie haben COPD?«, sagte Anita. »Raucherlunge?«

Er nickte, stellte die Lippen erneut wie zum Pfeifen nach vorn und atmete aus, kleinste Mengen, ewig lang. Das war das Problem der chronisch obstruktiven Lungenkrankheit: Das Einatmen war schon schwer genug, doch das Ausatmen war das eigentliche Problem, die Luft kam aus der überblähten Lunge nicht wieder heraus. Ein COPD-Patient atmete mit jedem Atemzug ein klein wenig weniger aus als ein, sodass die Lungen immer weniger frische Luft aufnahmen; eine Krankheit des andauernden Zuviel. Anita sah flüchtig auf die Zigarettenschachtel, auf der Packung stand *Rauchen lässt ihre Haut altern.*

Der Aschenbecher war groß, randvoll und aus Zinn – leerte man ihn aus, käme wahrscheinlich eine Burg oder eine Stadtansicht des mittelalterlichen Heidelberg zum Vorschein. Der Couchtisch, auf dem er stand, war in der Mitte mit Kacheln belegt und ließ sich mit einer Kurbel an der Seite in der Höhe verstellen.

Neben dem Aschenbecher stand ein Fläschchen Modellbaukleber und eine halbe Tower Bridge. Auch auf allen anderen Sitzmöbeln waren Modelle, das Brandenburger Tor, die Wartburg, der Eiffelturm. Nur auf einem Beistelltischchen neben dem Fernseher befand sich kein Modell, dort lagen Tablettenschachteln, hinter denen einige Familienfotos standen, von denen keines jünger als zwanzig Jahre war.

Das Pulsoxy zeigte eine dürftige, aber für diese Krankheit nicht unnormale Sauerstoffsättigung des Blutes. Anita kniete sich hin und sagte:

»Herr Schmidt, ich sehe mir mal ihre Beine an«, dann tastete sie die dünnen Unterschenkel des in der Tat in kurzer Hose dasitzenden Mannes ab, wenn die Patienten wenig anhatten, machte das vieles einfacher. Die Beine waren gleich dick oder, besser gesagt, gleich dünn. Anita fand zwei kleine Wunden, die auf eine beginnende periphere arterielle Verschlusskrankheit hinwiesen, ansonsten war die Haut relativ intakt. Anita nahm etwas Haut zwischen zwei Finger und zog daran, bis sich eine Falte bildete, die sich nur sehr langsam wieder glättete, nachdem Anita losließ. Nun war ihr klar, dass diesem Mann nicht nur Luft fehlte, sondern mindestens im gleichen Maße Flüssigkeit.

Sie setzte die Membran ihres Stethoskops auf seinen Brustkorb. Während er einatmete, gaben die Atemwege ein Quietschen von sich, das Anita an Sommerferien am Meer erinnerte: das Geräusch, das entstand, wenn Lukas sich mit seinen Schwimmflügeln an dem Plastik ihres Schlauchbootes gerieben hatte. Das Ausatmen zog sich derart in die Länge, dass Anita fast vom Zuhören selbst außer Atem kam, so sehr klang es danach, als wäre die Luft eine schwere Last, die Herr Schmidt über einen rauen Boden ziehen musste, begleitet von einem Fiepen und Gurren verschiedenster Tonhöhen. Es war so lehrbuchhaft deutlich, dass sie gern einen Studenten hier gehabt hätte, um es ihm zu zeigen mit den Worten: »Hören Sie das prominente exspiratorische Giemen?«

»Wie viel Zigaretten schaffen Sie denn so am Tag?« Anita hatte sich angewöhnt, die Frage auf diese Art zu stellen. Die Erfahrung hatte gezeigt, dass die Antworten ehrlicher ausfielen.

»Nur noch eine.«

»Zigarette?«

»Schachtel.«

»Haben Sie noch eine Zigarette geraucht, nachdem Sie uns gerufen haben?«

»Ach, Frau Doktor …«

Anita überlegte gar nicht erst, ob sie etwas zum Rauchen sagen sollte, schließlich wusste kaum jemand über die Gefahren des Rauchens so gut Bescheid wie Herr Schmidt, der ihre Gedanken gelesen zu haben schien und sagte:

»Ich soll nicht. Ich weiß. Doch ich kann nicht.«

»Waren unsere Kollegen denn schön öfter hier?«

»Früher nicht. Aber diesen. Sommer zwei Mal. Ich denk dann immer. Es wird schlimm. Doch dann geht es. Auch bald wieder.«

»Haben die Kollegen Sie bei den letzten Malen mit ins Krankenhaus genommen?«

»Nein«, sagte Herr Schmidt alarmiert. »Das musste nicht sein.«

Anita hörte seine Herztöne ab. Herr Schmidt, der das gewohnt war, verstummte, als sie das Stethoskop aufsetzte, und sprach erst weiter, als sie fertig war.

»Der Heesters hat auch. Geraucht bis Hundert.«

Anita widersprach nicht. Jeder suchte Vorbilder, die das eigene Verhalten rechtfertigten.

Maik hatte währenddessen eine Liste mit den Medikamenten gefunden, die Herr Schmidt nahm.

»Sie nehmen Tiotropiumbromid, ist das richtig?«

»Ja, Frau Doktor. Das habe ich auch heute schon«, sagte Herr

Schmidt, dem das Einatmen jetzt aus irgendeinem Grund leichter fiel. Anita hatte ohnehin nicht den Eindruck, viel für ihn tun zu können, zumindest nicht im medizinschen Sinne. Er nahm seine Medikamente, die Sauerstoffsättigung seines Blutes war zufriedenstellend, ebenso wie die Herztöne. Es ging Herrn Schmidt leidlich gut – so gut es einem COPD-Patienten eben gehen konnte, der sich nicht mehr besonders gründlich wusch, zu wenig trank und aß.

Anita warf einen Blick in die kleine Küche, die sich an den Wohnraum anschloss. Auf dem Küchentisch stand eine offene Dose Ravioli, der Stiel eines Löffels ragte heraus.

Hätte es sich um einen Menschen mit gewaschenen Haaren in einem sauberen Bett gehandelt, dessen Frau mit ihm regelmäßig Inhalator-Übungen machte, hätte sie Herrn Schmidt zu Hause gelassen, denn medizinisch gab es nicht viel, was die Kollegen in der Klinik für ihn tun konnten. Sozialmedizinisch hingegen schon. Für Menschen in einem derart schlechten Allgemeinzustand wären ein paar Tage mit guter Pflege eine unglaubliche Hilfe: Intravenöse Flüssigkeitszufuhr, Versorgung der Wunden an den Beinen und überhaupt: regelmäßige Mahlzeiten und regelmäßiges Waschen. Pflege von dieser Art war kurzfristig nur auf der Intensivstation zu bekommen, doch Herr Schmidt war nicht einmal krank genug, dass eine normale Station ihn ohne Murren aufgenommen hätte. Das war das Dilemma. Er war zwar hilfebedürftig, aber nicht akut krank. Anita sah es jetzt schon vor sich, wie eine Sachbearbeiterin bei Herrn Schmidts Krankenkasse den Kaffeebecher abstellte, die Rechnung des Krankenhauses *nicht* zur Zahlung anwies und stattdessen den behandelnden Arzt anwies, zu begründen, was an Herrn Schmidts Erkrankung denn so akut gewesen war, dass er stationär behandelt werden musste.

Für solche Patienten war es schon immer schwierig gewesen,

und sie hatte bereits in ihrer kurzen Laufbahn erlebt, dass es immer schwieriger wurde. Doch Anita wäre nicht Anita, wenn sie es nicht trotzdem versuchen würde: Sie musste nur bei der Diagnose etwas übertreiben und ihren Ex-Mann, der diese Woche Dienst auf der Intensivstation hatte, überreden, das Gleiche zu tun. Und sie musste, was wahrscheinlich noch schwieriger war, Herrn Schmidt überreden, dass er mitkam.

»Herr Schmidt, wir sollten Sie mit in die Klinik nehmen, damit wir sicherstellen können, dass diese schlimme Atemnot von vorhin nicht wiederkommt.«

»In die Klinik?«, sagte er überrascht. »Aber es geht doch schon besser.«

»Was spricht denn dagegen?«

»Ich will zu Hause bleiben.«

»In der Klinik können Sie sich ein paar Tage ausschlafen«, sagte Anita, als spräche sie mit einem überarbeiteten Manager. »Die Kollegen können da echt etwas für Sie tun.«

»Für mich kann niemand etwas tun.«

»Die können Sie da ganz anders behandeln. Ein paar Tage, Sie werden sehen, danach kommen Sie hier viel besser zurecht.«

»Nein«, sagte er und wollte nach der Zigarettenschachtel auf dem Couchtisch greifen, da sagte Anita:

»Die Zigaretten, die Sie im Krankenhaus nicht rauchen können, können Sie ja zählen und dann später zusätzlich zu Ihrer normalen Ration rauchen.«

Er schwieg. Die beiden Rettungsassistenten von dem RTW hatten längst begriffen, worum es hier ging. Sie traten von einem Bein auf das andere, als wollten sie sagen: »Wenn du das hier schon machst, dann wenigstens schnell.«

»Wenn Sie meinen, Frau Doktor.«

»Macht ihr Herrn Schmidt dann fertig für den Transport?«, sagte Anita. »Wir nehmen den Stuhl.«

Einer der Rettungsassistenten ging, um den RTW so nah wie möglich an die Laube zu fahren, während Maik eine Tasche für Herrn Schmidt packte, nach Personalausweis und Versichertenkarte suchte. Anita füllte das Protokoll aus und trug bei der Sauerstoffsättigung und den sonstigen Vitaldaten Werte ein, die allesamt etwas schlechter waren, als bei ihren Messungen, sodass Herr Schmidt von Zeile zu Zeile akuter erkrankt erschien. Durch das offene Fenster drang das entfernte Rauschen der Bahnstrecke Hauptbahnhof-Südkreuz und mischte sich mit dem Gesang vieler Vögel, was diesem Einsatz eine ländlich-idyllische Stimmung verlieh, in die sich das Giemen von Herrn Schmidt auf fast harmonische Weise einfügte.

Anita stieg in den Rettungswagen, mit dem sie Herrn Schmidt ins Urban-Krankenhaus fuhren, Maik führte das NEF nach, in dem es für Patienten keinen Platz gab. Von unterwegs rief Anita ihren Ex-Mann an und hörte schon nach zweimaligem Klingeln die Stimme, die ihr jahrelang so vertraut gewesen war und ihr nun von Woche zu Woche fremder erschien.

»Paulsen?«

Anita zögerte einen Moment. Warum meldete er sich mit Nachnamen, er musste doch gesehen haben, dass sie anrief?

»Adrian, ich bin's.«

»Ja. Alles klar?«

»Hast du einen Moment Zeit? Das ist dienstlich. Habt ihr gerade auf der Intensivstation was frei?«

»Momentan drei Betten.«

»Gut, dann kommen wir gleich mit einem GOMER.«

»Hierher?«

»Aber natürlich. Ich wollte dir nur kurz Bescheid sagen.«

»Könnt ihr nicht dieses Mal woanders hin? Ich habe grad echt viel zu tun.«

»Ist ja auch erst in einer Viertelstunde. Das wäre wichtig.«

»Sag mal, warum arbeitest du heute eigentlich?«

»Mohringers Kind ist krank geworden, da bin ich eingesprungen.«

»Und was ist mit Lukas?«

»Der wollte bei Matthäus schlafen. Hat Heidi dir das nicht erzählt?«, sagte Anita mit einem kurzen Seitenblick zu Herrn Schmidt, der aber nicht zuzuhören schien.

»Ach doch, klar. Habe ich vergessen. Na, okay, dann bring ihn her. Wird schon irgendwie gehen.«

»Bis gleich«, sagte Anita und sah danach ein wenig befremdet auf ihr Handy. Sie hatte nicht damit gerechnet, dass Adrian so zögerlich reagieren würde. Seit vielen Jahren war es selbstverständlich, dass sie ab und zu gemeinsam einen GOMER aufpäppelten, und Anita hatte sich gefreut, dieses Spiel noch einmal zu spielen.

Anita erinnerte sich noch genau an den Tag, an dem sie diesen Begriff zum ersten Mal gehört hatte. Adrian war von seinem ersten Dienst im praktischen Jahr aus der Lübecker Uniklinik nach Hause gekommen und erzählte ihr, wie seine Kollegen im Krankenhaus chronisch erkrankte, meist alte Patienten nannten, die viel Arbeit machten, ohne dass man wirklich etwas für sie tun konnte:

»GOMER«, hatte Adrian gesagt. »Für: Get-Out-Of-My-Emergency-Room.«

Anita erinnerte sich noch heute daran, wie er daraufhin gelacht hatte, begeistert, wie ein Junge, sie hatte ihn noch nie zuvor so erlebt. Da hatte auch sie angefangen zu lachen; so saßen sie da, in Anitas Studenten-WG-Küche, jeder eine Flasche Bier in der Hand und lachten sich über diesen Ausdruck kaputt, aufgestachelt von der Euphorie darüber, dass sie langsam anfingen, wie echte Ärzte zu reden.

Etwas später hatte Anita das Buch gelesen, aus dem dieser Ausdruck kam, *House of God*, über die Erlebnisse eines Assistenzarztes in einem amerikanischen Krankenhaus. Der zynische Tonfall hatte Anita damals ziemlich verärgert und das war vielleicht auch ein Grund dafür, dass sie seit dieser Zeit einige Sympathien für GOMER hegte. Adrian mochte es wohl ähnlich gehen, denn sobald Anita und er auf der von Anästhesisten und Internisten geführten Intensivstation des Urban-Krankenhauses angefangen hatten, päppelten sie dort ab und zu einen GOMER auf, der auf einer normalen Station nicht gut genug gepflegt werden konnte – es war für sie eine Art Hobby geworden, wie andere Paare Rosen züchteten oder Vogelhäuschen aufstellten, ein gemeinsames, romantisch gefärbtes Kümmern.

Herr Schmidt saß in dem Transportstuhl, richtete ab und zu seine Sauerstoff-Nasenbrille und sagte nichts. Im Tiergartentunnel zog Anita an den zwei Enden des Gummizugs ihrer Funktionsjacke, damit diese etwas weiblicher um die Taille saß, die einzige Raffinesse, die sich diesem Einheitskleidungsstück abgewinnen ließ. Als Herr Schmidt einmal die Augen schloss, holte sie den Schminkspiegel heraus, den sie mit etwas Puder, einem Lippenstift und Wimperntusche in der Innentasche ihrer Jacke aufbewahrte. Sie konnte sich nicht erinnern, wann sie ihn das letzte Mal benutzt hatte, dennoch fühlte sie sich wohler, wenn sie zu einem Einsatz fuhr und wusste, dass sie ihn dabei hatte. Lippenstift aufzutragen traute sie sich dann allerdings doch nicht – so schnell wie sie mit Sonderrechten fuhren. Stattdessen fuhr sich durch die dunkelblonden Locken, dann machte sie mit ihrem Telefon ein Foto von sich selbst und sah es an. Ihre Haare saßen erstaunlich gut dafür, dass sie nach dem Duschen einfach losgerannt war.

Einer der Rettungsassistenten klopfte vom Fahrerraum gegen die Trennscheibe und rief: »Wir sind da!« Und Anita spürte auch schon das Rumpeln, mit dem sie über die Schwelle an der Auffahrt zur Rettungsstelle fuhren.

Der Rettungsassistent auf der Beifahrerseite stieg aus. Herr Schmidt sah sie an. Er hatte sich extra noch eine Weste angezogen, wahrscheinlich fühlte er sich damit besser gekleidet. Sie legte ihm die Hand auf das Knie und sagte:

»Ich kenne hier jemanden, den Dr. Paulsen, der ist sehr … der wird sich gut um Sie kümmern.« Dann schnallte sie sich ab und setzte ein Lächeln auf für den Fall, dass Adrian bereits am Eingang stand, doch als sie ausstieg, waren da nur einige Bauarbeiter, die Zäune und Absperrungen aufstellten. Im Urban waren schon eine Weile Bauarbeiten im Gange, eine Station nach der anderen wurde renoviert, nun waren sie offenbar hier angekommen.

Wenig später standen sie in der Rettungsstelle. Eine konzentriert zuhörende Assistenzärztin nahm Herrn Schmidt auf, den Anita als 73-jährigen Patienten mit akut exazerbierter COPD vorstellte und berichtete von Episoden lebensbedrohlicher Atemnot, auch wenn der Patient im Moment *scheinbar* ganz gut Luft bekäme. Die Assistenzärztin war sehr jung, aber Anita hatte dennoch das Gefühl, sie durchschaute das Spiel, da öffnete sich unweit von ihr eine Fahrstuhltür und ihr Ex-Mann kam endlich auf sie zu, mit dem ihm eigenen eiligen, aber doch entspannten Gang. Anita war sich unsicher, wie sie ihn begrüßen sollte. Auf der Straße hätte sie ihn umarmt oder zumindest an den Arm gefasst, doch das hatten sie in der Klinik nie getan. So gab sie ihm nur die Hand und zog nicht einmal den Latex-Handschuh ab:

»Guten Tag«, sagte er.

»Guten Tag«, sagte sie. »Wir hatten das ja schon telefonisch besprochen. Das ist Herr Schmidt, 73 Jahre. Akut exazerbierte COPD.«

»Ja. Ich nehme ihn dann gleich mit.«

»Hier ist eine Durchschrift des Einsatzprotokolls.«

»Danke.«

»Bitte«, sagte Anita und hätte fast noch ein »Herr Kollege« angefügt, aber das klang ihr dann doch zu sehr nach Arztroman, und sie wollte ihr kleines Schauspiel vor der Assistenzärztin nicht übertreiben. Gemeinsam halfen Anita und ihr Ex-Mann Herrn Schmidt, aus dem Transportstuhl in einen bereitstehenden Rollstuhl umzusteigen, ohne dass sich der Schlauch seiner Sauerstoffflasche verhedderte. Seit langem hatte sie Adrian nicht mehr so aus der Nähe gesehen.

Sein Kasack war so tief ausgeschnitten, dass Anita die drei Leberflecke knapp unterhalb der Fossa jugularis sah. Dann sah sie ihm in die Augen und dachte für einen Moment an die Begeisterung, die in ihnen gelegen hatte, als er in Lübeck im Krankenhaus angefangen hatte. Nun sah er einfach nur müde aus. Sie legte Herrn Schmidt die Reisetasche in den Schoß, in die Maik ihm ein paar Sachen gepackt hatte und sagte:

»Auf Wiedersehen. Und gute Besserung.«

»Danke. Frau Doktor.«

»Also du kümmerst dich dann um ihn«, sagte sie zu Adrian und lächelte ihn vorsichtig an, sobald die Assistenzärztin gegangen war.

»Klar«, sagte Adrian, und wie bei den letzten Treffen hatte Anita auch diesmal das Gefühl, dass sie sich ein Stück weiter voneinander entfernt hatten. Er lächelte nicht, sah sie nur an mit einer Mischung aus Gelassenheit und Gleichgültigkeit, und es war dieser Blick, der ihr im selben Moment klar machte, warum sie ihn jahrelang geliebt hatte und warum sie das nun nicht mehr tat.

»Und sonst? Wie geht es dir?«, sagte sie.

»Gut. Müde. Und dir?«, fragte er und sah auf sein Telefon, sobald sie anfing zu antworten:

»Alles wie immer. Meine neue Wohnung wird immer wohnlicher. Gefällt mir richtig gut.«

Sie hatte kurz überlegt, ihm von Rio zu erzählen, fand dann jedoch die Zeit dafür zu knapp, und zwar in doppelter Hinsicht: Die kurze Zeit, die sie Rio kannte, und die kurze Zeit, die Adrian und ihr für ein Gespräch blieb. Es war offensichtlich, dass er in Eile war, wer in der Klinik war das nicht dauernd? Herr Schmidt war nun in guten Händen, das war die Hauptsache. Ihr Plan hatte funktioniert.

Nachdem Adrian sich verabschiedet hatte, blieb sie einen Moment stehen und sah ihm hinterher, wie er Herrn Schmidt in Richtung der Fahrstühle schob, dann ging sie zurück zu ihrem NEF und ließ sich fröhlich auf dem Beifahrersitz nieder.

»Adrian hatte ja wohl gar keine Lust, sich mit Herrn Schmidt herumzuschlagen«, sagte Maik, nachdem sie losgefahren waren.

»Findest du?«, fragte Anita.

»Vielleicht müsst ihr das jetzt einfach mal lassen, wo ihr nicht mehr zusammen seid.«

»Wie meinst du denn das?«

»Manche Sachen funktionieren einfach nicht mehr. Das war bei mir auch so, als das mit Theo auseinander gegangen ist. Irgendwie erinnert einen doch alles an alles«, sagte Maik.

»Dann sollen wir solchen Leuten wie Herrn Schmidt also nicht mehr helfen?«

»Du kannst ja auch nicht jedem helfen.«

»Will ich ja auch gar nicht. Nur ab und zu mal jemandem. Wir sind doch die Guten, das weißt du doch«, sagte Anita und knuffte ihren Lieblingskollegen in die Seite.

»Die Guten vielleicht, aber nicht die Verrückten.«

»Du hast Grün.«

Der Tag verging schnell. Einsatz folgte auf Einsatz. Erst um kurz vor sieben kehrte etwas Ruhe ein, und sie beschloss, ein paar Minuten nach draußen zu gehen – heißer als in ihrem Arztzimmer konnte es draußen auch nicht sein. Der Vorteil am Dienstort Urban war, dass die Rettungsstelle unmittelbar am Landwehrkanal lag und nur wenige Schritte von ihrem NEF entfernt einige Bänke standen, von denen man einen Blick auf das Wasser und die Schwäne hatte. Anita saß gern hier, besonders am frühen Abend.

Der Sommer ging vorbei, das sah sie an den Bäumen, deren Blätter sich an den Rändern kräuselten, während ihr Grün von Tag zu Tag dunkler wurde. Auch das merkwürdig indirekte, die ganze Stadt für eine halbe Stunde in helles Blau tauchende Licht zu einer Zeit, zu der die Kinder noch auf den Spielplätzen waren, erinnerte Anita daran, dass dieser Sommer nicht mehr ewig dauern würde, auch wenn auf dem Rasen vor ihr die meisten Leute nicht einmal ein T-Shirt trugen.

Dies könnte der letzte richtig heiße Sommerabend des Jahres sein, dachte Anita und schien mit diesem Gedanken nicht allein zu sein. Wie bereits an den letzten Abenden, lag eine Torschlusspanik über dem Kanal und über der ganzen Stadt, alle mussten noch einmal draußen sein, die Jogger, Großfamilien, Kleinfamilien und gepiercten Jongleure, die jungen Pärchen und die älteren Paare mit Fotoapparaten und identischen Rucksäcken. Als auf der Bank neben ihr ein älterer Herr Platz nahm, dachte sie kurz an den giemenden Herrn Schmidt, der jetzt gut versorgt auf der Intensivstation lag, und mit diesem Wissen im Hinterkopf verwandelte sich die Welt für Anita zumindest für einen kleinen Moment in ein lichtdurchflutetes Utopia, das für alle Platz und ein Auskommen bot.

So hatte sie sich das vorgestellt, als sie vor fast zwanzig Jahren ihr Elternhaus verließ, um Ärztin zu werden. Sie kam aus einer

Kleinstadt in Süddeutschland, in der ihr Vater als Wirtschaftsprüfer gearbeitet und mit seinem Geld eine Immobilie nach der anderen gekauft hatte, mit deren Verwaltung Anitas Mutter beschäftigt war. Wo in Süddeutschland ihre Heimatstadt genau lag, spielte keine Rolle – Anita war freiwillig zum Studium nach Lübeck gegangen, das sagte alles. Sie wäre auch nach Helgoland oder Wolgast gegangen, hätte es dort eine Universität gegeben.

Die ersten zwei Jahre des Studiums waren eine Zeit gewesen, in der sie den freien Fall probte. Sie trank, feierte, begeisterte sich für Einsamkeit und Sehnsucht, ließ sich mit einem Studenten der Umwelttechnik ein, einem Hörgeräteakustiker und anderen Kneipenbekanntschaften, bei denen der Beruf nicht zur Sprache kam, besessen davon, so zu leben, wie es niemand in ihrer Heimatstadt von ihr erwartet hätte. Für Prüfungen begann sie zu lernen, wenn es eigentlich schon zu spät war, lernte dann Nächte hindurch, schlief nur tagsüber ein paar Stunden, kaufte nichts mehr ein und ernährte sich von den Dingen, die es bei dem Grillimbiss *Zur Schranke* unweit der Uni-Klinik gab, einer der wenigen Orte in Lübeck, der damals Tag und Nacht geöffnet hatte. Zu diesen Zeiten steigerte Anita sich in einen derartigen Lerneifer hinein, dass sie jede Minute des Tages an etwas Medizinisches dachte, Enzyme, Wirkstoffe, Nervenbahnen und Muskeln umgaben sie wie ein Kokon. Als sie sich am Vorabend ihrer ersten Physikum-Prüfung noch einmal eine Jacke überwarf, zur *Schranke* ging und dort einen Hamburger zum Mitnehmen bestellte, verbrachte sie die Wartezeit damit, über ihre Hand zu streichen und die Namen der Handwurzelknochen aufzuzählen, leise, wie sie dachte, aber wohl doch laut genug, dass sich ein Mann in einer weißen Hose und einem blauen OP-Kasack einschaltete, der an einem der Tische in ihrer Nähe ein halbes Hähnchen mit Krautsalat aß.

»Erst kommt das Kahnbein und dann das Mondbein.«

»Das habe ich doch gesagt«, antwortete Anita.

»Nein. Du hast es vertauscht.«

»Wirklich?«

»Du hast erst Os lunatum gesagt und dann Os scaphoideum. Das ist falsch herum. Du kennst doch die Eselsbrücke.«

»Some lovers try positions that they cannot handle«, sagte Anita.

»Eben. Also erst *scaphoideum* für *some*, dann *lunatum* für *lovers*.«

»Ich hätten den Hamburger doch gern zum Hieressen«, sagte Anita, lernte an diesem Abend nichts mehr und bestand am nächsten Tag mit einer mehr als anständigen Note.

Damit war es Anita und Adrian so gegangen wie vielen anderen Medizinern auch. Nach einigen Fehlschlägen mit Fachfremden kam der Mann, mit dem sie zusammenblieb, aus ihrer Welt. Anitas Werdegang als Ärztin war so untrennbar mit Adrian verbunden, dass sie sich fragte, was sie eigentlich zuerst geworden waren, Liebende oder Kollegen. Wobei Anita anfangs viel von Adrian lernen konnte, schließlich war er ihr zwei Jahre voraus und leistete bereits seine letzte Famulatur ab, als sie sich kennenlernten. Doch nachdem auch sie mit dem Studium fertig war und anfing zu arbeiten, wurde der Abstand bald kleiner, bis er irgendwann kaum noch zu merken war, und ungefähr zur selben Zeit fingen die Gegensätze an zu wachsen: Anitas Tatendrang, ihr Wunsch, für alles eine Lösung zu finden, prallte immer härter auf die kühle Distanz, die Adrian zur Welt einnahm. Lange Zeit hatte Anita das für ein In-Sich-Ruhen gehalten und Adrian dafür bewundert, doch die Abstände zwischen diesen bewundernden Momenten wurden mit der Zeit immer größer. Und mit jedem Mal, wo Adrian zu Hause blieb und Anita allein zu Elternabenden, Kindergeburtstagen und Partys ihrer gemeinsamen Freunde ging, wuchs das Gefühl, dass Adrian sich in erster Linie eine Frau gesucht hatte, die alle unangenehmen Dinge des Lebens für ihn regelte.

»Na, Doktor? So tief in Gedanken?«, hörte Anita plötzlich die Stimme von Maik.

»Geht so. Dieses Wetter macht einen ganz rammdösig.«

»Oder denkst du an diese Partybekanntschaft, die du abgeschleppt hast?«, fragte Maik. »Ob er anruft, wann er anruft, ob du anrufen sollst?«

Anita zögerte. Die Fahrt in ihrem NEF, die Arbeitskleidung und vor allem das Erfolgserlebnis mit Herrn Schmidt hatten sie auf perfekte Weise vergessen lassen, was letzte Nacht passiert war, doch nun kamen die Erinnerungen zurück.

»So schwer zu beantworten? Trauerst du etwa doch Adrian hinterher?«

»Nein. Ich hatte mir das nur irgendwie anders vorgestellt.«

»Wie denn?«

»Nicht so plötzlich. Ich dachte, ich melde mich demnächst mal auf einer dieser Dating-Seiten an, parship oder so, und dann schreibe ich mir mit jemandem, treffe den, wir reden und dann überlegt man mal. Nun ist das letzte Nacht gleich alles auf einmal passiert.«

»Treffen, reden und bumsen?«

»Du nun wieder.«

»Wie viel hast du denn getrunken?«, fragte Maik.

»Nicht viel, zwei Wein.«

»Das ist doch schon mal gut. Dann kann er ja so hässlich nicht sein.«

»Nein! Absolut nicht«, sagte Anita und war überrascht von der Entschlossenheit in ihrer Stimme. Maik hatte sie mit seiner direkten Art dazu gebracht, darüber nachzudenken, was letzte Nacht passiert war. Erstaunlich, wie selbstverständlich, wie angenehm vertraut sich die Berührungen von Rios rauen Händen angefühlt hatten, seine kräftigen Locken in ihrem Griff. Anita musste sich nur damit abfinden, dass sie etwas überrumpelt worden war.

»Na gut. Themenwechsel », sagte Maik und zeigte ihr einen großen, weißen Aktenordner. »Ist vorhin angekommen.«

»Sind das die Sachen für deine OrgL-Fortbildung?«

»Ganz genau. Bald kannst du mich Organisatorischer Leiter Rettungsdienst nennen.«

»Cool.«

»Man will schließlich im Leben vorankommen.«

»Bekommst du dann auch so eine gelbe ... wie heißt das noch mal?«

»Überwurfweste«, sagte Maik.

»Überwurfweste. Genau«, sagte Anita.

»Mach dich nur lustig.«

»Aber das tu ich doch gar nicht.«

»Das ist ganz schön viel Arbeit.«

»Sorry«, sagte Anita. »Ich hoffe nur, du fährst trotzdem noch mit mir, wenn du erst mal Organisatorischer Leiter bist?«

»Mal sehen, Doktor, mal sehen«, sagte er, dann ging der Funkmeldeempfänger los. Maik stand auf und Anita folgte ihm zu ihrem NEF.

»Mann, freu ich mich auf den Feierabend«, sagte Maik, nachdem sie losgefahren waren. Wie Anita schien auch er davon auszugehen, dass der nächste Alarm bereits von den Kollegen der Nachtschicht übernommen würde. »Ich gehe nachher noch ein Bier in der Destille trinken. Hast du auch Lust?«

»Das machen wir«, sagte Anita und sah noch einmal auf ihren Funkmeldeempfänger, denn ihr war aufgefallen, dass sie vor lauter Feierabendstimmung noch gar nicht nachgesehen hatten, um was für einen Notfall es sich handelte.

»Schon wieder Atemnot«, sagte sie, als das NEF sich der Baerwaldstraße näherte.

»Vielleicht wirklich das Wetter«, sagte Maik. »Komisch, das ist auch wieder da in der Gegend, wo wir … Hey, warte mal!«

In diesem Moment fiel es auch Anita auf. Sie fuhren wieder zu der Adresse von Herrn Schmidt.

»Das kann doch nicht sein«, sagte Anita. Sie überlegte einen Moment, ob es sich um einen Fehler handelte, doch so etwas passierte eigentlich nie. Herr Schmidt musste sich selber entlassen haben, doch warum? Sie hatte ihn doch überzeugt. War es doch das Rauchverbot gewesen? Sie hoffte, die Kollegen hatten sich nicht zu viel Mühe gemacht, bevor Herr Schmidt gegangen war.

Sie hielten zum zweiten Mal an dem Eingang zu der Laubenkolonie, an dem bereits ein RTW stand, und gingen zu Parzelle 127.

Neben Herrn Schmidt stand eine Frau, die sich mit den Worten »Ich bin die Nachbarin. Ich habe Sie gerufen« vorstellte. Herr Schmidt sagte nichts.

»Sie sind ja wieder zu Hause«, sagte Anita und bemühte sich, nicht zu empört zu klingen.

»Ich habe nichts. Sagen die.«

»Jetzt mal ganz in Ruhe«, sagte Anita. »Erzählen Sie mir mal alles der Reihe nach. Wir haben Zeit.«

»Ich habe nichts. Akutes.«

»Und dann haben die Sie einfach entlassen?«

»Sie können nichts. Für mich tun.«

»Wie war denn das genau? Wissen Sie noch, wer Ihnen das gesagt hat?«

»Der Arzt.«

»Welcher Arzt war das denn?«

»Den Sie da so…«, er holte länger Luft, als überlegte er, wie er es sagen sollte, sah die Nachbarin an, dann Maik. »So gut kennen.«

»War das der Herr Dr. Paulsen?«

»Woher soll er das denn wissen?«, schaltete sich die Nachbarin ein. »Ich habe mich gewundert, als ich vorhin den Krankenwagen gesehen habe, mit dem sie ihn gebracht haben. Da bin ich rüber und habe ihn so gefunden.«

»Ich wollte nicht. Dass Sie noch mal. Kommen.«

»Ich kann ihn doch hier nicht so sitzen lassen. Das ist doch kein Zustand«, sagte die Nachbarin. Anita sah Maik an. Einfach wieder entlassen.

»Haben Sie jetzt wenigstens einen Sozialarbeiter?«

»Nichts hat er«, sagte die Nachbarin.

»Ich komme. Zurecht.«

»Wir fahren Sie in ein anderes Krankenhaus«, sagte Anita.

»Nein. Es ist doch so. Wie immer.«

»Diesmal klappt es bestimmt, eigentlich klappt das immer. Die müssen überfüllt gewesen sein im Urban«, sagte Anita, obwohl sie wusste, dass das nicht stimmte.

»Ich bleibe hier.«

»Er ist doch ganz blass«, sagte die Nachbarin.

»Das bin ich. Immer.«

»Diesmal klappt es. Ich verspreche es ihnen«, sagte Anita und ignorierte den Seitenblick von Maik.

»Ich nehm mein Tiotropium …«

»Aber irgendetwas müssen Sie doch tun!«

Anita war kurz davor, der Nachbarin zu sagen, wie gern sie etwas getan hätte. Dass sie es genauso sah, dass man Herrn Schmidt auf die nächste Intensivstation bringen sollte, und sagte doch nur das, was sie in der Ausbildung gelernt hatte:

»Gegen den Willen von Herrn Schmidt können wir nichts machen.«

»Es geht mir auch schon besser«, sagte er. Und wie um es zu beweisen, stand er auf, nahm den Rollator und ging damit an ihnen allen vorbei zu einem Regal, um von dort eine neue Schachtel Zigaretten zu holen.

»Aber Sie nehmen den Sauerstoff ab, bevor Sie rauchen«, sagte Anita.

»Mach ich immer. Frau Doktor. Ich komme zurecht. Seit Jahren. Es tut mir leid. All die Arbeit«, sagte er, und nach einem ungeduldigen Blick von Maik gab Anita sich endgültig geschlagen. Seine Atmung beschleunigte sich etwas, als er nach dem Stift griff und mit zwei Strichen die Transportverweigerungserklärung unterschrieb, dann gab sich auch die Nachbarin geschlagen.

»Aber wenn es schlimmer wird, rufen Sie uns noch mal. Versprochen?«, sagte Anita und nickte den Rettungsassistenten zu, woraufhin diese ihre Sachen zusammenpackten.

Sie fuhren durch das dämmernde Kreuzberg zurück. Es war bereits nach acht Uhr, sie mussten es nur noch bis zum Stützpunkt schaffen, dort würde die Ablösung warten. Sie hatten Feierabend, wie Maik feststellte und anfing, rhythmisch auf das Lenkrad zu trommeln, als ginge ihm ein Musikstück durch den Kopf.

»Jetzt ein frisch gezapftes Jever«, sagte er. Anita antwortete nicht. Normalerweise konnte sie ähnlich gut wie Maik vergessen, was im Dienst vorgefallen war, doch heute nicht. Das Hochgefühl, das sie durch den Tag getragen hatte, seit sie Herrn Schmidt heute Vormittag in die Klinik brachten, war in sich zusammengesunken wie eine Hüpfburg am Ende der Kirmes.

Ihr fiel ein, dass sie noch das Einsatzprotokoll schreiben musste. Sie nahm das Klemmbrett, trug die Alarmnummer ein, Namen und Adresse von Herrn Schmidt, machte bei *Neurologie* unter *unauffällig* ein Kreuz und bei der *Glasgow Coma Scale* unter *unauffällig* ein *Kreuz* und unter *Diagnosen* bei *COPD* ein Kreuz.

»Willst du mit dem Kuli das Klemmbrett erstechen?«, sagte Maik.

»Sonst kann das auf den Durchschlägen nachher wieder keiner lesen«, sagte sie.

»Du bist enttäuscht. Wegen Adrian, oder?«, sagte Maik an der nächsten roten Ampel.

»Wie kommst du darauf?«

Maik seufzte: »Mensch Anita. Ich weiß doch, wie gern du dich um solche Leute kümmerst.«

»Mit kümmern hat das gar nichts zu tun. Das war eine rein professionelle Entscheidung. Ein paar Tage auf der Intensivstation hätten ihm für Monate das Leben erleichtert.«

»Wer weiß, vielleicht hat der Schmidt ja wirklich so getan, als könnte er alles und wollte wieder nach Hause zu seinen Kippen. Und dann hat er es halt auf Adrian geschoben.«

»Glaubst du etwa, dass Herr Schmidt lügt?«

»Seit wann glaubst du denn, dass alle unsere Patienten die Wahrheit sagen?«

»Du willst dir doch nur nicht den Feierabend verderben lassen.«

»Wäre das denn so verkehrt?«

Anita schnaubte nur und widmete sich wieder dem Protokoll, versuchte aber, leiser zu schreiben.

Nach der Ablösung standen Anita und Maik vor dem Eingang der Rettungsstelle. Maik wollte sich schon auf den Weg Richtung Mehringdamm machen und ihren verabredeten Kneipenabend beginnen lassen, da sagte Anita:

»Du, würde es dir was ausmachen, wenn ich doch nicht mitkomme?«

»Ich kann schon auch alleine trinken. Aber warum? Keine Lust mehr?«

»Doch, eigentlich schon. Aber ich muss noch etwas erledigen«, sagte Anita. Ihr war eine Idee gekommen, ein Impuls, von dem sie ahnte, dass sie ihm eigentlich nicht nachgeben sollte und doch im gleichen Moment wusste: sie würde es trotzdem tun. Sie wollte die Wahrheit wissen. Machte sich auf den Weg, ging langsam und zögerlich die wenigen Meter in Richtung Dieffenbachstraße zu dem Areal, auf dem früher die Psychiatrie des Urban-Krankenhauses untergebracht war, das vor einigen Jahren in Wohnraum für Akademikerkleinfamilien umgewandelt worden war. Für Leute wie Heidi und Adrian.

Anita hatte Lukas, Heidi und Adrian bisher nur zwei Mal kurz in ihrer neuen Wohnung besucht, was umso merkwürdiger war, da sie sich schon fast Mühe geben musste, auf ihrem Weg zur Arbeit *nicht* daran vorbeizukommen. Und doch hatte Anita es immer vermieden, vor diesem Haus mit der strahlenden Backsteinfassade stehen zu bleiben und auf diese Klingel mit der Aufschrift Köhler/Paulsen zu drücken, vor der sie jetzt stand und in die Dunkelheit einer in das Klingelbrett eingebauten Kamera starrte.

Sie zögerte nur einen kurzen Moment, dann klingelte sie und hörte wenig später aus der Gegensprechanlage eine überraschte Stimme.

»Mama?«

Anita sah in die Kamera, an der kein Licht anzeigte, dass sie angeschaltet worden war.

»Machst du auf?« Es summte an der Tür, Anita stieg die Treppen in den zweiten Stock hinauf und betrat Lukas' neues Zuhause.

Als Notärztin war Anita daran gewöhnt, das Erscheinungsbild einer Wohnung in ihre Anamnese einzubeziehen. Menschen in ordentlichen Wohnungen neigten dazu, Medikamente regelmäßig zu nehmen und zum Arzt zu gehen; auch eine kurze Suche nach Hinweisen auf Toxine, Allergene oder Suchtverhalten konnte manchmal nicht schaden, um sich schnell ein Bild von der Situation des Patienten zu machen.

Im Laufe der Jahre hatte Anita auch im Privaten begonnen, alle Dinge mit ähnlicher Geschwindigkeit begreifen zu wollen. Wie ein Bibliothekar, der ein Buch in seinen Bestand bekam, das in keines der Regale passte, wurde sie nervös, wenn sie etwas nicht sofort einordnen konnte, ein klarer Eindruck bedeutete ihr viel.

Bei Heidi hatte sie bei jedem Besuch sofort das Gefühl, in der Wohnung einer Person zu sein, die das Einmaleins des guten Geschmacks beherrschte. Das *große* Einmaleins des guten Geschmacks, das war klar, schon bei den ersten Schritten auf dem hochwertigen, vollkommen unzerkratzten Parkett. Im Flur, dessen Decke ihr schwindelerregend hoch erschien, hingen signierte Schwarz-Weiß-Fotografien von ländlichen Szenen aus den Fünfzigerjahren, dann gelangte sie in ein Wohnzimmer, das von einer großen Sofakombination geprägt wurde, hinter der in einem Eames-Regal ein paar ausgesuchte Exemplare von High-End-Nippes standen. In die mit Gipskarton abgehängte Decke waren Halogen-Spots eingelassen, die der ganzen Szenerie mit ihrem kühl strahlenden Licht eine unverhohlene Dramatik verliehen. Linker Hand, neben der Tür zum Balkon, führte eine Treppe zu einer Galerie hinauf, auf der eine Skulptur stand. Rechts neben der Balkontür war in einer Nische ein Sessel mit Blick in den Garten, auf der Lehne lag eine Wolldecke, auf einem Beistelltisch ein Kaffeebecher und zwei zerlesene Magazine. Dort entdecke Anita auch, ganz in der Ecke, Adrians gerahmtes Miles-Davis-Poster, das früher in ihrem Wohnzimmer gehangen hatte, den einzigen Hinweis darauf, dass Adrian vor über einem Jahr hier eingezogen war. Die Mischung aus abwischbarem Minimalismus und wohlüberlegt platzierten Gemütlichkeitsinseln erinnerte Anita an eine Flughafen-Lounge.

»Wir essen heute Saltimbocca«, sagte Lukas. »Ich wusste gar nicht, dass du auch eingeladen bist. Wir haben nämlich schon angefangen.« Anita folgte ihrem Sohn durch sein neues Wohnzimmer hindurch auf eine offene *Bulthaup*-Edelstahlküche zu, in der ein großer Esstisch mit einer unglaublich dünnen Tischplatte aus Stahl stand, an dem auf freischwingenden Breuer-Stühlen die Familie beim Abendessen saß. Im Hintergrund lief leise *Oasis*.

Auf dem Tisch stand eine großte Platte, auf der mit etwas Grünem bedeckte, flache Fleischstücke lagen, daneben stand eine Schüssel mit farblich perfekt dazu passenden Kartoffeln. Heidi stand auf, sobald sie Anita sah. Sie nahm eine Ballettlehrerinnen-Haltung ein, in der ihr tailliertes Kleid zur vollen Geltung kam, warf ihre Stoffserviette lässig auf den Tisch und umarmte sie so schnell, dass Anita sie kaum ansehen konnte.

»Das ist ja eine schöne Überraschung«, sagte Heidi und gab Anita zwei angedeutete Küsse auf die Wangen, bei denen ihre Lippen Anitas Wangen zwar nicht berührten, sie aber dafür weiter oben die kühle Berührung der Perlenohrringe spürte, die Heidi trug. Dann wich Heidi ein Stück zurück, zeigte lächelnd ihre weißen Zähne und strich sich ihr glattes Haar hinter das Ohr. Anita fiel wieder einmal auf, wie gut Heidi aussah. Sie trug ein Kleid mit blauen und weißen Punkten auf grünem Hintergrund, das ihre Figur allein schon dadurch betonte, weil es so auffällig war. Mädchenhaft auf den ersten Blick, raffiniert auf den zweiten.

»Willst du auch was? Adrian hat ganz toll gekocht.«

Adrian sah erst jetzt von seinem Teller auf. Anita wusste, wie wenig er spontanen Besuch mochte. Im Laufe ihrer gemeinsamen Jahre war es so weit gekommen, dass er nicht einmal mehr die Tür öffnen wollte, wenn jemand unangemeldet klingelte.

»Na ja. Du kennst ja meine Standards«, sagte er.

«Der Salbei ist superfrisch«, sagte Heidi.

»Ich wusste nicht, dass ihr gerade esst, ich wollte nicht stören.«
»Ach Quatsch, iss einfach was mit.«
»Ich hätte vorher anrufen sollen.«
»Hallo? So ein Blödsinn. Nun setz dich schon«, sagte Heidi. Anita sah zu Adrian und Lukas, in der Hoffnung, ein Zeichen der Zustimmung zu bekommen, doch die beiden aßen einfach weiter und sagten nichts. Da verschwand Heidi in der Küche und kam Sekunden später mit einem vollständigen Gedeck inklusive Stoffserviette zurück, die sie vor Anita auf den stählernen Esstisch legte, woraufhin Anita sich, wie von dem Gedeck magnetisch angezogen, setzte.
»Ich habe schon gegessen«, sagte sie.
»Ein kleines bisschen«, sagte Heidi. »Du hattest doch sicher einen langen Tag«, fuhr sie fort, während sie Anita bereits auffüllte. »Ich finde das wirklich unmenschlich, diese langen Schichten, die ihr da habt.«
»Man hat ja nicht die ganze Zeit etwas zu tun«, sagte Anita.
»Aber trotzdem, ihr seid Helden«, sagte Heidi. »Ihr arbeitet echt viel. Und dann mit diesem schwierigen Publikum. Das wird viel zu wenig anerkannt.«
»Ich wollte wirklich nur kurz …«, sagte Anita, da schenkte Heidi ihr ziemlich geräuschvoll aus einer Karaffe Wasser ein. »Oder willst du etwas anderes trinken.«
»Wasser ist super«, sagte Anita.
Obwohl sie seit Stunden nichts gegessen hatte, fiel es ihr schwer, die Portion, die Heidi ihr aufgefüllt hatte, aufzuessen. Vielleicht waren zu viele Erinnerungen mit diesem Gericht verbunden? Sie hatten das oft gegessen in den letzten Jahren, ebenfalls zu dritt.
»Schön habt ihr es hier.«
»So besonders ist es ja nicht«, sagte Heidi und zeigte auf die Marcel-Breuer-Stühle, von denen ein einziger fast tausend Euro

kostete. »Wir wollten es halt eher schlicht halten. Ich muss dich auch mal besuchen.«

»Auf jeden Fall«, sagte Anita und hoffte, dass es nicht zu überrascht klang.

»Wir haben heute in der Schule Architektenpläne gezeichnet«, sagte Lukas. »So richtig für Häuser. Mit Fenstern, Versorgungsleitungen und Maßstab.«

»Das ist ja toll. Ist das nicht sehr schwierig?«

»Ging. Das mit dem Umrechnen ist nicht so einfach. Wenn man das Haus in 1:1000 zeichnet oder 1:2.500, das mussten wir beides.«

»Da reicht ja ein kleiner Fehler und sofort sieht alles ganz komisch aus.«

»Das ist ja gerade das Ding.«

»Und hast du es geschafft?«, fragte Heidi.

»Ja.«

»Super!«, sagte Anita und gab Lukas einen Klaps auf die Schulter, der vielleicht ein wenig zu hart geraten war.

»Aua«, sagte Lukas lächelnd, kaute dann schnell zu Ende und fügte hinzu: »Und jetzt muss ich noch eine Seite über Greifvögel schreiben.«

»Ach, deine Lieblingsvögel. Das machst du doch mit links«, sagte Anita.

»Ich mache extra Bio als Wahlpflichtfach. Wusstest du, dass Eulen aus dem Stand nach hinten losfliegen können? Die haben nämlich eine Zehe, die so gedreht ist, ganz schön abgefahren«, sagte Lukas.

»Nicht schlecht«, sagte Adrian, der derart mit seinem Essen beschäftigt schien, dass Anita sich nicht sicher war, ob er überhaupt zugehört hatte.

»Wusste ich noch nicht«, sagte Anita, und für einen Moment fühlte es sich wie eines von vielen hundert Gesprächen an, die sie am Esstisch in den letzten Jahren geführt hatten, da schaltete Heidi sich ein:

»Wie weit bist du denn mit Mathe?«

»Ich bin grad noch bei Bio.«

»Du solltest doch erst Mathe machen, das ist wichtiger. Bio kann warten, du kleiner Greifvogel-Fan«, sagte sie und strich Lukas über den Kopf, also über das Baseballcap, das er auch beim Essen trug.

»Aber Mathe ist erst nächsten Montag, da habe ich doch noch ewig Zeit.«

»Wir hatten doch über das nachhaltige Lernen gesprochen. Lieber früh anfangen, als alles auf die letzte Minute. Sonst kann man seine Leistung nachher nicht optimal abrufen. Und du weißt doch, wie wichtig Mathe ist. Gerade das, was ich in der Mittelstufe gelernt habe, hat mir im Leben schon viel geholfen. Bis ins Studium hinein. Das ist die Grundlage für alles«, sagte Heidi dann und sah Anita an, als erwarte sie Zustimmung, doch Anita zerstach nur eine Kartoffel mit der Gabel, schnitt ein winziges Stück Fleisch ab und umwickelte es mit Salbei.

»Eigentlich wollte ich Adrian nur sagen, dass die Herrn Schmidt wieder entlassen haben«, sagte sie dann.

»Wen?«, fragte Adrian.

»Na, den COPD-Patient von vorhin.«

»COPD?«, fragte Heidi.

»Eine chronische Lungenkrankheit«, sagte Anita. »Da hatte ich vorhin einen Patienten, der ziemlich schlecht dran war und sehr davon profitiert hätte, wenn er ein paar Tage auf der Intensivstation geblieben wäre. Einfach nur wegen der Pflege.«

Adrian wartete schweigend darauf, dass jemand anders etwas sagte, doch es entstand nur eine Stille, die dazu führte, dass Lukas immer tiefer in sein Essen schaute und Heidi verwundert den Kopf hob.

»Hat der sich jetzt selbst entlassen oder gab es da ein Missverständnis? Ich kann mir das gar nicht erklären.«

Adrian rutschte auf seinem Breuer-Stuhl hin und her.

»Wir haben doch einen neuen leitenden Oberarzt«, sagte er. »Der toleriert solche Sachen nicht. Unser Budget gibt das nicht mehr her.«

»Ach so? Hat der dir das verboten?«

»Er hat ihn sogar selbst entlassen.«

»Wie hat der das denn überhaupt so schnell mitgekriegt«, fragte Anita, doch Adrian zuckte nur mit den Schultern.

»Ihr habt doch sein Giemen gehört«, sagte Anita.

»Giemen? Was zum Teufel ist denn das?«, fragte Heidi.

»Das ist so ein Geräusch, was manche Leuten beim Atmen machen«, sagte Lukas. »Wenn die Luft an Hindernissen vorbei pfeift. An Schleim oder einem Geschwür, zum Beispiel.«

»Woher weißt du denn so was?«

»Über so was haben wir früher manchmal geredet, beim Essen«, sagte Lukas.

»Medizinerkind, was soll man machen?«, sagte Anita, nicht ohne Stolz auf das Fachwissen ihres Sohnes, und sah zu Adrian hinüber, doch der schien wieder vollkommen mit Essen beschäftigt.

»Über solche Sachen habt ihr beim Essen geredet? Ist ja verrückt«, sagte Heidi.

»Herr Schmidt sitzt jetzt auf jeden Fall wieder allein zu Hause und isst kalte Ravioli direkt aus der Dose.«

»Das tut mir ja leid, aber ich kann da nichts für. Das war der Oberarzt.«

»Und du konntest da wirklich nichts gegen tun? Sonst ging das doch auch immer«, sagte Anita, doch auch darauf antwortete Adrian nicht.

»Also ich kann das nachvollziehen », sagte Heidi. »Adrian

kann sich doch nicht mit seinen Kollegen anlegen wegen so einem. Das ist halt professionelles Verhalten.«

»Und außerdem kann der sich doch eine Haushaltshilfe nehmen«, sagte Lukas.

»Herr Schmidt?«

»Wenn er nicht mehr zurechtkommt.«

»Aber der hat doch kein Geld. Der wohnt in einer Laube.«

»Echt? Ist das so ein Penner?«, sagte Lukas.

»Wie kommst du denn jetzt darauf?«, sagte Anita.

»Die Intensivstation zahlt dann ja die Krankenkasse«, warf Heidi ein.

»Ja.«

»Also letztendlich alle Beitragszahler. Also wir«, sagte Lukas und sah Heidi an, die schon angefangen hatte zu nicken, bevor er fertig war.

»Das ist ja gerade der Trick«, sagte Anita.

»Im Gesundheitssystem muss halt auch gespart werden«, sagte Lukas. Anita wollte widersprechen, doch sie tat es nicht. Es wäre einfach gewesen, ihren Sohn rhetorisch zu übertrumpfen, doch sie wollte nicht gemein sein. Wahrscheinlich hatte er dieses Gerede nur letzte Woche bei einer Talkshow aufgeschnappt. Und doch war Anita verstört.

»Das klingt jetzt vielleicht ein bisschen hart«, sagte Heidi, »aber wenn ich es richtig verstehe, ist diese COPD doch eine chronische Krankheit, wo die im Krankenhaus auch nichts machen können.«

»Chronisch bedeutet erst einmal nur, dass man es nicht heilen kann«, sagte Anita. »Machen kann man eine ganze Menge.«

»Und außerdem bekommt man das vom Rauchen«, sagte Lukas.

»Der ist lungenkrank? Und raucht?«

»Und das nicht gerade wenig«, sagte Anita.

»Dann hat der doch sein ganzes Leben darauf hingearbeitet, dass es so endet.«

»Wir arbeiten alle ein Leben lang darauf hin, dass es irgendwie endet«, sagte Anita.

»Wenn der wirklich will, würde er ja wohl aufhören. Ich hab doch auch früher mal geraucht, aber dann habe ich mir gesagt: ›Schluss‹ und die Sache war erledigt. Wenn der sein ganzes Leben weiter raucht, kann er nicht verlangen, dass die Allgemeinheit dafür aufkommt, geht's noch?«

»Das klingt ja jetzt so, als ob der die ganze Matratze voll Schwarzgeld hat und das einfach nur nicht bezahlen *will*. Der ist echt arm«, sagte Anita.

»Hallo? Ich hatte auch oft kein Geld. Weißt du doch selber, ich habe Monate nur von Pellkartoffeln mit Kräuterquark gelebt, das waren durchgeknallte Zeiten. Aber ich habe trotzdem immer auf meine Gesundheit geachtet.«

»Ein Krankenhaus ist eben kein Sozialamt«, sagte Lukas.

»Aber so ähnlich«, sagte Anita.

»Das setzt doch total die falschen Anreize, wenn man immer alle Menschen mit ihrem Kram durchkommen lässt«, sagte Heidi. »Da denken nachher alle, dass sie so viel rauchen und saufen können wie sie wollen. Ich denke da ja auch an euch Ärzte. Ihr wollt doch auch lieber Leute behandeln, die nicht selbst schuld an ihren Krankheiten sind.«

»Ich will Leute behandeln, die krank sind, der Rest ist mir egal.«

»Du bist doch nur beleidigt, weil das nicht so gelaufen ist, wie du es dir ausgedacht hast«, sagte da Lukas.

Anita ließ das Besteck sinken. Nahm einen Schluck Wasser. Was redete ihr Sohn auf einmal für ein Zeug? Sie versuchte erneut, Adrian einen fragenden Blick zuzuwerfen, doch er wich ihr aus.

»Ist doch so. Alles muss immer genauso gemacht werden, wie du es willst«, sagte Lukas.

»Ich habe deinem Vater vertraut. Das ist das Einzige, was ich gemacht habe.«

»Du denkst doch sonst auch nicht nach Feierabend über so etwas nach«, sagte Adrian auf einmal ganz freundlich, vollkommen ruhig. »Wollen wir nicht einfach einen Kaffee trinken? Ich mache schnell einen«, sagte Adrian und stand auf.

»Kann ich noch mal kurz zu Matthäus«, fragte Lukas und legte Messer und Gabel parallel zueinander auf seinen leeren Teller.

»Dafür ist es jetzt zu spät«, sagte Heidi.

»Nur eine halbe Stunde. Das ist doch nur zwei Häuser weiter.«

Anita überlegte, ob sie etwas sagen sollte, beschloss aber dann, dass sie das nichts anging.

»Papa?«, sagte Lukas.

»Von mir aus okay«, rief Adrian aus der Küche. Lukas stand auf, wusste offensichtlich nicht, wem er einen Kuss geben sollte und wem nicht und ging dann einfach.

»Schon echt krass, wie stressig die Arbeit in der Klinik ist«, sagte Heidi nun auch wieder ganz freundlich. »Was Adrian da leistet, Respekt. Ist halt nur die Frage, wie lange man sich das antun will.«

»Wie meinst du denn das?«

»Weiß nicht. Vielleicht muss da irgendwann mal eine Exit-Strategie her. Irgendetwas Ruhiges. Auf dem Land oder so.«

»Ihr wollt auf's Land ziehen?«

»Aber nein. Keine Angst. Ich träume ja nur so vor mich hin. Wir bleiben natürlich in der Nähe. So habt ihr das doch verabredet, Adrian und du.«

»Eben. Ich dachte schon…«, sagte Anita.

»Der Adrian, das ist doch ein eingefleischter Stadtmensch, nicht wahr?«, sagte Heidi und gab Adrian, der in diesem Moment mit einer Kaffeekanne aus der Küche zurückkam und an ihr vorbeiging, einen Klaps auf den Hintern.

Wenig später ging Anita. Sie hatte den heißen Kaffee so schnell getrunken, dass ihr der Gaumen schmerzte. Im Treppenhaus hielt sie nicht einmal nach einem Lichtschalter Ausschau, sie lief einfach im Dunkeln die Treppen hinab, wollte nur noch raus.

Sie ging in Richtung ihrer Wohnung. Nach einigen Metern sah sie aus dem Augenwinkel im Park an der Grimmstraße zwei Gestalten. Erst war es nur eine Intuition, eine Vermutung, dass es sich bei einer der beiden Gestalten im Halbdunkel um ihren Sohn handelte, dann sah sie die neuen Turnschuhe in dem leuchtenden Weiß, und obwohl die Gestalt ihr den Rücken zugedreht hatte, war sie sich sicher, schon bevor ein Auto vorbeifuhr, in dessen Scheinwerferlicht sie den orangefarbenen *Nike*-Swoosh erkannte und das Cap, das Lukas auch beim Abendessen getragen hatte. In der anderen Gestalt glaubte sie Matthäus zu erkennen. Als Anita ihm schon fast etwas zurufen wollte, sah sie, wie über dem Cap Rauch aufstieg. Sie zögerte. Da drehte Lukas sich ein wenig zur Seite und sie sah, wie er eine Hand hob, zum Mund führte und wie der Hand ein orangefarbener Lichtpunkt folgte, der vor seinem Mund aufglühte. Anita beschleunigte ihren Schritt und wechselte die Straßenseite.

Als sie an der kanadischen Pizzeria vorbeikam, war Anita sich sicher, dass man sie aus dem Park nicht mehr sehen konnte, und sie ging langsamer. Lukas wurde bald vierzehn. Anita zuckte mit den Schultern; auch sie war vierzehn gewesen, als sie zum ersten Mal geraucht hatte, das machte ihr eigentlich keine Sorgen. Es war eher der Besuch in Lukas' und Adrians neuem Zuhause, der ihr aufs Gemüt schlug. Wie anders sich Lukas hier verhielt, als gestern nachmittag bei ihr. Wie er versuchte, es Heidi recht zu machen! Sicher, es war normal, dass sie nicht mehr so viel Einfluss auf ihn hatte; das hatte sie geahnt, aber dass es sich so merkwürdig anfühlen würde, das traf sie vollkommen unvorbereitet. Und sie bekam zum ersten Mal das Gefühl, dass Adrian und sie den Preis für die vernünftigste Trennung doch nicht bekommen würden.

Als sie wenig später ihre Wohnungstür aufschloss, kam ihr der Gedanke, dass Rio vielleicht noch da war. Sie hielt das nicht für sehr wahrscheinlich, aber es war zumindest möglich, dass er einfach nicht gegangen war, dachte Anita, betrat ihre Wohnung vorsichtiger als sonst und rief sogar kurz: »Hallo?« Doch es blieb still. Sehr still.

Die Kaffeebecher von heute morgen standen abgewaschen auf dem Abtropfregal. Anita räumte sie in den Schrank und ging in ihr Wohnzimmer. Auf dem Couchtisch stand ein Strauß gelber Tulpen. Anita lächelte und bemerkte jetzt auch den leichten Blumenduft, der in der Luft hing, fragte sich dann jedoch, wie Rio aus ihrer Wohnung raus- und anschließend mit den Blumen wieder reingekommen war, doch das klärte sich auf, als sie neben den Blumen eine Zeitung sah, auf der ihr Zweitschlüssel lag. Auf die Zeitung hatte er geschrieben:

Der hing neben der Tür. Ich habe ihn mir kurz ausgeliehen, ich hoffe, das war okay? Heute abend bin ich übrigens am Wannsee und schaue mir das hier an.

Rio

Dann war da ein Pfeil, der auf einen Artikel auf der Zeitungsseite hinwies. Die Schlagzeile lautete: *Meteoriten-Regen über Berlin.* Aus dem Artikel erfuhr Anita, dass in dieser Nacht in Berlin ungewöhnlich viele Sternschnuppen erwartet wurden, weil die Erde auf ihrer Bahn die Spur eines Kometen kreuzte, dessen Staub dann in der Erdatmosphäre verglühte.

Anita war froh, dass sie Rios Telefonnummer noch gespeichert hatte. Sie schrieb ihm:

Entschuldige den eiligen Aufbruch heute morgen. Was macht der Himmel über Berlin-Wannsee?

Die Antwort kam sofort:

Beste Sicht. Wolkenlos. Soll ich dich am Bahnhof abholen?

Anita öffnete die BVG-App in ihrem Telefon, suchte sich eine Verbindung und schrieb Rio zurück:

Gern. Ich bin einer Stunde da.

Am Bahnhof Wannsee war es still und leer. Aus den Fenstern eines abgestellten Regionalexpresses drang ein bläulicher Schimmer, weiter hinten fiel orangefarbenes Licht auf die leeren rotlackierten Wagen eines Autozugs, was der Szenerie bei dieser Hitze etwas Ausländisch-Fernes verlieh, als wäre dies ein Grenzbahnhof am oberen oder unteren Rand der Alpen, an dem skandinavische Urlauber mit dem Autozug ankamen, die sich die endlose Langeweile der deutschen Autobahnen ersparen wollten.

Rio stand auf dem Bahnsteig, als sie aus der S-Bahn stieg.

»Das kam jetzt sicher sehr überraschend«, sagte Anita.

»Ein bisschen schon.«

»Warum zuckst du mit den Schultern? Bin ich etwa so berechenbar?«

»Nein«, sagte er rasch. »Natürlich nicht. Schön, dass du da bist.«

Auch auf dem Bahnhofsvorplatz war kein Mensch, er lag ebenso verwaist da wie der Biergarten, an dem sie vorbeigingen, bevor sie abbogen, Richtung See. Fest entschlossen, die Ereignisse des Tages hinter sich zu lassen, sah Anita in den wolkenlosen Himmel. Es überraschte sie, wie viel Sterne sie bereits hier sehen konnte, so nah an Berlin.

»Wie heißt das noch mal, was da diese Nacht passiert?«, fragte sie.

»Perseidenschauer, glaube ich. Das ist wohl immer um diese Zeit. Die sternschnuppenreichste Nacht des Jahres. Für Leute, die sich für Sterne interessieren, ist das offenbar ein richtig großes Ding.«

»Ich bin auf jeden Fall gespannt«, sagte Anita. Dann gingen sie schweigend weiter. Anita wusste nicht, was sie sagen sollte. Sie war fest entschlossen, ihre Familie nicht zu erwähnen, und ein anderes Gesprächsthema fiel ihr nicht ein. Sie hatte allerdings auch seit ihrer Ankunft das Gefühl, dass das in Rios Gegenwart nicht besonders schlimm war.

»Da vorne ist unsere Werkstatt«, sagte er. Sie waren an ein paar Villen vorbeigegangen, deren Größe von der Straße nur zu ahnen war, ein Yachthafen kam und danach ein ziemlich unaufgeräumtes, überwuchertes Grundstück, auf dem Bootsanhänger standen, und weiter unten, Richtung See, ein großer Schuppen.

»Toll. In so einer schönen Umgebung möchte ich auch mal arbeiten.«

»Ich wohne auch hier.«

»Ich dachte, du wohnst in Kreuzberg?«

»Das habe ich mal. Ist gar nicht lange her, aber jetzt wohne ich hier«, sagte Rio. Dann schwiegen sie wieder, gingen an dem Schuppen vorbei auf den Steg, an einigen dümpelnden Booten vorbei ganz nach vorn, dort standen einige Bierflaschen in einem Eimer mit Eis.

»Ich habe schon mal was kalt gestellt«, sagte Rio.

»Na, dann können die Perseidenschauer ja kommen«, sagte Anita.

»Zu essen habe ich jetzt leider nichts hier«, sagte Rio, dann öffnete er mit seinem Feuerzeug zwei Bierflaschen.

»Macht nichts, ich habe bei meinem Ex-Mann gegessen. Und seiner neuen Frau.«

»Ihr scheint ja ein ganz gutes Verhältnis zu haben.«

»Das dachte ich eigentlich auch. Aber jetzt bin ich mir nicht mehr so sicher«, sagte Anita.

»Nach einer Trennung Freunde bleiben ist ganz schön schwer, oder?«, sagte Rio.

»Es hätte mir schon gereicht, wenn wir gute Kollegen geblieben wären«, sagte sie, und ehe sie sich versah, hatte Anita bereits die Geschichte mit Herrn Schmidt erzählt. Rio hatte sich ihr gegenüber gesetzt und folgte dem Gespräch ohne Unbehagen; selbst während er sich eine Zigarette drehte, schien er ihr voll und ganz zuzuhören.

»Kannst du das glauben? Mein Ex ist mir total in den Rücken gefallen. Wie kann ich dem denn jemals wieder vertrauen?«

»Der arme Herr Schmidt. Aber vielleicht ist der neue Chef von deinem Ex ja wirklich so ein scharfer Hund.«

»Gibst du mir mal eine Kippe?«, fragte sie, als Rio sich seine selbst gedrehte Zigarette an die Lippen gelegt hatte. Er gab sie ihr. Anita hatte seit der Schwangerschaft nicht geraucht, doch dies war eindeutig der richtige Moment, um wieder damit anzufangen.

»Weißt du, was das Merkwürdige ist?«, fragte Anita dann.

»Was?«

»Ich glaube, ich habe damit irgendwie ein politisches Problem.«

»Okay?«

»Mein Sohn. Und diese neue Freundin von meinem Mann, Heidi, die reden auf einmal so komisch. Sagen, dass alle Leute an ihrem Unglück selbst schuld sind und so. Früher hätte ich einfach gedacht, das ist irgendso eine komische Meinung und es hätte mich nicht weiter gekümmert. Doch jetzt regt mich das extrem auf.«

Sie sah in den Himmel und nahm einen Zug von der Zigarette, die erstaunlich normal schmeckte dafür, dass es ihre erste seit über vierzehn Jahren war.

»Klingt das komisch? Das klingt komisch, oder? Bei uns in der Schule früher, da gab es jede Menge so politische Mädchen. Ernste, betroffene, politisch engagierte Mädchen. Zu denen wollte ich nie gehören. Da kann ich doch jetzt kein politisches Problem mit meiner Familie haben! Aber du solltest mal meinen Sohn hören. Der sagt Sachen ... Die werden auf einmal alle zu Arschlöchern.«

»Ist das nicht ein bisschen hart?«

»Bestimmt. Aber so reden die, die sich das leisten können.«

»Und du?«

»Ich bin ein guter Mensch.«

»Aber klar«, sagte Rio, klopfte ihr auf die Schulter und machte ein Geräusch, das Anita nicht gleich einordnen konnte.

»Lachst du mich etwa aus?«, sagte Anita und musste dann selbst kichern. »Ich bin doch total gut.«

»Du hast halt einen Job, in dem du Gutes tun kannst.«

»Das meine ich ja«, sagte Anita.

»Wenn du das meinst, was soll ich dann sagen? Ich baue Holzboote für Leute, die sich das leisten können. Das hat noch kein Leben gerettet. Kann ich dann nicht gut sein?«

Anita schwieg.

»Und nebenbei segele ich Manager umher.«

»So habe ich das nicht gemeint. Das ist doch total okay.«

»Oder? Ich finde, es reicht, das zu tun, womit man glücklich ist. Damit ist der Gesellschaft genug genützt.«

»Also, das ist mir nun auch wieder zu hippie-mäßig«, sagte Anita, da sah sie plötzlich hinter Rio ein Leuchten über dem See, ganz hell, das fast sofort wieder verwischte, verschwand.

»Da!«, rief sie.

»Was.«

»Eine Sternschnuppe.«

»Wo?«

»Jetzt ist sie weg.«

»Schade.«

»Du wirst schon noch sehen, ich bin ein guter Mensch«, sagte Anita.

»Wieso willst du das eigentlich? Gut sein?«

Anitas Augen hatten sich endgültig an die Dunkelheit gewöhnt. Trotz des Glanzes und des Rauschens von Berlin in ihrem Rücken fühlte sie sich sehr weit weg von der Stadt. Von allem. Der See war zu einer glatten, ruhigen Platte geworden, die sich bis zu den Lichtern auf der anderen Seite zog, gelegentlich hörte sie das Summen der anfahrenden S-Bahn, in der Ferne tuckerte ein letzter Bootsmotor, und über allem hing ein leckgeschlagener Mond.

»Vielleicht mögen dich die Leute ja auch einfach so«, sagte Rio und setzte sich neben sie. Er nahm ihre Hand, und sie wandte sich ihm zu, legte die freie Hand an seine Wange, gab seinem Kopf einen sanften Impuls in ihre Richtung, und selbst in dieser Dunkelheit bemerkte sie deutlich den Moment, als er ihr in die Augen sah.

»Kommen da jetzt noch Sternschnuppen?«

»Da kommen immer welche um diese Jahreszeit.«

Sie warteten eine Weile schweigend weiter, dann sagte Rio:

»Sollen wir den mal besuchen gehen?«

»Wen?«

»Diesen Herrn Schmidt.«

»Ach, ich weiß nicht, ob das was bringt. Wir können dem ja schlecht ein paar Blümchen und eine Hühnersuppe mitbringen, oder?«

»Warum nicht?«

»Weil ihm das nichts hilft.«

»Aber vielleicht freut es ihn ja.«

»Du kannst ihm ja einen Lungenflügel spenden. Das freut den bestimmt.«

Anita hielt inne. Jetzt war sie auch noch auf Rio losgegangen, der nun am allerwenigsten an irgendetwas schuld war. Was für ein bekloppter Tag.

»Es ist doch nur ... ich hatte es ihm versprochen! Versprochen, dass ich etwas für ihn tun kann. Und nun habe ich es nur noch schlimmer gemacht.« Anita schwieg und bereute sofort, mit dem Reden aufgehört zu haben, denn nun sah sie sich gezwungen, die Situation wahrzunehmen, in die sie sich gebracht hatte. Sie schimpfte über ihren Ex-Mann und ihren Job. Einen guten Eindruck machte sie dabei sicher nicht.

»Also, ich versuche, ein guter Mensch zu sein, indem ich nett zu Leuten bin«, sagte Rio.

»So wie zu mir jetzt?«, fragte Anita.

»Ich bin doch nicht nur nett zu dir.«

»Mehr als nett?«

»Da«, rief Rio. »Da ist eine.«

»Wo?«, sagte Anita.

»Jetzt ist sie weg.«

»Da ist auch eine«, rief Anita.

»Ja«, sagte Rio. »Und da.«

»Ja. Die da.«

Nachdem sie zwei Stunden auf dem Steg gesessen hatten, stand Rio auf, reichte ihr die Hände und zog sie in die Höhe. Der Steg zitterte unter ihren Füßen. Er führte sie durch die Werkstatt. Es roch nach Holzschutzmittel und Holz, die Seiten waren von Werkbänken gesäumt, auf denen Seile lagen, Lacktöpfe, ein Schleifgerät und ein orange umrandeter Monitor, der fast so aussah wie ein EKG, auf dem Tisch dahinter zwei dicke Bücher, eine Konstruktionszeichnung und eine Wasserwaage, Sägen und Feilen in jeweils von unten nach oben aufsteigender Größe an der Wand. Entlüftungsrohre und ein Eisenträger durchzogen unter der hohen Decke den Raum, Ketten hingen herab. Sie gingen unter den Eisenträgern hindurch, weiter in die Werkstatt hinein zu einem Motorboot, das mit seinem dunklen Holz an eine verkleinerte Version der venezianischen Wassertaxis erinnerte.

Rio legte die Hand an den Rumpf. »Mit dem hier sind wir bald fertig. Wir müssen es nur noch lackieren, wir haben die Windschutzscheibe schon abgeklebt, damit die bei der Spritzlackierung nichts abbekommt. Und dann bauen wir ein neues. Das ist natürlich immer besonders spannend, interessanter als Instandsetzung und Winterlagerung.«

»Dieses da?«, sagte Anita und zeigte auf das Modell eines Segelbootes mit einer kleinen Kajüte und zwei Segeln, das auf einer der Werkbänke stand.

»Ja. Eine Art Folke-Boot, das hat jemand aus Potsdam bei uns bestellt.«

»Ist das nicht wahnsinnig kompliziert?«

»Es geht. Man muss halt von Anfang an wissen, wie es am Ende sein soll.«

Ihr fiel ein, dass er noch nicht gesagt hatte, wo sie schlafen würden, da ging Rio auch schon zwischen den Booten hindurch, an einem kleinen Büro vorbei, nicht mehr als ein Kabuff, das nachträglich in den Raum hineingebaut worden war, ein Würfel mit einer niedrigen Decke, auf der Pappkartons und Lacktöpfe lagerten. Er ging hindurch und schloss eine Tür auf, hinter der ein Raum zum Vorschein kam mit einem Tisch, auf dem nichts stand, außer einem Wasserkocher und einer Dose löslichen Kaffees.

»Hier wohne ich.«

»In Eurer Kaffeeküche?«

»Ich sage lieber Einliegerwohnung. Hier hat früher der Hafenmeister von dem Yachthafen nebenan gewohnt. Da hinten ist noch ein Schlafzimmer und eine richtige Küche. Und ein richtiges Badezimmer, sogar mit Wanne.«

Anita hoffte, dass es Rio nicht störte, wie amüsiert sie von dieser Wohnsituation war, doch das schien nicht der Fall zu sein. Er führte sie herum wie in der schönsten Wohnung, ganz ohne Befangenheit oder gar Scham. Sie besah sich einen der Stühle aus einem beeindruckend schlichten und gleichzeitig extravagenten schwarzen Sperrholz. Als sie eine Hand auf den Stuhl legte, sagte Rio.

»Ich hatte halt keine Möbel hier, da habe ich mir die schnell gebaut.«

»Wie lange bist du denn schon hier?«

»Zwei Wochen. Es musste etwas schnell gehen«, sagte Rio und Anita fiel auf, dass sich ein Mundwinkel höher hob als der andere, wenn er lächelte.

BLUMENKOHL – MAU MAU – SCHACH

Am nächsten Morgen sah Anita sich etwas genauer um. Sie begann mit dem Bett, fuhr an den glatten Seiten entlang, lehnte sich ein wenig hinaus, um es besser sehen zu können. Der Material-Mix aus hellen Faserplatten und schwarzem Sperrholz ließ das Bett eigenwillig und doch elegant aussehen. So etwas hatte sie bisher nirgendwo gesehen und überlegte, ob Rio auch das Bett selbst gebaut hatte. Dafür sah es eigentlich zu perfekt aus, dann fiel ihr ein, dass sein Beruf gerade daraus bestand, Dinge selbst zu bauen, die nicht selbstgebaut aussahen.

Sie spürte, wie Rios Hand sich zwischen der Matratze und ihrem Rücken einen Weg bahnte und legte den Kopf auf seine Brust. Haare kitzelten ihr Ohr, sie blieb eine Weile so liegen, dann tat sie die Hand auf seinen Bauch, nur zum Test, ihre Hand lag einfach nur da, ohne Ziel, ohne Zeit, sie musste nichts untersuchen, nichts herausfinden, sie hatte einfach nur ihren Platz. Die beruhigende Wirkung von körperlichem Kontakt war wissenschaftlich erwiesen. Mäusebabys hatten weniger Stresshormone im Blut, wenn sie den Körper der Mutter spürten, Schafe suchten Nähe, ebenso wie Menschen. Und auch in Anitas Alltag gab es häufig Fälle, in denen sie am liebsten kümmern, streicheln und sich Zeit nehmen verschreiben würde.

Wenig später kochte Rio Kaffee, diesmal in seiner Wohnung, und diesmal blieb Anita ganz selbstverständlich im Schlafzimmer liegen. Als der Kaffee fertig war, ging sie in die Küche. Eine Reihe von Magneten, zwei von ihnen mit integriertem Flaschenöffner, hielten ein paar Fotos an der Kühlschranktür, eine bunte Mischung aus Männern, Frauen, Kindern und älteren Menschen. Von zwei Menschen waren gleich mehrere Bilder da, davon eins, das in dieser Küche aufgenommen worden war. Anita nahm an, dass es seine Eltern waren: längere graue Haare, sie in einem Batik-Hemd, er in einem T-Shirt, das an ein Konzert der *Doors* 1969 in San Diego erinnerte – so stellte sie sich zumindest Menschen vor, die ihren Sohn Ende der Siebzigerjahre Rio nennen würden.

»Kiffst du?«, fragte sie.

»Nein«, sagte er, und Anita schämte sich ein wenig für die Frage. Sie hoffte, er hatte nicht gemerkt, dass sie von seinem Namen auf das Foto der beiden Althippies und von da zum Gras gekommen war; sie hatte weder etwas für das Kiffen übrig noch etwas dagegen, sie hatte nur wissen wollen, ob ihr erster Eindruck stimmte. Er tat es nicht.

Sie setzten sich nach draußen und sahen zu, wie das Leben auf dem See und um den See begann. Der Wind wehte gelegentlich die Stimme des Bahnhofsansagers herüber, sie hörten die durchrauschenden Züge, die erste Motorsäge, die sich stotternd durch etwas hindurch fraß. Bald kam das gleichmäßige Rattern eines Rasenmähers hinzu, beides weit genug weg, dass Anita auch weiterhin das Rauschen in den Bäumen hörte. Zwei Möwen flogen mit synchronem Flügelschlag in Richtung Havelland und verliehen dem Morgen eine Atmosphäre von Ferien und Freiheit, die dadurch perfekt wurde, dass sie löslichen Kaffee tranken, was Anita sonst nur in Ferienhäusern tat.

Anita lehnte sich zurück und sah in den weiß-grauen Himmel. Sie fühlte sich bereit, zu akzeptieren, wie sehr ihr Leben sich verändert hatte, wie sehr sich ihr Plan mit dem kontemplativen, alleinstehenden Leben als falsch erwiesen hatte, wie viel wichtiger es war, sich mit Menschen zu umgeben, zumindest mit diesem einen.

Vom See her hörte sie ein regelmäßiges, platschendes Geräusch, das langsam näher kam, Ruderer beim Training, die Steuerfrau rief:

»Dreizehn, vierzehn, fünfzehn, nicht nachlassen!«

»Hast du eigentlich ein Boot?«, fragte Anita.

»Ein Boot?«

»Das ist eine blöde Frage, oder? Man fragt ja einen Fahrrad-Mechaniker auch nicht, ob er ein Fahrrad hat. Oder einen Zahnarzt, ob …«

»Das liegt da unten am Steg.«

»Wir können ja mal segeln gehen.«

»Gern. Vielleicht hat dein Sohn auch Lust. Dann lerne ich den mal kennen.«

Anita nickte und malte sich aus, wie sie alle drei über die Wellen schossen, sich die Gischt aus dem Gesicht wischten und abends in fremden Häfen anlegten oder in obskuren Buchten ankerten, was zugegebenermaßen nicht ganz das war, was einem beim Segeln auf dem Wannsee passieren konnte, doch die Vorstellung gefiel ihr. Sie war noch nie auf so einem Boot gewesen.

»Was machst du eigentlich heute?«, fragte sie dann.

»Lackieren, wahrscheinlich. Und ein anderes Boot beischleifen, wenn noch Zeit ist.«

»Beischleifen? Ist das was anderes als abschleifen?«

»Ist eigentlich dasselbe. Wir sagen halt beischleifen. Aber ist ja auch egal. Was hast du denn heute vor?«

Anita hatte schon Luft geholt, um zu antworten, da fiel ihr auf, dass sie die Antwort nicht wusste.

»Ich kann dich mit unserem Transporter irgendwo hinfahren?«, sagte er.

»Kann ich auch einfach bleiben?«

»Bleiben?«

»Ich lege mich an den See. Vielleicht mache ich auch einen Spaziergang. Ich störe dich sicher nicht. Und nachher können wir vielleicht lunchen?«

»Lunchen«, sagte er. »Sehr gern.«

Wenig später kam Rios Kollege. Anfangs war er überrascht, als er Anita sah, doch als Rio den Arm um sie legte und sie ihm vorstellte, nickte er und sagte: »Moin«.

Anita ging zum Bahnhof, kaufte sich Zeitschriften und lag den ganzen Vormittag auf dem Steg, las ein wenig und hielt ab und zu eine Hand oder einen Fuß ins Wasser, während aus der Werkstatt hämmernde und schleifende Geräusche kamen, allerdings seltener als sie erwartet hätte. Seit langer Zeit hatte sie zum ersten Mal das Gefühl, frei zu haben und sogar ein wenig frei zu sein. Über Heidi, Lukas und Adrian machte sie sich kaum Gedanken, und wenn, dann dachte sie, dass das schon wieder in Ordnung käme.

Gegen halb zwölf spürte sie Schritte auf dem Steg, blickte blinzelnd auf und sah Rio auf sich zukommen. Anita setzte sich auf, er setzte sich neben sie und drehte eine Zigarette, die er ihr gab, dann eine für sich selbst.

»Das sieht ja schön urlaubsmäßig aus hier bei dir«, sagte Rio.

»Ich bin auch ein bisschen urlaubsreif. Deswegen habe ich uns auch noch keinen Fisch für's Mittagessen gefangen.«

»Kein Problem.«

»Aber ich könnte ja gleich schon mal reingehen und ein paar Kartoffeln kochen oder Nudeln, was auch immer du da hast.«

»Ich habe eigentlich gar nichts da«, sagte Maik. »Ich wohne doch erst seit einer Woche hier.«

»Ich dachte, seit zwei«, sagte Anita und bereute es sofort, sie wusste, dass das kleinlich wirkte.

»Na, so ungefähr.«

»Sorry, geht mich ja auch gar nichts an. Was sind schon ein, zwei Wochen.«

»Ich bestelle mir eigentlich immer eine Pizza.«

»Oh ja, lass uns was bestellen. Ich bestelle total gern Essen, das finde ich super«, sagte Anita und nahm so hastig ihr Telefon aus der Tasche, dass es ihr aus der Hand fiel, den Steg entlang rutschte und wohl in den Wannsee gefallen wäre, hätte Rio es nicht in letzter Sekunde aufgehalten.

»Ich esse gern Pizza Hawaii«, sagte er und gab Anita ihr Telefon zurück.

Während Anita mit dem Pizzaservice sprach, umarmte er sie und ließ sie lange Zeit nicht wieder los, küsste ihren Hals, so dass sie kaum die Bestellung aufgeben konnte ohne zu lachen. Er roch nach Sägespänen.

Eine Dreiviertelstunde später aßen sie Pizza, tranken Cola und sahen auf den See.

»Wo hast du eigentlich vorher gewohnt?«, fragte Anita.

»Bei meiner Freundin.«

»Ach so«, sagte Anita und hoffte, dass das nicht zu schnippisch klang. Es störte sie nicht, es freute sie sogar, dass er auch hiermit so selbstverständlich umging wie mit ihr und allem anderen. Doch es machte ihr auch bewusst, wie wenig sie eigentlich von Rio wusste, wogegen sie das Gefühl hatte, ihm bereits eine ganze Menge von sich erzählt zu haben.

»Wir haben uns getrennt.«

»Schlimm?«

»Eigentlich hat es sich schon länger abgezeichnet, dass es nicht mehr geht. Wir sind einfach zu verschieden geworden, im Laufe der Jahre.«

»Adrian und ich haben uns auch auseinandergelebt.«

Rio nickte kauend.

»Was für ein Wort: Auseinandergelebt«, sagte Anita. »Man ist jahrelang zusammen, dann trennt man sich und wenn man als Grund dieses eine Wort angibt, ist damit alles erklärt. Auseinandergelebt. Wie ein Zauberwort, das alle unangenehmen Fragen in Luft auflöst. Puff. Lustig, eigentlich«, sagte Anita, doch Rio sah nachdenklich erst auf seine Pizza und dann auf den See und antwortete:

»Geht so.«

Sie saßen eine Weile schweigend da.

»Ist ja auch egal«, sagte Rio dann, klappte den Pizzakarton zu und drehte zwei Zigaretten, von denen er die erste Anita gab, ohne sie zu fragen. Als täten sie das seit Jahren so.

»Und woher kennst du Maik?«, fragte Anita, um auf ein etwas leichteres Gesprächsthema zu kommen.

»Über Theo, weißt du, den Arzt, mit dem Maik mal zusammen war, so kam das. Glaube ich«, sagte Rio.

»Ach, richtig«, sagte Anita. »Ist ja auch ein Netter, der Theo.«

Rio zündete erst ihre, dann seine Zigarette an und sagte nach einer Weile: »Du kannst gern noch ein bisschen bleiben.«

»Gern. Bis morgen früh?«

»Oder auch länger«, sagte Rio.

Der Rest des Tages verging schnell. Anita blieb dort, auf dem Steg, am See, Rio kam ab und zu vorbei, und als Rios Kollege abends ging, waren sie endlich allein.

Am nächsten Morgen war Anita sehr früh ins Bad gegangen und trocknete sich nach dem Duschen vor Rios Badezimmerspiegel ab. Er war beschlagen, sie sah kaum die eigenen Umrisse, nur ein schwacher Widerschein des Handtuchs war zu erahnen, und das auch nur, weil es leuchtend rot war. Sie wollte schon damit eine kleine Stelle frei wischen, da zögerte sie, legte das Handtuch weg und malte auf den Spiegel einen Smiley in den kondensierten

Dampf. Sie sah ihn an. Bewegte den Kopf, machte einen Schritt zurück, so lange, bis sie ihr eines Auge in dem einen Auge des Smileys sah und das andere in dem anderen. Sie versuchte, so zu lächeln, dass auch der Rest passte, doch es gelang ihr nicht, zumindest nicht ganz. So stand sie eine Weile da, während sie von Augenblick zu Augenblick weniger von dem Smiley sah und mehr von ihrem, noch immer lächelnden Gesicht, dann fönte sie sich die Haare, und als sie damit fertig war, sah sie im Spiegel nur noch sich selbst.

Auch jetzt war es schon wieder so warm, dass sie Rio nur um eine Boxershorts und ein T-Shirt bat. Das T-Shirt, das er ihr gab, war gelb. Anita wollte ihn erst fragen, ob er ein anderes hatte, tat es jedoch nicht. Als sie es angezogen hatte, bemerkte sie, dass es mit bunten Blumen und der Aufschrift *Calypso* bedruckt war.

»Ist das T-Shirt okay?«, fragte Rio.

»Klar. Natürlich«, sagte sie. »In der Klinik ziehe ich mir eh einen Kasack an. Das ist eine der schönen Sachen am Arztberuf, man muss nie überlegen, was man anzieht.«

Wenig später nahm sie die S-Bahn, fuhr durch den lichtdurchzuckten Grunewald zurück in die Stadt und direkt zur Arbeit. Maik stand vor der Rettungsstelle mit einem Kaffee in der Sonne.

»Warst du shoppen?«, sagte er.

»Guten Morgen. Nein. Wieso?«

»Mit so einem bunten T-Shirt habe ich dich ja noch nie gesehen.«

»Ach, das …«, sagte sie und fuhr sich durch die Haare. »Das musste ich mir heute morgen leihen.«

»Hm«, sagte Maik. »Was willst du mir damit sagen?«

»Ich war bei meinem neuen … Bekanntschaft. Ich weiß gar nicht, wie ich es sagen soll, aber das war total super.«

»Sex ist doch immer gut, um auf andere Gedanken zu kommen«, sagte Maik.

»Dass du immer damit anfangen muss. Das ist es gar nicht. Nicht nur. Es …«, Anita verstummte, nahm eine Schachtel Zigaretten aus der Tasche, die sie sich am Bahnhof Wannsee gekauft hatte, und zündete sich eine an.

»Schon klar«, sagte Maik, sah auf sein Telefon und ging hinein, Anita folgte ihm wenig später und zog sich um.

Gegen Mittag hatten sie einen Intensivtransport. Eine siebenundachtzigjährige Patientin war mit Bauchschmerzen im St. Joseph Krankenhaus erschienen, kurz darauf eingetrübt und sollte nun im Urban-Krankenhaus operiert werden. Intensivtransporte hatten für Anita ihren ganz eigenen, verschrobenen Charme. Die Patienten waren bereits untersucht und diagnostiziert, sie waren nur im falschen Krankenhaus und mussten mit dem nächsten verfügbaren *arztbesetzten Rettungsmittel* in das richtige gebracht werden. Anitas Aufgabe bestand darin, die Patienten abzuholen und möglichst in dem Zustand abzugeben, in dem sie sie übernommen hatte. Da diese Patienten oft nicht bei Bewusstsein waren, beschränkte sich der persönliche Kontakt nicht selten auf die Entgegennahme einer Plastiktüte mit der Aufschrift *Patienten-Eigentum.*

Der RTW, den sie für den Transport benutzten, kam von den Johannitern. Es überraschte Anita immer wieder, wie anders die Ausstattung im Vergleich zu den Rettungswagen der Berliner Feuerwehr war. Die Wagen der Feuerwehr waren für die Großstadt gemacht, für den Dauereinsatz auf kurzen Fahrten und daher von bestechender unkaputtbarer Schlichtheit. Die Wagen der Malteser und Johanniter waren oft schicker und besser ausgestattet. Sicher, die Hilfsorganisationen waren oft auf dem Land tätig, wo die Wege zu den Krankenhäusern weiter waren und deswegen mehr vor Ort behandelt werden musste. Doch Anita vermutete, dass es auch etwas damit zu tun hatte, dass diese an die Kommandobrücke eines Raumschiffchens erinnernde Inneneinrichtung auf Tagen der offenen Tür mehr Spenden einbrachte als die mit Edelstahl vollverschalten fahrenden Ausnüchterungszellen der Berliner Feuerwehr, die man zur Not nach einem Einsatz auch mit dem Gartenschlauch abspritzen könnte.

»Der Wagen sieht ja super aus. Der ist ganz neu, oder?«, fragte Anita den Rettungsassistenten, einen jungen dünnen Mann, den sie noch nicht kannte.

»Nagelneu sogar«, antwortete er. »Vor zwei Wochen mit dem neuen Innenausbau gekommen.«

Anita sah sich anerkennend um. Sie hob den Kopf und entdeckte einen Bildschirm und eine aufwändige Lichtanlage.

»Schick, oder? Alles Touchscreen.«

»Wow. Und wofür ist dieser Knopf?«, fragte sie.

»Um die Beleuchtungsfarbe zu wechseln.«

»Die *Beleuchtungsfarbe*?«

»Manche Patienten fühlen sich wohler, wenn das Licht etwas gemütlicher ist. Da gibt es irgendwelche Studien zu«, sagte der Rettungsassistent, drückte einige Male auf den Bildschirm und tauchte den Rettungswagen erst in orangefarbenes, dann in gelbes Licht.

»Hast du auch rot«, fragte Anita.

»Ambient, meinst du?«

»Ja, nehmen wir ambient«, sagte Anita, und wenig später kam sie sich vor wie Alec Baldwin in *Jagd auf Roter Oktober,* an Bord eines sowjetischen Super-U-Boots, in geheimer Mission.

Während der Fahrt hörte sie dem Pumpen des *Oxylog 3000* zu, der die Patientin beatmete, deren Namen sie schon wieder vergessen hatte. Für alle Fälle hatte Anita je eine Spritze Fentanyl und Dormicum im Schoß, doch so lange nichts passierte, gab es für Anita nichts zu tun. Sie sah auf die Frau, auf den Schlauch, der in ihrem Mund verschwand, und dafür sorgte, dass ihr Brustkorb sich hob und senkte; ihr Defi überwachte die Vitaldaten, das Piepen war ganz regelmäßig, ab und zu mischte sich der Ton der Sirene hinein, dann wieder nur Piep. Piep. Piep.

Ihre Gedanken kehrten an den Wannsee zurück. Rio. In den ganzen fünfzehn Jahren mit Adrian hatte sie sich nicht ein Mal verliebt, dennoch wusste sie noch genau, wie sich das anfühlte, dieses unberechenbare, ohne Vorwarnung in den merkwürdigsten Momenten wiederkehrende Wellengefühl großer Leichtigkeit, das sie damals verspürte hatte, als Adrian und sie sich noch nicht lange kannten. Jetzt spürte sie es wieder. Sich verlieben war offensichtlich auch etwas wie Radfahren oder Mensch-ärgere-Dich-nicht spielen, man verlernte es nicht.

Für ihre Trennung von Adrian hatte es keinen Anlass gegeben. Keinen Fehltritt, keine Entgleisung. Doch im Bahnverkehr waren es ja auch nicht Entgleisungen, die den Betriebsablauf störten, sondern zu viel zu lange aufgeschobene Reparaturen, die schlecht gewarteten Weichenheizungen, fehlenden Kupferkabel und schwelenden Böschungen.

Heidi war bereits vor vielen Jahren in ihr Leben getreten, ursprünglich als kuriose Ergänzung des Freundeskreises.

Zu der Zeit, als Lukas noch in der Grundschule war, hatte Heidi einen Filzladen in der Dieffenbachstraße, den sie allerdings wenig später wieder schließen musste, weil sich selbst in dieser an alternativen Hobbys, Lebensentwürfen und frei verfügbaren Einkommen reichen Gegend nicht genug Kunden fanden. Anita erinnerte sich, dass sie Heidi von Anfang bemerkenswert gefunden hatte, war sie doch die Einzige, die nie einen Hehl daraus gemacht hatte, dass sie ihr Leben in Kreuzberg nur als Zwischenstation begriff, um den Mann zu finden, mit dem sie sich ein gut ausgebildetes, vernünftig ernährtes Mittelschichtsleben in einem Einfamilienhaus mit zwei Kindern darin und zwei Autos davor aufbauen konnte – Heidi war geradezu begeistert von der Idee, vom Leben nicht mehr zu wollen als das. Im Freundeskreis von Anita und Adrian war das ziemlich einmalig. Alle anderen hatten irgendwelche Ideale, träumten von politischer oder künstlerischer Selbstverwirklichung, von Sozialprojekten in Afrika oder zumindest einer Kneipe in Neukölln. Jeder hatte irgendwelche Träume dieser Art, die oft ihren Ursprung darin hatten, gerade das *nicht* zu wollen, auf das Heidi aus ihrem alternativen Kreuzberger Milieu sehnsüchtig schielte: das Leben einer altbundesrepublikanischen Kleinfamilie, so wie Heidis Eltern es in Düsseldorf führten. Vielleicht hatte dieses Ideal seinen Ursprung zumindest teilweise darin, dass Heidi es lange Zeit nicht leicht gehabt hatte. Nach Abschluss ihres Pädagogik-Studiums hatte sie erst eine Doktorarbeit begonnen, zwei Jahre versucht, mit dem Filzladen zu überleben, danach eine gefühlte Ewigkeit an der Doktorarbeit weitergeschrieben und sich währenddessen mit Jobs in der Gastronomie und verschiedenen Erwachsenenbildungsstätten über Wasser gehalten. Vor einigen Jahren kam sie dann schließlich auf die Idee, aus den Trümmern ihrer nie abgeschlossenen Doktorarbeit einen Erziehungsratgeber zu schreiben, wie man Kinder ermutigte, weniger Zeit vor elektronischen Geräten zu verbringen. *Kinder brauchen Downtime* wurde ein Bestseller und in mehr als ein Dutzend Sprachen übersetzt. Seitdem schrieb Heidi Ratgeber, hielt Vorträge, und die Fernsehsender zahlten ihr Geld, damit sie in ihren Talkshows auftrat. Und das erste, was Heidi sich mit ihrem Geld gekauft hatte, war diese topsanierte Wohnung, groß genug für eine ganze Familie.

Anita war anfangs froh darüber gewesen, dass Heidi, die trotz ihres blendenden Aussehens jahrelang eine enorme Verzweiflung, ja geradezu Erlösungsbedürftigkeit ausgestrahlt hatte, endlich ihren Weg fand. Seit dem letzten Besuch in Heidis Wohnung hatte Anita allerdings das Gefühl, dass Heidi zu den Menschen zählte, die ihr eigener Erfolg nicht freigiebiger machte, sondern härter. Je erfolgreicher sie wurde, desto mehr war Heidi davon überzeugt, dass das alles ihr eigenes Verdienst sei. Sie hatte es geschafft und viel dafür gearbeitet – also war jeder, der keinen Erfolg hatte, einfach nur zu faul. Anita stellte fest, dass sie Heidi zu der Zeit, als sie noch nicht so erfolgreich war, um einiges lieber gemocht hatte.

Bei Adrian war das offenbar genau umgekehrt. Nachdem er jahrelang kaum mit Heidi gesprochen hatte, wurde sie durch ihren Erfolg für ihn interessant – er fühlte sich, wieder einmal, zu einer Frau hingezogen, die die praktischen Dinge des Lebens auf die Reihe bekam.

Adrian stellte sich auf Partys immer öfter zu ihr, und Heidi tat mehr, als dieses Interesse nur zu erwidern. Sie begann Adrian lustige Links zu mailen und ihn in Ausflüge und Kinobesuche mit einzubeziehen, bei denen anfangs andere Leute dabei waren, dann nicht mehr. Es dauerte nicht lange, bis Anita die Veränderung bemerkte: Ihr Mann, der abends sonst einfach nur müde war, ging auf einmal wieder freiwillig unter Leute! Sie wusste, dass sich da etwas entwickelte, doch anstatt etwas dagegen zu tun, dachte sie darüber nach, was sie eigentlich noch mit Adrian verband. Sie fand erstaunlich wenig. Anita musste sich eingestehen, dass Adrian und sie schon seit Jahren nicht mehr miteinander lebten, sondern nebeneinander her – eine Tatsache, die dadurch kaschiert worden war, dass sie ein Kind hatten und einen Beruf, über den sie sich immer unterhalten konnten, wenn sie sich sonst nichts zu sagen hatten.

Doch jetzt, wo es ihr einmal bewusst geworden war, war der Gedanke nicht mehr zu vertreiben. Wenn sie mit Adrian durch die Straßen ging, am Tisch saß, im Bett lag, sah sie vor ihrem inneren Auge kein Paar mehr, von dessen Romantik an der einen oder anderen Stelle durch die Rempeleien des Alltags etwas Lack abgeplatzt war. Sie sah zwei alleinstehende Menschen, die es nur noch nicht wahrhaben wollten. Das war die Zeit gewesen, in der sie anfingen, abwechselnd Nachtdienste anzunehmen.

Anita hätte trotzdem weiter mit Adrian zusammengelebt, sie hatte ja nichts gegen ihn, doch als es offiziell wurde, dass Adrian und Heidi mehr verband, als nur eine Freundschaft, passte Anita sich schnell den neuen Umständen an, denn auch sie hatte erkannt, dass eine Trennung kaum besser hätte laufen können: Zusammen mit Heidi konnte Adrian Lukas die neue Familie bieten, die ihr Sohn noch ein paar Jahre brauchte. Und doch war Lukas bereits alt genug, um zu begreifen, was geschah, wogegen Anita noch jung genug war, um noch einmal neu anzufangen. Das Timing war perfekt. So lösten sie ihren gemeinsamen Haushalt auf, ohne Streit, als sei dies ein ganz normales Ereignis, wie die Teilung eines Baugrundstücks.

Anita gab die Zustimmung, dass Lukas seinen Erstwohnsitz bei Adrian und Heidi nahm. Das war das Einzige, was ihr weh getan hatte, welche Mutter ließ schon gern ihr Kind ausziehen? In der ersten Zeit in ihrer neuen Wohnung machte sie geradezu einen Bogen um das Zimmer, das sie für Lukas eingerichtet hatte, als würde es darin spuken. Doch Heidi hatte einfach die größere Wohnung und außerdem keinen Schichtdienst, es gab nachts keine Erziehungsseminare, keine Lesungen und keine Radio-Interviews. Es war das Praktischste gewesen. Und für das Praktische war Anita immer zu haben.

Bald darauf hatten sie das Urban-Krankenhaus erreicht, das immer mehr zur Baustelle wurde. Die Absperrungen und Zäune, die Anita beim letzten Mal gesehen hatte, waren inzwischen mit

Planen verhängt, hinter denen es hämmerte und fräste. Sie mussten die Rolltrage mehrfach über Holzplanken schieben und zwei Mal staubbedeckte Bauarbeiter mit schwarzen Plastikeimern zur Seite drängen, während sie die Patientin durch die Gänge schoben, das Beatmungsgerät hing seitlich an der Trage. Die Übergabe verlief ohne besondere Vorkommnisse. Als Anita sich die Hände wusch und dabei auf ihre Uhr sah, bemerkte sie, dass schon fast die Hälfte ihres Dienstes vorbei war, die Hälfte der Zeit, bevor sie Rio wiedersehen konnte. Anita öffnete die Türen auf dem Weg zurück zum Stützpunkt wesentlich beschwingter als sonst.

Sie drückte ganz leicht, fast zärtlich, auf einen großen Metallschalter und die erste Tür schwang auf, sie zog an einer roten Kordel, eine zweite Tür machte den Weg frei. Sie bewegte sich vollkommen im Einklang mit ihrer Umwelt, Teil einer guten Choreographie.

Anita kam an ihrer ehemaligen Intensivstation vorbei. Sie warf einen Blick auf die Tafel, auf der mit einem blauen Marker die Stationsleitung und mit einem roten Marker die diensthabenden Ärzte der verschiedenen Schichten vermerkt waren. Darunter hatte jemand neben eine grüne Sonne geschrieben *Wir wünschen Ihnen einen schönen Tag,* allerdings in einer anderen Handschrift. Anita wusste von früher, dass diese Inschrift höchstens alle zwei Wochen erneuert wurde. Auf der Tafel stand Adrians Name. Es freute sie, dass er Dienst hatte, sie hätte ihn gern noch einmal kurz allein gesprochen, um ihm zu zeigen, dass sie nicht sauer war. Sie sah in das Dienstzimmer, doch da stand nur ein Teller mit Donuts, und auch in den anderen Räumen fand sie ihn nicht. Wahrscheinlich hatte er Mittagspause und sich irgendwohin zurückgezogen, wie er es schon immer gern getan hatte.

Die Intensivstation war Anita wieder ein wenig fremder geworden. Einige Jahre war es her, dass sie sich entschlossen hatte, nur noch Notarztwagen zu fahren, und das Fiepen, Piepen, Pfeifen und Pumpen der Perfusoren, Evita-Beatmungsgeräte, Monitore und Blutdruckmanschetten kam ihr immer lauter vor, das konzentriert von Zimmer zu Zimmer laufende Personal immer hysterischer. Verrückt, was alles getan wurde, um das menschliche Leben zu retten, wo doch eigentlich alle sagten, dass sie sich am meisten wünschten, einfach tot umzufallen – wenn auch lieber übermorgen als heute.

Nachdem sie Adrian nirgendwo fand, wollte Anita schon ins Erdgeschoss zurückgehen, wo Maik im Stützpunkt auf sie wartete, beschloss dann jedoch, noch einmal kurz auf Klo zu gehen. Dort, wo die Damentoilette war, fand sie nichts als einen Bauzaun vor, neben dem eine Palette mit Bodenplatten lag. Man renovierte offenbar die halbe Klinik. Anita sah sich nach einer Ersatztoilette um, fand auch das Behinderten-WC gesperrt vor, dafür hing an der Männertoilette auf der anderen Seite des Flurs ein laminiertes Schild: *Auch Frauen! Die Klinikleitung.*

Sie betrat die Männertoilette. Eine der Kabinen war belegt, in die andere schloss sie sich ein. Sie hatte sich gerade hingesetzt – und Anita wird wohl nie mit Sicherheit sagen können, warum, ob es die Erschütterung war, die sie durch das Schließen der Kabine hervorgerufen hatte oder ob sie die Trennwand zwischen den beiden Kabinen berührt hatte –, auf jeden Fall rutschte in dem Moment, in dem sie sich setzte, unter der Kabinentrennwand ein blasser Arm hindurch.

Anita sprang auf. Sie kannte den pubertären Humor, mit dem Krankenhausmitarbeiter sich manchmal Streiche spielten, und auf den ersten Blick sah es auch wirklich so aus, als hätte jemand den Arm eines Dummys aus dem Erste-Hilfe-Kurs unter der Klotrennwand hindurch geschoben, so weiß und unbelebt wirkte er. Doch die Arme von Erste-Hilfe-Dummys waren nicht behaart.

Und hatten auch keinen rasenden Puls. Sofort fiel sämtlicher Schreck, sämtliche Nervosität von ihr ab. Sie hatte Arbeit. Sie kniete sich hin und sah unter der Trennwand die Beine und den Unterkörper eines Menschen in blauen OP-Klamotten, warf den Klodeckel zu, stellte sich darauf und sah hinüber.

Menschen, die uns vertraut sind, erkennen wir an kleinen Details. Wir hören jemanden im Hausflur husten und wissen, wer es ist. Wir sehen aus der Ferne einen Menschen herankommen und erkennen ihn am Gang. Wir sehen eine Hand auf einem Foto und wissen, wem sie gehört.

Hier war es der Stauschlauch, mit dem man Venen abband, bevor man sie punktierte. Er hatte gelb-schwarze Streifen. Anita hatte ihn vor zwei Jahren auf einem Kongress in Dortmund als Geschenk bekommen und an den einzigen Dortmund-Fan weitergegeben, den sie kannte, nun hing er schlaff um dessen linken Arm. Adrian war an der Trennwand herabgesunken. Halb liegend, halb sitzend waren seine Beine an der Kloschüssel vorbei nach vorn gerutscht, der eine Arm zu Boden gefallen, während der andere auf dem Toilettendeckel lag. Der Kopf neigte sich leicht nach links, Adrian sah aus wie ein als Arzt verkleideter Betrunkener, der auf einer Karnevalsparty eingeschlafen war.

Anita legte die Hände auf die Trennwand. Sie wackelte, als Anita sich hinaufzog und mit dem Oberkörper zwischen den beiden Kabinen zum Liegen kam, das eine Bein nachzog, dann das andere und sich von der Trennwand abstieß, um nicht auf ihren Ex-Mann zu treten. Sie nahm die Lampe aus der Jacke, griff seine Wangen, sah ihm in den Mund, die Atemwege waren frei; leuchtete ihm in die Augen, die Pupillen so weit, dass sie seine Augenfarbe kaum erkannte. Braun. Braun. Braun. Lukas kam ihr in den Sinn, der als Kind eine Zeitlang jeden Morgen so an den Augenlidern seines Vaters gezogen hatte, um zu sehen, ob er schon wach war. Die Pupillen reagierten kaum. Was bedeutete das?

Was kam als Nächstes? Sie stand da wie ein überforderter Laie, hatte das Gefühl, schärfer zu sehen als sonst, nur denken konnte sie nicht. Anita überlegte, auf den Gang zu rennen und um Hilfe zu rufen. Sie sah auf den Boden und entdeckte eine Ampulle. Ketamin. Daneben lag eine leere Spritze. Die Schutzhülle aus Plastik hatte er säuberlich wieder auf die Nadel gesteckt, so viel Zeit war noch gewesen. Sein Puls raste weiterhin, und doch sah es aus, als schliefe er. Sie dachte an die vielen Patienten, denen sie selbst dieses Narkosemittel gegeben hatte, die vielen, die so vor ihr gelegen hatten – keiner von ihnen war so kalt gewesen wie er. Sie nahm Adrians Arm und musste einiges an Kraft aufwenden, um ihn zu bewegen, als würden seine Muskeln sich wehren. Ein Krampf. Sie nahm ihr Stethoskop und hörte die Lungen ab, Atemgeräusche, beidseitig zwar, aber flach, wenigstens das.

Anita nahm ihr Telefon. Und ließ es wieder sinken. Sah Adrian noch einmal an und überlegte, ob ihr wirklich keine Wahl blieb, als jemand anderen in die Sache mit reinzuziehen. Sie sah sein blasses Gesicht, wie starr er in die Gegend blickte, die Spritze, das Abschnürband, wollte erneut den Puls messen. Verrechnete sich. Das war ihr noch nie passiert. Sie konnte sich nicht konzentrieren, konnte das nicht allein. Anita wusste nicht, was zu tun war. Ob überhaupt etwas zu tun war. Die Wirkung von Ketamin ließ schnell nach. Vielleicht reichte es ja auch, wenn sie ihn in die stabile Seitenlage brachte und ein wenig abwartete? Doch was war, wenn er überdosiert hatte? Es zu ungeahnten Komplikationen kam? In diesem Fall musste sie sofort handeln. Sie brauchte Hilfe. Für den Fall der Fälle. Sie wählte die Nummer von Maik.

Maik meldete sich nach dem zweiten Klingeln.

»Bist fertig?«

»Hol den Notfall-Rucksack. Und komm hier hoch, auf das Männerklo der Intensiv. Da, wo ›auch Frauen‹ dransteht.«

Augenblicke später öffnete sich die Tür. Jemand tat zwei Schritte in den Raum, drei, vier und blieb stehen. Anita wollte schon rufen, da hörte sie Schritte in Richtung Pinkelbecken. Jemand pfiff. Das konnte nicht Maik sein. Anita sah, dass das eine Bein von Adrian unter der Kabinentür hindurchgerutscht war und zog es eilig zurück, hörte wenig später das Rauschen der Spülung, jemand wusch sich eine Ewigkeit die Hände und ging hinaus. Wenig später öffnete sich die Tür erneut, sie hörte wieder Schritte, dann sagte endlich jemand leise:

»Doktor?«

»Hier«, sagte sie und entriegelte die Tür, die sofort aufflog. »Ich brauche Diazepam.«

Maik stellte den Rucksack ab und ging in die Knie. Er konzentrierte sich so darauf, das Medikament aufzuziehen, dass er gar nicht bemerkte, wer da lag. Er reichte ihr die Spritze und gab ihr eine Braunüle aus dem Notffall-Rucksack, mit der Anita einen Zugang legen wollte, doch als sie dazu Adrians Arm nahm, bemerkte sie, dass der Krampf schon von allein wieder nachgelassen hatte. Ganz friedlich lag er nun da und starrte vor sich hin, da hörte Anita, wie Maik einen Laut von sich gab. Es war nicht viel mehr als ein halbes, mittendrin abgebrochenes »Upps«, dann sah er Anita an, ebenso schockiert, wie Anita es einige Momente zuvor gewesen war. Sie warteten beide darauf, dass der jeweils andere etwas sagte, doch sie blieben still, als wollten sie Adrian nicht wecken. Um wenigstens etwas zu tun, maß Maik seinen Blutdruck, der fast optimal war, und auch sein Puls normalisierte sich wieder. Und sobald Anita klar wurde, dass nichts Gefährliches mehr passieren konnte, hatte sie nur noch einen Gedanken: Niemand durfte ihn so finden.

»Geh schon mal zurück zum Stützpunkt«, sagt sie. »Ich bleibe noch einen Moment.«

Nachdem Maik gegangen war, schloss Anita die Kabinentür, setzte sich auf die Toilette und dachte darüber nach, in welcher Situation sie sich befand. Sie war an der Wand der Klokabine in die Hocke gesunken und hielt Adrians Beine so weit an sich gezogen, dass sie von draußen niemand sehen konnte, mit der anderen Hand hielt sie seinen Kopf in seitlicher Position und achtete darauf, dass er nicht erbrach. Dies tat also der Mann, mit dem sie fast die Hälfte ihres Lebens geteilt hatte, in der Mittagspause. Wie oft?

Anita streichelte ihm über den Kopf, die Schultern, den Arm, bis zu der Einstichstelle in der Ellenbeuge. Wie oft hatte sie Nadeln in die Venen dieses Mannes geschoben, als sie noch Studenten waren und Blut abnehmen geübt hatten, als sie ihre Körper durch das Medizinstudium neu entdeckten. Einmal hatte sie eine Arterie getroffen, und Blut war quer über den Tisch auf ihre Hose und das halbe Bett gespritzt. Sie hatte einen Schreck bekommen, doch Adrian hatte so ansteckend gelacht, dass auch sie lachen musste. »Spritzt die Vene, war's wohl keene«, hatte er gesagt. Dieses entspannte Verhältnis, das er zu seinem Körper hatte, faszinierte sie noch jahrelang. Adrian. Der Mann, der ihr immer etwas voraus hatte – mehrere Jahre Erfahrung als Student, als Arzt, als Mensch –, war nun ihr Patient, der langsam wieder zu sich kam.

Er machte eine erste Bewegung. Anita dachte daran, wie oft sie schon gesehen hatte, dass Adrian aufgewacht war, früher, in ihrem großen Bett, dann zwang sie sich aufzuhören. Genug! Sie war sich sicher, dass er nicht mehr erbrechen würde, legte ihn so hin, dass er jemandem, der die Nachbarkabine benutzte, nicht auffallen würde, kletterte über die Kabinentrennwand, damit diese Kabine von innen abgeschlossen blieb, wusch sich die Hände, sah in den Spiegel und hatte merkwürdigerweise das Gefühl, dass sie aussah wie immer.

»Danke, du hast bei mir einen gut«, sagte Anita, als sie wenig später zu Maik in den Aufenthaltsraum kam.

»Was haben wir da eben eigentlich gemacht?«, fragte er.

»Ach, ich weiß es auch nicht«, sagte sie. »Du kannst uns bei der Leitstellte zurückmelden.«

»Sind wir denn wieder einsatzbereit? Du siehst aus, als könntest du eine Pause gebrauchen.«

»Nein, lieber nicht.«

»Echt nicht?«

Anita schüttelte den Kopf. Sie wollte möglichst schnell etwas zu tun bekommen, um nicht weiter an das zu denken, was eben passiert war, nicht an Adrian und auch nicht daran, in welche Lage sie Maik gebracht hatte. Sie hatte ihn in einen Einsatz mitten in der Klinik verwickelt, für den es weder einen Notruf noch ein Protokoll gab. Sie hätten das dokumentieren müssen, und vor allem hätte sie dem Chefarzt melden müssen, dass einer seiner Ärzte sich in der Mittagspause ein Medikament gespritzt hatte, das unter das Betäubungsmittelgesetz fiel.

»Dann lass uns wenigstens was essen fahren«, sagte Maik. Anita hatte keinen Hunger, wollte aber auch nicht widersprechen, also sagte sie:

»In Ordnung. Aber melde uns einsatzbereit über Funk, ja?«

»Gut«, sagte Maik, und sie gingen zu ihrem NEF. Schweigend fuhren sie vom Klinikgelände, auf die Urbanstraße.

Kurz bevor sie den Hermannplatz erreichten, fragte Maik:

»Wie wär's mit Pasta?«, da hörten sie über Funk die Stimme eines Leitstellendisponenten:

»Blitz für das NEF 1505.«

Bevor Maik auch nur reagieren konnte, hatte Anita den Hörer des Funkmeldesystems bereits gepackt.

»NEF 1505 schreibbereit«, sagte sie, während sie noch Stift und Notizblock zückte.

»Sie fahren in die Hasenheide Nummer neun-zwo-Anton, dort eine Person mit starkem, anhaltendem Brustschmerz. Dazu kommt RTW 1600. Ihre Einsatznummer ist 488.«

»NEF 1505 hat verstanden«, sagte Anita. Maik schaltete das Blaulicht ein und gab Gas.

»Okay, du hast gewonnen«, sagte Maik. »Keine Pause.«

»Das ist das Fitness-Studio über dem Bauhaus, gleich hier um die Ecke an der Neuen Welt, oder?«, sagte Anita, nachdem sie einen Blick auf das Navi geworfen hatte.

Und so war es auch. Bereits wenige Sekunden später fuhren sie über einen großen Parkplatz, an einer Spielhalle und einem Supermarkt vorbei, auf den Baumarkt zu. Vor *Huxley's Neuer Welt* wiesen Plakate auf ein Konzert von *Vampire Weekend* am selben Abend hin, und ganze vier Teenager saßen schon jetzt zur Mittagszeit am Einlass und tranken Eistee aus Tetra-Paks.

In der Eingangshalle des Baumarktes riefen Anita und Maik den Fahrstuhl, was ihnen verwunderte Blicke von Vorbeigehenden einbrachte. Viele Leute erwarteten, dass Rettungskräfte die meiste Zeit ihres Tages rennend verbrachten, da ja angeblich jede Sekunde zählte. Doch Maik und Anita wussten, dass es nichts half, vollkommen außer Atem an der Einsatzstelle anzukommen. Wichtiger als ein paar Sekunden war ein klarer Kopf.

Als Anita und Maik im Dachgeschoss aus dem Fahrstuhl traten, kam ein Mann in langer, schwarzer Trainingshose und einem orangefarbenen T-Shirt auf sie zu. Sein kräftiges Kinn und die ausladende Stirn wirkten, als hätte man sein Bild im Computer mit dem falschen Programm geöffnet, sodass nun alles zu breit wirkte. Als sie ihm in das Studio folgten, sah Anita auf seinem Rücken die Aufschrift *Live Well.* Sie gingen an dem Empfangstresen vorbei, auf dem große Stapel eines heterosexuellen und eines homosexuellen Gratis-Magazins lagen, linker Hand war eine Verkaufsstation für Protein-Riegel. Dann kam eine

Glaswand in Sicht, hinter der eine Gruppe von Menschen zu dem synthetisch stampfenden Soul von *Beyoncé* Wassergymnastik machte, *Crazy In Love* – ein Lied, bei dessen Erscheinen vor zehn Jahren die meisten Anhänger dieser gelenkschonenden Art der Bewegung wahrscheinlich bereits Arthrose hatten.

Anita registrierte zufrieden, wie groß und gut ausgeleuchtet das Sportstudio war. Zumindest würde es anständige Arbeitsbedingungen geben; sie fragte sich nur, wo sie hin mussten. Normalerweise waren Notfälle von weitem zu erkennen, sie veränderten die Umgebung wie ein in den stillen Teich geworfener Kiesel, zogen Kreise, verleiteten Menschen dazu, aufgeregt umherzulaufen, angestrengt nach den Rettern Ausschau zu halten oder ostentativ in die andere Richtung zu sehen, doch auf der ganzen, riesigen Dachetage, die fast die komplette Grundfläche des Baumarktes bedeckte, sah sie nichts.

Der Trainer ging in den Umkleidebereich, an den Duschen vorbei bis zu einer Tür, neben der *Solarium* stand. Die Tür stand offen, ein zweiter Trainer kniete in einer Kabine über einen Mann gebeugt, dessen Beine sich in ihrer Farbe kaum noch von dem Weiß seiner Sportsocken unterschieden. Anita fielen seine Oberarm- und Brustmuskulatur auf, die trotz ihrer beträchtlichen Größe von faltiger Haut bedeckt waren, der Mann war nicht mehr jung. Auch seine Sportbekleidung schien in den Tagen einer bereits recht fernen Jugend stehengeblieben zu sein, ein enorm knappes Höschen, das an Bilder von dem deutschen WM-Sieg 1974 erinnerte.

Der Trainer hatte die Klebeelektroden eines Laien-Defibrillators auf den Brustkorb des Patienten geklebt, verbunden mit einem blauen Streifen, der genau auf dem Brustbein verlief und mit einem Kreuz den optimalen Ansatzpunkt für die Herzdruckmassage markierte, und auf diesem drückte der Fitnesstrainer angestrengt den Brustkorb des Mannes ein.

»Tiefer. Schneller«, trieb die Passbild-Automatenstimme des Geräts den Fitnesstrainer an, der ihre Ankunft nicht bemerkt hatte und sich abmühte, tiefer zu drücken und schneller, da sagte Anita:

»Vielen Dank. Das haben Sie gut gemacht. Wir übernehmen jetzt hier.« Der Trainer blickte auf und ließ von dem Brustkorb des Patienten ab, woraufhin sich sofort die Stimme des Gerätes meldete: »Analyse läuft. Patient nicht berühren.« Wenig später sagte es: »Kein Puls«. Anita hatte das schon geahnt, denn sobald der Fitnesstrainer von ihm abgelassen hatte, zeichnete sich unter dem stark gebräunten Gesicht des Patienten eine Blässe ab, die bald in Richtung Blau ging.

Sie schloss ihren Defi mit dem Vitaldaten-Monitor an, der einiges mehr konnte als die Laien-Defibrillatoren, die es inzwischen an mehr und mehr öffentlichen Orten gab. Außerdem redete er nicht. Dann setzte Anita die Herzdruckmassage fort und fragte den Trainer:

»Wissen Sie etwas über ihn? Wie alt er ist oder ob er irgendwelche Medikamente nimmt? Anabolika? Hat er über irgendwelche Schmerzen geklagt?«

»Ich weiß eigentlich nur, dass er Taylan heißt«, sagte der Trainer, der von der Herzdruckmassage noch ganz außer Atem war. »Und dass er fast jeden Tag hier ist. Ich hab ihn neulich mal angesprochen, weil ich dachte, er überfordert sich, daraufhin meinte er nur: ›Bewegliche Ziele sind schwerer zu treffen‹. Und eben bin ich an dem Solarium vorbei, da hab ich so ein Stöhnen gehört, bin rein und hab gesehen, wie er sich an die Brust fasst. Am Anfang hat er sogar noch mit mir geredet. Dann ist er umgefallen«, sagte der Trainer.

Anita kniete rittlings über ihm und drückte seinen Brustkorb mit beiden Händen einhundert Mal pro Minute ein. Während der Ausbildung hatte sie gelernt, dass das ziemlich genau der Takt von *Stayin' Alive* von den *BeeGees* war; seitdem hatte sie oft reanimiert, und doch hörte sie noch immer die falsettierende Stimme von Barry Gibb *Ah, ah, ah, ah, stayin' alive,* drückte dazu auf Taylans Rippen und erzeugte so den Herzschlag, den er selbst nicht hatte. Mit jedem Druck transportierte sie den Sauerstoff, der noch in seinem Blut war, in seinem Körper umher. Ebenso schnell, wie der Mann blau geworden war, wurde seine Gesichtsfarbe nun wieder hellblau, violett, weiß und sogar etwas rosa. Maik war inzwischen über den Patienten hinweg an dessen Kopfende gestiegen und legte einen Ambu-Beutel auf seinen Mund, um ihn zu ventilieren. Er hatte kaum Platz.

Nach dreißig Malen hörte Anita auf, hob den Kopf und Maik drückte mit dem Ambu-Beutel Luft in die Lungen des Patienten. Taylan tat den wohl ersten nicht selbständigen Atemzug seines Lebens. Der Brustkorb hob sich, senkte sich, Maik drückte ein zweites Mal, dann war Anita wieder dran, drückte weitere dreißig Male, Maik beatmete einmal, zweimal, dann drückte Anita auf den EKG-Knopf an ihrem Monitor. Sie funktionierten ohne Worte, wie ein Ehepaar, das seit fünfzig Jahren zusammen Gartenarbeit machte.

Taylans Gesichtsfarbe hielt sich bei rosa, blassrosa zwar, aber immerhin. Während sie auf das EKG warteten, sah Anita sich um. Der Raum war kaum größer als die enorme Sonnenbank. Außer einem Stuhl, auf dem Desinfektions-Spray und eine Box Kosmetiktücher standen, war er leer. Der wichtigste Einrichtungsgegenstand schien ohnehin der Duft zu sein, künstliches Aroma, in dem sich Kokos und Vanille zu einem öligen Sonnencreme-Duft verbanden, der wohl Erinnerungen an Urlaub und Strand wachrufen sollte. Das Licht war ein beherzter Griff in das Spektrum der Erd- und Ockerfarben mit einem Schuss rot, Anita sah kurz in den Spiegel an der Wand. Sie fühlte sich um zehn Jahre jünger, hätte aber einiges dafür gegeben, wenn die Kabine normal beleuchtet gewesen wäre, sie konnte kaum die Venen des Patienten erkennen. Noch mehr hätte sie allerdings dafür gegeben, die sphärischen Panflötenklänge abstellen zu können, sie sorgten dafür, dass sie sich unseriös vorkam wie eine Wellnesstherapeutin.

Der EKG-Streifen war erst halb aus dem Defi herausgekommen, da sagte Anita zu Maik:

»Kannst weiterdrücken«, was Maik sofort tat, um die Zeit möglichst gering zu halten, in der Taylans Körper nicht mit Sauerstoff versorgt wurde. Das EKG zeigte eine Schlangenlinie, als hätte jemand in einem Lehrbuch krakelig und schnell einen wichtigen Text unterkringelt. Das Herz flimmerte, schlug so schnell, dass es sich zwischen den Schlägen nicht mit Blut füllen konnte. Kammerflimmern.

Wenn hier noch etwas zu retten war, musste es jetzt schnell gehen. Und wie immer, wenn es schnell gehen musste, wurde Anita sehr ruhig, die Panflötenmusik, der Sonnenölduft, die Ereignisse des Vormittags waren vergessen oder noch besser: es schien sie nie gegeben zu haben. Anita schaltete ihren Defi vom EKG-Modus auf *Schock* um. Stellte 150 Joule ein.

»Hast du genug Platz?«, fragte sie Maik, der sich in der Tat auf die Sonnenbank setzen musste, um den Patienten nicht mehr zu berühren, dann drückte Anita auf den roten Kreis mit dem Symbol eines Herzens, das von einem Blitz durchzuckt wurde. Das Gerät reagierte mit einem hohen Pfeifton, in den sich eine tiefe Männerstimme mischte, die in zuversichtlichem Ton sagte: »Schock auslösen«, und mit einem *Dack* durchzuckte es Taylans leblosen Körper. Die leere Adrenalin-Spritze, die noch auf seinem Bauch lag, flog fort, die Füße mit den Hightech-Turnschuhen flogen hoch, fielen klatschend zurück auf den Boden. Ein Warnton zeigte an, dass das Pulsoxy von seinem Zeigefinger gefallen war, Maik machte es wieder fest. Nach einem Blick in das Gesicht des Patienten schrieb Anita ein erneutes EKG, das bereits wieder einen Sinusrhythmus zeigte. Es hatte beim ersten Mal geklappt.

Anita richtete sich auf, wischte sich über die Stirn und betrachtete das EKG genauer, sah die Hebungen im ST-Bereich, dem Bereich des Herzrhythmus, in dem eigentlich überhaupt nichts passieren sollte, außer dass das Herz sich nach dem Schlag auf die Nulllinie zurückzog und ausholte für die nächste Kontraktion. In dieser Phase der Erregungsrückbildung tat Taylans Herz etwas, ein zweckloses Zucken, ein vergeblicher elektrischer Impuls.

Inzwischen hatte jemand den Ausweis gefunden. Taylan Gökdal, 72 Jahre alt. Anita fand es wieder einmal unglaublich, wie jung alte Leute inzwischen aussahen, warf einen zufriedenen Blick auf die Sauerstoffsättigung und ließ sich eine Braunüle geben, denn sie wollte einen Zugang legen, bevor sie sich daran machte, Taylan künstlich zu beatmen. Sie besah sich seine Arme, strich an ihnen rauf und runter, doch in diesem gedimmten Wohlfühllicht ließ sich nicht einmal erahnen, wo seine Venen verliefen.

»Kann man hier mehr Licht machen?«, fragte sie Maik, der einen der anderen Rettungsassistenten ansah, der wiederum den Trainer in dem orangefarbenen T-Shirt ansah, der in der geöffneten Tür stand und Anita halb schockiert, halb fasziniert zugesehen hatte.

»Hier ist nur dieses Mood-Light, heller geht es nicht. Das Reinungspersonal beschwert sich auch schon andauernd.«

Anita versuchte erneut, eine Vene zu finden, doch ohne Erfolg.

»Soll ich die Lampe aus dem Wagen holen?«, fragte Maik.

»Das dauert ja ewig«, sagte Anita, mehr zu sich selbst. Und als sie schon fast ja sagen wollte, kam ihr eine bessere Idee. Sie stand auf und fuhr mit den Händen in ihre Hosentaschen.

»Hat jemand Kleingeld?«

Nun war sie es, die von allen fragend angesehen wurde.

»Kommt Leute, wir brauchen Kleingeld. Das ist kein Witz«, sagte sie und hielt die drei Euro Dönergeld, die sie bei sich gefunden hatte, in die Runde. Maik und ein anderer Rettungsassistent fanden jeweils einen Euro, zögerten aber noch damit, ihn herzugeben, da fragte sie:

»Um das Solarium anzumachen. Was braucht man da?«

»Sechs Euro in Münzen«, sagte der Trainer.

Wenig später rumpelte es leise in dem kleinen Raum und die Röhren des Solariums sprangen an. Es stellte sich heraus, dass ihr Licht fast OP-Qualitäten hatte, alle Kontraste erkennen ließ und doch keine Schatten warf. Anita legte einen Zugang und leitete mit Fentanyl und Midazolam eine Narkose ein, woraufhin der letzte Eindruck des Brustschmerzes auf Taylans Gesicht verschwand.

Anita ließ sich das Laryngoskop in die linke Hand geben, machte eine rasche Bewegung mit dem Handgelenk und es klappte aus wie ein Springmesser. Sie schob es dem Patienten in den Mund und sah durch das Laryngoskop, dass der Rachenraum frei von Erbrochenem war. Sie sah weißen Nebel, der in dem Moment verschwand, wo sie auch den Sauger hineinschob und Schleim absaugte, dann sah sie die rote Epiglottis. Anita hob sie an und drückte die Zunge aus dem Weg, vorsichtig darauf bedacht, dabei nicht die Schneidezähne herauszubrechen, dann war der Blick auf die weißen Stimmbänder frei. Maik reichte ihr den Tubus, der an das Innere einer Wasserpistole erinnerte. Sie schob ihn durch seine Stimmritze in die Luftröhre vor, bis die Marke von Zentimeter 23 an seinen Schneidezähnen lag, blockierte ihn, damit keine Luft entweichen konnte, und schloss ihn an das Beatmungsgerät an. Als sich die Lungenflügel gleichmäßig hoben und senkten, fixierte sie den Tubus mit einer Mullbinde am Mund und kontrollierte mit dem Stethoskop, dass sie auch sicher die Lungen beatmete und nicht den Magen. Und beobachtete zufrieden, wie sich die Gesichtsfarbe von Taylan weiter normalisierte. Manchmal hielt dieser Job Befriedigungen bereit, wie sie Bastler empfinden mochten, wenn ihr Modellboot nach einer kleinen Aktion mit Zwei-Komponenten-Kleber und Lötkolben wieder störungsfrei seine Runden drehte.

Maik, der inzwischen diskret auf das EKG geblickt hatte, das er sehr viel besser lesen konnte, als er je zugeben würde, hielt bereits die Medikamente bereit, die sie einem Myokardinfarkt gaben: ASS und Heparin.

Nun musste Anita den Patienten in das nächste Krankenhaus bringen, wo die Möglichkeit bestand, einen Herzkatheter zu machen.

Anita rief im Urban-Krankenhaus im Herzkatheter-Labor an, um den Patienten anzukündigen, und als sie dort niemanden erreichte, versuchte sie es auf der Intensivstation. Während es klingelte, merkte Anita, wie wohl sie sich fühlte. Dies hatte super geklappt, jeder Handgriff hatte gesessen – einige Minuten später, und es wäre für Taylan sehr viel schlimmer ausgegangen. Sie konnte regelrecht hören, wie das Adrenalin durch ihren Körper rauschte. Manchmal war professionelle Routine wirklich etwas Wunderbares! Dann hörte sie am anderen Ende die Stimme ihres Ex-Mannes.

»Paulsen?«

»Adrian? Wo bist du?«

»Ähm, an dem Bereitschaftstelefon, das du gerade angerufen hast.«

»Ist alles okay bei dir?«

»Bei mir schon. Willst du mir jemanden bringen?«

»Ja, doch natürlich, bei mir ist alles klar.«

Sie merkte, dass der Fitnesstrainer sie verwundert ansah.

Auch die Rettungsassistenten, die inzwischen an der Tür aufgetaucht waren, mussten sich wundern, ließen sich aber, wie Feuerwehrleute es an sich hatten, vor Zivilisten nichts anmerken.

»Wir haben hier einen 72-jährigen Mann, erfolgreiche Reanimation aus Kammerflimmern bei Hinterwandinfarkt mit ST-Hebung, können wir euch den bringen? Zehn Minuten?«

»Alles klar. Ich sage Bescheid, dass die das Katheterlabor vom Routinebetrieb frei machen, da ist heute viel los. Bringt ihn direkt auf die Intensiv, dann stabilisieren wir ihn hier.«

Anita legte auf und wies die Rettungsassistenten an, die Rolltrage zu holen. Dass sie ausgerechnet Adrian am Telefon hatte, hatte sie aus der Bahn geworfen. Noch mitten in diesem Einsatz, war sie doch wieder mit einem Bauchklatscher in ihrem Privatleben gelandet.

»Und?«, fragte der noch ziemlich junge Rettungsassistent, der mit ihr hinten im RTW bei Taylan saß, nachdem sie losgefahren waren. »Blumenkohl, Mau-Mau oder Schach?«

Anita, die über dem Patienten stand, sich an einem Handgriff an der Decke festhielt und den beruhigend regelmäßig piependen Vitaldaten-Monitor im Blick behielt, hatte sich gerade dieselbe Frage gestellt. Anita reanimierte nicht immer gern, denn für die meisten Patienten war das Outcome nicht sehr gut. Pro Minute sanken die Überlebenschancen um zehn Prozent, nach fünf Minuten kam kaum noch jemand ohne bleibende Schäden davon. Viele kamen so schlecht zu sich, dass Interaktion mit ihnen ähnlich anregend war wie mit einem Gemüse. Andere brachten es zumindest wieder zu Fähigkeiten, die für ein Mau-Mau-Spiel reichten, doch bei Taylan, dessen Hirn praktisch die ganze Zeit mit Sauerstoff versorgt war, standen die Chancen nicht schlecht für *Schach*. Das war nun wirklich gut gelaufen. Sie sah aus dem Fenster. Es hatte angefangen zu regnen, in den Tropfen auf den Rückscheiben des RTW brach sich das Blaulicht ihres NEF 1505, mit dem Maik hinter ihnen herfuhr. Taylans Zustand blieb stabil, und Anitas Gedanken kehrten zu Adrian zurück.

Vor ungefähr einer Stunde hatte sie ihren Ex-Mann noch bewusstlos in der Krankenhaustoilette gefunden. Jetzt war er wieder bei der Arbeit, als ob nichts geschehen wäre.

War Adrian in letzter Zeit zum Narkosemittel-Konsumenten geworden, vielleicht gar durch ihre Trennung? Oder tat er das seit Jahren und es war nur nie jemandem aufgefallen, weil er das Behindertenklo benutzt hatte? Und wenn er es geschafft hatte, das vor ihr zu verbergen, was hatte er ihr dann noch alles verheimlichen können? Anita begann, nicht nur das eben Geschehene in einem anderen Licht zu sehen, sondern auch ihr gemeinsames Leben. War er in den letzten Jahren nicht oft lange im Bad geblieben? In der Rückschau kam ihr alles verdächtig vor.

Da stoppte die Sirene und der RTW rumpelte in mäßigem Tempo auf die Rettungsstellen-Auffahrt des Urbans, wo wieder mehr Bauzäune hinzugekommen waren.

»Das ist hier alles eine einzige Baustelle«, sagte der Rettungsassistent, der mit ihr hinten im Wagen fuhr.

»Die haben hier viele Baustellen«, sagte Anita. »Vom Gebäude bis zum Personal.«

Sie schoben die Rolltrage vom Eingang der Rettungsstelle zu den Fahrstühlen. Anita hatte sofort das eilige Tempo angenommen, das sie sich angewöhnt hatte, als sie hier noch arbeitete. Dann beschleunigte sie noch mehr. An dem ersten roten Seil, das ihr begegnete, zog sie etwas fester als sonst, und eine Automatiktür öffnete sich. An dem zweiten Seil noch etwas fester, und als dann ein automatischer Türöffner kam, schlug sie regelrecht darauf. Bei dem nächsten Türöffner war es wirklich ein Schlag, derart kräftig, dass sie sich verlegen umsah. Nicht in der schlimmsten Stresssituation im Beruf hatte sie so etwas getan. Wieder ein Türöffner. Wieder ein Schlag. Je näher sie der Intensivstation kamen, je vertrauter die Umgebung wurde, desto bewusster wurde Anita, dass sie keine Ahnung hatte, wie sie mit Adrian umgehen sollte. Ihre Kollegen schienen nichts zu bemerken, sie waren aufgehoben in der Vertrautheit der Situation, ohne zu ahnen, dass für Anita heute alles anders war.

Als sie die Intensivstation erreicht hatten, saß Adrian da und lächelte sie an, als wäre nichts geschehen. Kein Wunder, denn so war es aus seiner Perspektive ja auch.

»72-jähriger Patient. Erfolgreiche Reanimation aus Kammerflimmern. Verdachtsdiagnose Hinterwandinfarkt mit ST-Hebung. Intubiert und beatmet unter acht Liter Sauerstoff pro Minute. Analgesiert, sediert und relaxiert mit Fentanyl und Midazolam. Abdomen weich, Becken stabil, Pupillen stabil, Thorax frei, Wirbelsäule frei. Möglicherweise Anabolika-Abusus. Kein Organspendeausweis. Laut Allergiepass allergisch gegen Erdnüsse.«

Es folgte ein Moment der Stille, kein betretenes, sondern eher ein verwundertes Schweigen. Die Intensivschwester sah sich um, als erwartete sie eine Kamera von SPIEGEL-TV oder eine Gruppe Medizinstudenten, für die man die Übergabe besonders korrekt machte. Unter eingespielten Kollegen war das eigentlich nicht üblich. Sie folgte so peinlich genau dem Protokoll, als würde sie Adrian gar nicht kennen. Oder ihn kennen, ihm aber misstrauen.

»Das Katheterlabor ist gleich frei«, sagte Adrian. »Ich fange dann hier schon mal an, ihn runterzukühlen.«

Anita nickte. Diese Behandlungsmethode war ihr aus den Jahren auf der Intensivstation noch gut bekannt: Je kälter der Körper war, desto weniger Schaden entstand.

Adrian legte einen zentralen Venenzugang, über den er ihm kalte Natriumchloridlösung gab, eine Schwester brachte blaue Gummikissen, die sie um Taylans Waden schnallte und durch die sie kaltes Wasser laufen ließ. Taylans Lippen wurden blass. Adrian sah zu, wie Taylan von innen und außen kälter wurde, wie seine Körpertemperatur auf 36,0 Grad sank, 35,5 Grad, 35,0. An seinen Mundwinkeln und auf seiner Stirn konnte Anita deutlich sehen, wie sich Adrians Gesichtsmuskeln entspannten, während er auf dem Monitor die Vitalfunktionen seines Patienten überwachte. Für Adrian gab es jetzt nur noch den schlafenden Patienten vor sich, den Monitor, seine Ausrüstung und seine Medikamente – manchmal dachte Anita, ob nicht das die Momente waren, in denen Adrian sich am allerwohlsten fühlte. Für Anita wäre der Moment gekommen, um zu gehen. Doch irgendwie konnte sie das nicht. Und wusste nicht, ob es ihr um das Wohl des Patienten ging oder um das des Anästhesisten, der ihn gerade herunterkühlte.

Die Schwester war wieder gegangen, sie waren allein in dem Raum, Adrian, Taylan und sie. Sie legte die Hand auf Taylans Bein, das sich wie gefroren anfühlte, obwohl es nur wenige Grad kälter war als normal. Kälter als Adrian sich vorhin angefühlt hatte.

»Draußen ist es noch ganz schön heiß, oder?«, sagte er in einem derart normalen Ton, dass Anita fast zusammengezuckt wäre. Er klang so, als würde er zu einem Patienten sprechen.

»Jedenfalls nicht das beste Wetter für langwierige Herzmassagen«, sagte sie.

Adrian nickte, ließ weiter kühles Wasser in die blauen Beutel laufen und behielt Taylans Körpertemperatur im Auge, 34 Grad. Wenn etwas anders war, schien er eher ausgeglichener zu sein als bei ihren letzten Begegnungen. Sie merkte ihm überhaupt nichts an, und diese Tatsache schockierte Anita fast ebenso sehr wie das, was sie vorhin gesehen hatte.

»Ich habe dich vorhin auf dem Klo gefunden.«

Adrian blickte auf, bemüht, seine Überraschung nicht zu zeigen. Auch, dass er nichts sagen würde, hatte sie geahnt. Bei der Behandlung von Taylan hatte er alles richtig gemacht, wie eigentlich immer. Er war ein guter Arzt. So gut, dass sie es kaum glauben konnte, es passte so gar nicht zu dem Bild, was Adrian vorhin auf der Toilette abgegeben hatte.

»Wie viel Ketamin war denn das? Du warst kurz vor dem Kreislaufstillstand.«

»Nun übertreib mal nicht.«

»Du hättest dich sehen sollen. Und überhaupt, an diesem Ort!«

»Das Behindertenklo wird ja leider gerade renoviert.«

»Wie lange machst du das denn eigentlich schon?«

»Lass uns nicht darüber reden, okay?«

»Nur, weil wir nicht mehr zusammen sind?«

»Auch als wir zusammen waren, haben wir schon lange nicht mehr über solche Dinge geredet. Persönliche Dinge.«

»Und dass du dir in der Mittagspause Narkosemittel spritzt, geht mich nichts an?«

»Jetzt mach aber mal einen Punkt. Du tust ja so, als würde ich das jeden Tag machen. Ich mache das total selten. So wie andere mal zwei Gläser Glas Wein in der Mittagspause trinken, soll man zwar auch nicht, aber man macht es halt ab und zu. Nur dass die Wirkung von Alkohol stundenlang anhält, diese hier nur ein paar Minuten. Das weißt du doch selber.«

»Von zwei Gläsern Wein wird man wenigstens nicht bewusstlos.«

»Nun komm, der Unterschied zum Mittagsschlaf ist gar nicht so groß. Und nach einer halben Stunde ist man längst wieder fit, das weißt du genauso gut wie ich. Du hättest mich einfach liegenlassen können und ich wäre wieder aufgewacht. Ich weiß doch, was ich tue.«

»Ich mache mir Sorgen um dich.«

»Und ich glaube, ich mache mir langsam Sorgen um dich. Und zwar, weil du nicht kapierst, dass wir getrennt sind und ich mein eigenes Leben habe. Dein Auftritt bei unserem Abendessen war schon bizarr genug, aber jetzt ist es wirklich mal gut.«

Anita schwieg. Adrian wirkte so aufrichtig gekränkt, dass sie sich fast entschuldigt hätte. Und abgesehen davon, ob er Recht hatte oder log, eins stimmte auf jeden Fall: Sie hatten seit Jahren nicht mehr miteinander geredet. Und jetzt wussten sie nicht mehr, wie das ging.

Als Taylan sich der Zieltemperatur von 33 Grad näherte, warf Anita einen letzten Blick auf Adrian, der sie nicht mehr ansah. Er sah auf seinen bewusstlosen Patienten. 33 Grad. Er hängte die Infusion ab.

Anita ging zurück auf den Stützpunkt. Maik saß am PC und verteilte desinteressiert Gefällt-mir-Angaben auf Facebook. Anita ließ sich auf das Sofa fallen.

»Das mit dem STEMI ist ja jetzt mal echt gut gelaufen«, sagte sie. »Der wacht bestimmt ohne große neurologische Defizite wieder auf.«

Maik schwieg.

»So was fährt man gern«, sagte Anita, doch auch darauf reagierte Maik nicht.

»Da macht der Beruf dann wieder Spaß«, sagte Anita dann, und als Maik noch immer nicht reagierte, fügte sie hinzu: »Okay, okay. Ich hätte dich da vorhin nicht mit reinziehen sollen. Aber ich wusste mir nicht anders zu helfen.«

»Wir hätten das melden müssen. Wenn rauskommt, dass wir davon wussten, was Adrian da macht, ist nicht nur Adrian am Arsch, sondern auch wir«, sagte Maik.

»Aber …«

»Und es war nicht einmal nötig. Er wäre auch so wieder zu sich gekommen. Das war harmlos.«

»Das hat Adrian auch gesagt, als ich ihn darauf angesprochen habe.«

»Du hast … was?«

»Aber natürlich.«

»Und? Wie hat er reagiert?«

»Er hat gesagt, dass ich ihn in Ruhe lassen soll.«

»Wow. Kommunikation war nie so eure Stärke, oder?«

»›Unsere‹? Kann ich doch nichts dafür, wenn Adrian so mauert.«

»Und du warst natürlich ganz nett und sensibel, hast Mitgefühl und Verständnis gezeigt?«

»Gut, ich gebe es zu. Ich hätte gar nichts machen sollen. Und erst Recht nicht dich mit in die Sache reinziehen. Ich weiß, wie doof das ist. Tut mir leid.«

»Dann können wir die Sache ja jetzt vergessen, oder?«

»Vergessen?«

»Passiert ist passiert. Und nun sprechen wir nicht mehr darüber. Nicht, dass das nachher noch jemand aus der Klinik erfährt.«

Anita schwieg.

»Versprochen?«, fragte Maik.

»Ist gut«, sagte Anita. »Und jetzt fahren wir was essen.«

»Aber diesmal bezahlst du die Nudeln«, sagte Maik. Wenig später hielten sie vor *Paolo's Pasta*. Es war Maiks Lieblingsladen. Anita ging eigentlich lieber zu *Hugo's Nudel*, doch Maik hatte, wahrscheinlich aus stillem Protest darüber, dass sie ihn in die Sache mit reingezogen hatte, eigenmächtig entschieden, hier zu essen.

»Carbonara?«, fragte Anita.

In der Zeit, in der Anita auf ihre Bestellung wartete, sah sie sich in dem Imbiss um. An einem der Tische saß eine Familie mit zwei kleinen Jungen, die im Wechsel das NEF und sie anstarrten, als wunderten sie sich, dass die Superhelden von der Feuerwehr sich nicht von Astronautennahrung und Wunderpillen ernährten, sondern von Nudeln mit Sauce. Dabei hatte Anita sich schon lange nicht mehr so wenig wie ein Superheld gefühlt wie heute. Maik mochte ein Meister darin sein, die Dinge zu vergessen, die im Dienst passierten, doch Anita konnte das nicht.

Maik hatte recht. Natürlich durfte niemand wissen, was passiert war. Hätten sie etwas gesagt, würde Adrian nie wieder als Arzt in einer Klinik arbeiten können.

Sie nahm ihr Telefon und las alles über Ketamin. Erstaunlich, wie wenig sie über die Geschichte dieses Wirkstoffes wusste, obwohl sie ihn oft verwendete, als kombiniertes Schmerz- und Narkosemittel, bei Amputationsverletzungen, gegen schwerstes Asthma und zur Beruhigung verängstigter Kinder. Es versetzte die Patienten in einen Zustand mit dem schönen Namen *dissoziative Anästhesie* und gab ihnen das Gefühl, über dem eigenen Körper zu schweben, ließ jedoch Reflexe und Muskelkontrolle intakt: Man pinkelte sich nicht voll, atmete normal weiter, bekam aber trotzdem nichts mit: Ketamin war die eierlegende Wollmilchsau der Notfallmedzin. Nur leider eine Wollmilchsau, die gelegentlich Psychosen induzierte. Aus diesem Grund war es ursprünglich nur für Tiere zugelassen, bevor das amerikanische Militär es im Vietnam-Krieg bei verletzten Soldaten einsetzte und es den Spitznamen *Special K* bekam.

In den 70er Jahren wurde Ketamin dann gerade *aufgrund* der medizinisch unerwünschten psychogenen Nebenwirkungen als Freizeitdroge von Psychiatern, Künstlern und Forschern entdeckt, die es als Senkblei in die Tiefen ihrer Seele herabließen, und bis heute führte Ketamin im Schatten von Koks und Speed ein zweites Leben als Partydroge. Das wiederum verstand Anita sofort: Unter dem Einfluss von Ketamin stand man nur noch in sporadischem Kontakt zu dem Menschen, der man eigentlich war. Klänge, Reize, Dinge wurden nur noch in Fragmenten wahrgenommen, Bilder ohne Zusammenhang, Bewusstseinsscherben. Man betrachtetete sein Leben wie ein Ausstellungsbesucher eine Collage, ohne Furcht, ohne Sinn. So war es zumindest Anita gegangen, damals in Lübeck.

Adrian und sie hatten oft zusammen gelernt und geübt, und nachdem sie sich gegenseitig Dutzende Male die Venen punktiert und Zugänge gelegt hatten, waren sie auf die Idee gekommen, einmal Ketamin auszuprobieren. Im »Selbstversuch«, wie sie es genannt hatten, wenngleich Anita das Wort immer schönfärberisch vorgekommen war – wenn man sich betrank, nannte man das ja auch nicht so. Bei Anita war nicht viel passiert. Sie war angenehm müde geworden, hatte ein paar Bilder aus ihrem Leben gesehen, dann war es vorbei gewesen.

Adrian hingegen berichtete Folgendes: »Ich war hier. Und meine Gefühle, die waren da«, hatte er gesagt, nachdem der Rausch vorbei, war und zeigte auf den Kastanienbaum draußen im Hof. »Mein Körper, der war da. Und die Welt, die war genau hier, nirgendwo anders. Aber ich, ich bin geschwebt, über der Welt, meinen Gefühlen, meinem Körper. Wie in einem Ballon. Nein. Als wäre ich ein Ballon. Flaschen habe ich gesehen. Und Wasser. Ganz viel Wasser.« Das hatte sie sich noch gemerkt, den Rest hatte sie damals als Kiffer-Gerede abgetan und sofort vergessen.

Ohne einen bestimmten Grund war sie davon ausgegangen, dass er es nie wieder genommen hatte. Doch offensichtlich kehrte er bis heute immer wieder zurück in diesen Zustand. Und sie hatte es nicht gemerkt. So etwas in ihrem Beruf zu übersehen, wäre ein schwerer Fehler gewesen. War das im Privatleben nun weniger schlimm? Schlimmer?

Anita hatte gedacht, dass sich durch die Trennung gar nicht

so viel ändern würde, dass im Prinzip alles so weiterginge wie bisher, nur in anderen Wohnungen. Sie würde weiterhin Zeit mit ihrem Sohn verbringen und mit Adrian und Heidi in einem freundschaftlichen Verhältnis stehen. Schließlich waren die Wohnungen nicht weit voneinander entfernt, ebenso wenig wie ihre Arbeitsstätten; sie würden neue Partner integrieren und ein normales, harmonisches Patchwork-Leben führen. Dass das eine Illusion gewesen war, hätte sie vielleicht längst bemerken können, doch vorhin, auf der Herrentoilette des Urban-Krankenhauses, ließ es sich nicht mehr ignorieren. Nicht nur ihr Sohn lebte sein eigenes Leben, hatte seine Geheimnisse – ihr Ex-Mann ganz genauso.

Etwas war plötzlich anders geworden. Oder hatte es schon vor langer Zeit angefangen sich zu verändern und sie hatte es nicht bemerkt. Einfach nicht bemerkt! Würde Lukas ihr auch eines Tages so rätselhaft sein wie Adrian es jetzt war? Das durfte sie nicht zulassen. Sie musste sich kümmern. Sie brauchte einen Plan.

Rio rief an. Sie griff hektisch nach dem Telefon, ihr Daumen zuckte einmal, zweimal, sie hielt ihn über den Bildschirm mit dem grünen Telefonhörer, dann steckte sie das Telefon wieder ein, ohne den Anruf anzunehmen. Spielte sie jetzt Spielchen? Das Telefon klingelte, klingelte. Sie wünschte sich, sie hätte es auf lautlos gestellt. Sie konnte Rio heute nicht sehen. Sie konnte ihm unmöglich mit noch mehr Verrücktheiten kommen, so kurz wie sie sich kannten. »Nein!«, rief sie, so laut, dass die anderen Leute im Imbiss sich umdrehten. Ein Mann erschien hinter der Theke und sagte mit vorsichtiger Stimme:

»Zweimal Carbonara?«

PLACEBO

Über der Ostsee hatte ein grauer Schleier gelegen, ein herbstlicher Dunst, mitten im Sommer. Sie hatten die zerbeulte, dieselgetriebene Regionalbahn genommen, die vom Lübecker Hauptbahnhof zum Travemünder Strandbahnhof fuhr, die kürzeste Bahnstrecke, die Anita kannte. Von dort waren sie an den Strand gegangen und liefen nun am Meeresrand entlang, immer weiter, und wenn Anita sich einmal umdrehte und die mäandernden Fußspuren sah, die Adrian und sie hinterließen, war sie überrascht davon, wie wenig sie wirklich geradeaus gegangen waren, obwohl sie das die ganze Zeit dachten.

Den ganzen Weg, vom Strand, durch ein Waldstück, am bröckelnden Steilufer entlang und an einem Ausflugslokal vorbei, stellten sie gemeinsam die Überlegungen an, die jedem von ihnen seit drei Tagen nicht aus dem Kopf gingen – seit dem Tag, an dem Anita festgestellt hatte, dass sie schwanger war. Wie es gehen könnte? Das Kind würde zur Welt kommen, kurz nachdem Anita ihr erstes Staatsexamen gemacht hatte und kurz nachdem Adrian sein Praktisches Jahr an der Lübecker Uniklinik begonnen hatte. Es gab eine Kinderbetreuung an der Uni, Adrians Eltern wohnten in der Stadt, außerdem könnten sie beide Fachrichtungen einschlagen, in denen Teilzeit zumindest möglich war, also nicht gerade Herzchirurgie.

Anita wollte ohnehin keine Chirurgin werden. Sie hatte

nichts dagegen, dass sich ihr Leben nun ändern würde. Sie war bereit, hatte keine Minute überlegt, ob sie das Kind haben wollte. Sie wollte nur wissen, ob ihr Umfeld bereit war, insbesondere Adrian. Doch der hatte fast noch mehr Spaß daran sich vorzustellen, wie ihr gemeinsames Leben mit Kind aussehen würde – wenn es je einen Moment in Anitas Leben gab, an dem sie das Gefühl hatte, das Leben zu überschauen wie ein Märchenreich, dann war das wohl jetzt, hier, an diesem diesigen Tag an der Lübecker Bucht.

Sie gingen immer schneller, während sie sich ihre gemeinsame Zukunft ausmalten, und merkten erst, als sie schon fast Timmendorfer Strand erreicht hatten, dass sich das Umkehren nicht mehr lohnte. Auf der Suche nach dem Timmendorfer Bahnhof, kamen sie an einem Andenkenladen vorbei, der Postkarten, Köcher, muschelbesetzte Aschenbecher und andere Dinge anbot, die Ostseeurlauber kauften. Vor dem Laden stand der obligatorische Ständer mit Kaffeebechern mit geschwungenen Henkeln in blau-weißem, friesisch anmutendem Bauerndekor. Auf ihnen standen die gängigsten Vornamen, und Adrian und Anita stellten fest, dass es weder ihren Namen gab, noch seinen. Anita erinnerte sich noch heute daran, dass sie das störte. Als sei das mit ihnen irgendwie nicht vorgesehen gewesen. Sie sah sich die Becher mit den Jungennamen an und fragte:

»Wollen wir einen kaufen?«

»Die Auswahl ist nicht gerade groß.«

»Umso besser. Lass uns einen kaufen.«

»Welchen denn?«

»Welchen willst denn du?«

»Ich habe zuerst gefragt«, sagte Adrian. Er hatte recht, es war Anitas Idee gewesen. Sie hatte sich umgesehen, die Ehepaare in einheitlichen Allwetterjacken, die Familien in den Volkswagen-Kombis mit Dachgepäckträgern, die Fischbrötchen-Esser und

Schlemmertüten-Löffler, die Drachensteiger und Kühltaschenträger gesehen und sich gewünscht, später auch einmal so Urlaub zu machen. Bisher hatte sie diese Menschen immer langweilig gefunden, doch nun, wo sie ein Kind erwartete, bekam das Wort *normal* einen ganz neuen Reiz. Normal zu sein, das erschien ihr eine einfache, klar umrissene Aufgabe, sie wollte eine normale Familie, und sie wusste, dass Adrian das ähnlich sah, hatten sie doch auf dem Spaziergang lange darüber gesprochen, dass sie kein großes Aufhebens um das Kind machen wollten, es eher wie einen neuen Mitbewohner sehen wollten, der von nun an bei allem dabei war. Und etwas Normalität war ja wohl das Mindeste, was man vom Leben erwarten konnte.

Nun trank sie seit langer Zeit einmal wieder aus dem blau-weißen Becher mit dem geschwungenen Henkel, der mehrere Umzüge überstanden hatte und auch nach unzähligen Runden in der Geschirrspülmaschine noch deutlich den Namen *Lukas* erkennen ließ. Anita saß in ihrem Sessel, Lukas mit seinem Laptop auf dem Sofa. Sie nahm nicht an, dass er mitbekommen hatte, aus welchem Becher sie trank, ebenso wenig wie er mitbekommen hatte, dass sie ihn schon eine Weile ansah.

Lukas blinzelte in vollkommen regelmäßigen Abständen, während er auf den Bildschirm sah. Ab und an hoben seine Augenbrauen sich ein wenig, ließen den Winkel, in dem sie sich über seiner Nase fast berührten, spitzer werden, wenn auf dem Bildschirm etwas passierte, dann sanken sie wieder, wie nach unten gezogen von Lukas' Nase, die manchmal etwas zu groß wirkte, obwohl sie das eigentlich nicht war. Er legte den Kopf zur Seite, runzelte die Stirn, sodass die Augen sich für einen Moment etwas weiter öffneten, bevor er wieder sein ganz normales Computergesicht machte und ihr besonders auffiel, wie ähnlich Lukas seinem Vater sah. Lukas' entspannte Gesichtsmuskulatur, die ruhig geschwungene Linie seiner Oberlippe, genauso hatte Adrian gestern ausgesehen, als er Herrn Gökdal runtergekühlt hatte. Wahrscheinlich war auch Lukas am zufriedensten, wenn er auf einen Bildschirm sehen konnte, konzentriert wie ein Erwachsener, aber doch noch auf eine kindliche, versunkene Weise. Er fuhr sich durch die neue Frisur, wobei er den Scheitel ziemlich in Unordnung brachte, ohne es zu bemerken; griff zu der Schokoladentafel, die neben dem Laptop lag, brach ein Schokoladenquadrat in der Mitte durch und steckte sich zwei der vier Stücke in den Mund – alles ohne die Augen vom Bildschirm zu nehmen. Auch die leichten Augenringe, die Adrian hatte, kaum mehr als eine leicht dunklere Färbung der das Auge umgebenden Hautregion, hatte auch Lukas, egal, wie ausgeschlafen er war. Wahrscheinlich würde Lukas das sein ganzes Leben machen. Konzentriert auf Monitore kucken. Falls er nicht Arzt wurde. Na ja, dann eigentlich auch.

Er spielte *Assassin's Creed*. Anita hatte einmal mit einer anderen Mutter ein Gespräch über dieses Spiel führen müssen. Die andere Mutter hatte es ein Ballerspiel genannt, woraufhin Anita nur geantwortet hatte, es würde hier nicht geballert, sondern nur mit Schwertern und Messern gemordet. Anita war von Anfang an fasziniert von der realistischen Art, mit der das Blut aus den getöteten Soldaten, Meuchelmördern und Tempelrittern spritzte – die Qualität der Grafik war um einiges besser als als bei den kümmerlichen Simulationsprogrammen, die es zur Arztausbildung gab oder bei dem entsetzlichen Kinderkitsch, der gemeinhin als für Jugendliche geeignet eingestuft wurde. An Lukas' Schule hatte es letztes Jahr einen klassenübergreifenden Elternabend zu Ballerspielen gegeben, doch Anita war nicht hingegangen. In Deutschland wurde derart wenig geballert, dass sie es aus notfallmedizinischer Sicht fast schade fand. Die einzigen Schussverletzungen, die sie in ihrem Alltag ab und zu erlebte, waren Leute, die sich selber in den Kopf schossen, und wie jemand das aus einem Ballerspiel haben sollte, war ihr schleierhaft.

Ballerspiele. Anita hatte es schon immer verdächtig gefunden, dass jede Elterngeneration Schimpfworte für das erfand, was ihren Kindern Spaß machte. Sie erinnerte sich daran, wie ihre Großeltern den Rock'n'Roll, den ihre Eltern hörten, Negermusik genannt hatten. Und noch besser wusste sie, wie in ihrer Jugend in den 80er Jahren alle Angst davor hatten, dass ihre Kinder vor lauter Fernsehen das Lesen verlernten, heroinsüchtig wurden oder in eine Sekte gingen. Vor diesen Dingen wurde in der Schule immer wieder gewarnt, im Ethik-Unterricht, was Anita schon immer merkwürdig fand, schließlich hielt sie es nicht für eine Frage der Ethik, ob man sich das Hirn aus dem Schädel schoss oder nicht.

Heute hatte sie nicht einmal mehr einen Fernseher, Heroin spielte selbst im Rettungsdienst in Berlin kaum noch eine Rolle, und Scientology hatte ihres Wissens auch noch nicht das Land übernommen; dafür gab es jetzt die ähnlich schimärenhaften Ängste vor Ballerspielen. Und Internetsucht – ein Wort, das ihr ähnlich absurd erschien, als würde man jemanden, der täglich zwei Stunden mit dem Auto zur Arbeit pendelte, als mobilitätssüchtig bezeichnen.

Lukas sog mit einem scharfen Zischen Luft zwischen den Schneidezähnen hindurch. Offenbar war bei seinem Spiel etwas schief gegangen. Anita nahm einen Schluck Kaffee. Sie hatte einen Sohn. So bekannt Anita diese Tatsache war, gab es doch immer wieder Momente, in denen sie das für ein großes Wunder hielt.

Sie setzte sich neben Lukas und wuschelte ihm durch die Haare. Das mochte er schon seit Jahren nicht mehr, ebenso wie er es nicht mochte, wenn sie ihn beim Spielen störte, doch sie konnte einfach nicht anders. Sie sagte nichts, fing einfach an, ihn zu knuddeln und zu kitzeln. Und er ließ es sich sogar gefallen, lachte, trat um sich, sprang dann auf und setzte sich auf einen der Sessel, zog die Beine an, grinste aber noch einmal zu ihr herüber. »Das war das letzte Mal, dass du das machst«, sagte Anita zu sich selbst. »Diesmal aber wirklich. Die Zeiten sind vorbei.« Lukas wurde erwachsen. Von nun an gab es nur noch ein Weniger an Nähe. Ein Abnehmen von Intimität.

Als es Abend wurde machten die beiden sich gemeinsam auf den Weg, Lukas auf den Weg nach Hause und Anita auf den Weg zum Nachtdienst. Am Kottbusser Damm mussten sie fast eine Minute Radfahrer an sich vorbeiziehen lassen, ehe sie ihn überqueren konnten. Im Laufe des Nachmittags musste es geregnet haben, denn der Asphalt war voller Pollen, die in Schlieren auf den Gehwegen klebten und Anita jeden ihrer Schritte hören ließen. Die Hitze, die sich in den Ecken fing, nahm sie kaum noch wahr. Auf der anderen Straßenseite stand wieder ein Umzugswagen, auf dem Bürgersteig stapelten sich Kisten und Regalbretter, die eine Frau mit einem eng am Körper geführten Rollkoffer geschickt umkurvte und bald darauf im U-Bahnhof Schönleinstraße verschwand.

»Dann einen schönen Dienst«, sagte Lukas, als sie vor seiner Haustür angekommen waren. Wie meist trug er den Rucksack nur über einer Schulter, der rechten, die er nun sinken ließ und dazu den Oberkörper beugte, sodass der Rucksack nach vorne fiel und er, ohne ihn abzusetzen, den Hausschlüssel herausnehmen konnte, routiniert wie ein Pendler, der wieder zu Hause war.

»Ich wünsch dir nicht zu viele Penner heute Nacht.«

»Die armen Penner«, sagte Anita und versuchte zu lächeln, dann sah sie ihm hinterher, wie er in dem topsanierten Gebäude verschwand.

Anita ging weiter und hatte wenig später das Urban-Krankenhaus erreicht. Am Eingang zur Rettungsstelle stand eine aufgeregt diskutierende Großfamilie. Sie ließ sich von einem der Männer Feuer geben, ging ein paar Schritte weiter und rauchte eine Zigarette am Eingang des Herzrhythmus-Zentrums, der abends gern vom Personal hierzu genutzt wurde. Da sah sie Maik vor der Garage des NEF, die frei vor der Klinik stand, wie eine Hundehütte vor einem Einfamilienhaus. Er schloss das NEF mit einem dicken, roten Kabel an die Steckdose an, um die Akkus für Defi und Medikamentenkühlung aufzuladen und machte sich daran, die Ausrüstung zu überprüfen, als Anita ihn begrüßte und er sich von den großen, grauen Schubladen im Kofferraum des NEF abwandte und sie ansah.

»Und? Was hast du gemacht mit der schönen dienstfreien Zeit?«

»Ach, nicht viel«, sagte Anita.

»Warst du gar nicht bei deinem …?«

»Nein. War ich nicht. Ich hatte Lukas«, sagte sie.

»Und das war der Grund?«

»Du bist aber neugierig heute.«

»Aber natürlich bin ich das.«

»Ich weiß nicht, ob ich den so bald wiedersehe«, sagte sie.

»Oh. Das klang aber letztes Mal noch ganz anders.«

»Ich kann einfach nicht aufhören an Adrian zu denken. Wie wir ihn da gefunden haben. Du nicht?«

»Ich kann das schon«, sagte Maik.

»Ich weiß einfach immer noch nicht, was ich machen soll«, sagte Anita.

»Was willst du da denn machen?«

»Soll ich das einfach ignorieren, oder was?«

»Habe ich neulich etwa hessisch gesprochen?«, fragte Maik. Der entnervte Tonfall überraschte Anita. »Wir haben doch besprochen, dass wir die Sache vergessen. Du hast es mir versprochen.«

»Aber nun bin ich mir halt nicht mehr sicher, ob ich das kann. Das einfach so laufen lassen, ohne etwas zu tun.«

»Anita, bitte, lass uns Gras über die Sache wachsen lassen. Einfach vergessen, das ist echt das Beste.«

»Das sagst du immer«, sagte Anita. »Weil du das nun einmal gut kannst. Aber ich kann das nicht. Ich bin gut darin, Dinge zu machen.«

»Weil du Ärztin bist und ich nur Rettungsassistent?«, sagte Maik.

»Mensch, so meine ich das doch gar nicht. Aber ich kann doch nicht einfach gar nichts machen. Wenn man sich Narkosemittel spritzt, das ist doch ein Problem.«

»Ein Problem, vielleicht. Aber nicht dein Problem.«

Anita wollte gerade etwas antworten, da kam ihr erster Alarm. Anita warf die Zigarette auf den Asphalt und stieg in das NEF. Sie hatte sie ohnehin gerade aufgeraucht. Wenn dampfende Nudeln oder auch nur ein heißer Kaffee vor ihnen standen, gab es so oft Alarm, dass man fast denken könnte, es gäbe eine versteckte Kamera, doch auf Raucher nahm das Schicksal meist Rücksicht.

Alarm: 5100: RTW 1505: NEF E: 754 MED AN Schillerpromenade 20:55.

»Aber wir machen doch immer irgendetwas«, nahm Anita das Gespräch wieder auf, nachdem sie losgefahren waren. Sie war sich sicher, dass Maik wusste, was sie meinte. Ein nicht geringer Teil ihrer Arbeit bestand daraus, Dinge zu *machen.* Egal, was das Problem war, Patienten erwarteten, dass etwas unternommen wurde. Es ging schon bei Erkältungen los, wo die meisten Mittel nachweislich nichts halfen. Das mochte albern sein, doch Mediziner lernten früh, den Placebo-Effekt nicht zu unterschätzen. Wobei es diesen Placebo-Effekt nicht nur für Patienten gab. Auch Ärzte fühlten sich oft wohler, wenn sie irgendetwas *machen* konnten. Im Laufe der Jahre hatte Anita einen fast schon religiösen Glauben daran entwickelt. So war es auch jetzt. Sie brauchte ein Placebo.

»Was ist los mit dir? Privat ist privat und Patient ist Patient. Das konntest du früher doch wunderbar trennen.«

»Und wie soll ich das bitte machen, wenn der Patient mein Mann …«

»Ex.«

»… Ex-Mann ist?«

»Aus den privaten Sachen anderer Leute hält man sich raus. Wir helfen kurzfristig. Das ist unser Job. Wir machen, was man auf die Schnelle kann, und aus allem anderen halten wir uns raus!«

»Aber es gibt doch immer wieder Fälle, wo Menschen unnötig leiden, weil sie denken, man kann nichts tun.«

»Deutlich weniger als Leute, denen man mit ungebetenen Ratschlägen das Leben schwer macht«, sagte Maik. Anita wollte gerade antworten, da machte Maik das Martinshorn an, sodass sie kaum ihr eigenes Wort verstand. Anita musste warten, bis sie den Hermannplatz hinter sich gelassen hatten, dann schaltete Maik die Sirene wieder ab. Anita versuchte es erneut.

»Die entfernen sich immer weiter von mir. Das kann doch nicht so weitergehen. Ich muss da doch irgendwie dranbleiben, mich um Einfluss bemühen.«

»Du redest so, als wäre das der Kalte Krieg.«

Anita schwieg.

»Was ist denn mit deinem Aufriss?«, fuhr Maik fort. »Solltest du nicht lieber da dranbleiben?«

»Jetzt sag nicht immer Aufriss«, sagte Anita noch, dann hielt Maik etwas unsanft vor einem unsanierten Altbau in einer Seitenstraße südöstlich des Hermannplatzes, in dem neuerdings von Cafés, Modeläden und Partypeople erschlossenen Teil von

Neukölln. Maik parkte des NEF in der Einfahrt, hinter dem bereits dort stehenden RTW, nahm den Notfall-Rucksack und ging vor, das gelbe Reflektordreieck auf seiner Rückseite leuchtete im Licht der Laternen.

Das Meldebild Atemnot mit einer dieser Adressen hatte Anita bis vor Kurzem immer in überheizte, verrauchte Wohnungen geführt, wo die wichtigste therapeutische Maßnahme darin bestand, das Fenster zu öffnen. Zu Kindern von kettenrauchenden Eltern, zu bettlägerigen Senioren, bei denen sie die Fortgeschrittenheit ihres Emphysems meist an der Anzahl der Kissen erkennen konnte, mit denen ihr Oberkörper hochgelagert war. Doch nun empfing sie unten an der Eingangstür eine schlanke Frau von ungefähr dreißig Jahren, die Leggings trug, Badelatschen, ein asymmetrisch geschnittenes, flatterig wallendes Oberteil und ein Stirnband. Sie nickte Maik zu und sagte:

»Ich bin eine Mitbewohner. Mitbewohnerin. Natürlich. Das ist ja weiblich. Folgen Sie mir, bitte.«

Anita hörte einen Akzent, so leicht, dass sie nicht wusste, ob es sich um einen skandinavischen oder niederländischen handelte. Sie traten auf den Hinterhof, wo sich automatisch Licht anschaltete, das den Blick auf unzählige, mit dicken Ketten gesicherte Fahrräder freigab. Sie gingen zu dem Gebäudeteil, den Immobilienmakler euphemistisch Gartenhaus nannten, jeder andere hingegen einfach Hinterhaus, und betraten eine große Wohnung, in der der Duft von frischer Wäsche hing. In einer großen Wohnküche fiel Anita ein Reiskocher in den Blick, dann sah sie zwei ratlos dreinblickende junge Männer, mit jeweils einem Küchenbrettchen vor sich, auf dem einen halb geschnittenes Zitronengras, auf dem anderen etwas Grünes, vielleicht Koriander. Sie sprachen leise auf Englisch miteinander, verstummten jedoch abrupt, als Maik und Anita eintraten, sodass man nur noch das Rumpeln eines Wäschetrockners hörte.

Von der Küche gelangten sie in ein Zimmer, in dem ein großer Schreibtisch stand, auf dem ein dünnes Notebook lag. Die Wände waren unverputzt. Ein langes Skateboard stand an eine Wand gelehnt neben einer Zimmerpalme. Zwei Bücherregale waren mit einer Kleiderstange verbunden, auf der in bunter Reihe Kleider hingen. Auf dem Boden großformatige Bücher in drei Stapeln, obenauf lagen ein veganes Kochbuch, eins über Yoga und eines von einem Autor, der Anita nichts sagte, *Grimassen des Realen.* Anita machte in Gedanken einen Haken hinter die Sozialanamnese: Nachwuchs des europäischen Bildungsbürgertums, gesundheitsbewusst, gebildet. An der dem Schreibtisch gegenüberliegenden Wand hing ein riesiges Poster mit der Aufschrift *I can not sleep but I sure can dream,* auf dem Boden lag, direkt darunter, eine große, mit sauberem Bettzeug bezogene Matratze. Auf dieser Matratze lag eine junge Frau, die ebenfalls Leggings und ein Umhang-ähnliches Oberteil trug, im Gegensatz zu ihrer Mitbewohnerin allerdings kein Stirnband, sodass ihre lockigen Haare offen auf das Laken fielen.

Am Kopfende der Matratze knieten die beiden Rettungsassistenten und begrüßten Maik und Anita mit einem beschwingten »n'Abend«. Der dickere und größere von beiden hielt die Hand der Frau. Die Rettungsassistenten hatten ihr gerade eine Sauerstoff-Nasenbrille aufgesetzt, das Pulsoxy zeigte eine Sättigung von über 97 Prozent. Die Frau mit der Pagenkopf-Frisur, die sie empfangen hatte, kniete inzwischen ebenfalls neben der Matratze und streichelte der Patientin mechanisch über den Kopf. Anita sah, dass neben der Matratze zwei Paar Gummistiefel standen. Vor einigen Jahren wäre ihr das noch als merkwürdig aufgefallen, doch inzwischen trugen in diesem Viertel mehr Mütter und junge Frauen Gummistiefel als Kinder.

Die Haare klebten der Patientin an der verschwitzten Stirn. Ihre Augen waren weit aufgerissen und ebenso der Mund, was

Anita für einen Moment an das Gesicht einer aufblasbaren Sexpuppe denken ließ. Die Hautfarbe war in keinster Weise blau, Anita nahm an, dass bei dieser Sauerstoffsättigung keine Lebensgefahr bestand und es hauptsächlich darauf ankam, die Patientin zu beruhigen.

»Verstehen Sie deutsch?«, fragte Anita.

»Ja, sie versteht deutsch«, sagte die kopfstreichelnde Mitbewohnerin. »Wir sind aus Schweden. Erasmus.«

»Haben Sie Asthma?«, fragte Anita, die Patientin schüttelte den Kopf.

»Allergien?«

Die Patientin wollte etwas sagen, da fiel die Mitbewohnerin ihr ins Wort:

»Penicillin. Aber das hat sie nicht genommen.« Anita sah wieder die Patientin an:

»Haben Sie irgendwelche Medikamente genommen?«

Die Patientin schüttelte wieder den Kopf und fasste die Hand des Rettungsassistenten fester. Anita sah sich um.

»Hol mal das Ding her«, sagte sie.

»Die Stehlampe?«, fragte Maik.

»Ja«, antwortete sie. Maik ging quer durch den Raum zu einer schlichten Messingstehlampe, wie sie manchmal in den Schaufenstern von Retro-Möbelläden standen. Er zog sie rüber und schob auf dem Weg mit dem Fuß einige Bücher zur Seite, wobei einer der Stapel umfiel. Maik hatte sich mit der Länge des Kabels verschätzt, sodass es spannte und die Zimmerpalme ins Wanken brachte. Mit einem unschönen Rascheln landete sie quer im Raum. Erde ergoss sich über die Bücher, doch niemand beschwerte sich. Die Erasmus-Studentinnen hatten in dem Moment die Kontrolle über ihre Umgebung abgegeben, als der Rettungsdienst kam. Anita und Maik erwarteten nicht einmal, dass Leute gefragt werden wollten, bevor Anita die Anweisung gab, alles umzuräumen, Türen auszuhängen, Schubladen mit Unterwäsche, Briefen und Fotos auf der Suche nach medizinischen Dokumenten zu durchwühlen. Oder eben, wie hier, die Stehlampe zu holen, um eine Infusion daran hängen zu können. Als Anita sich zur Seite drehte, um eine Braunüle aus dem Notfall-Rucksack zu holen, fegte sie mit dem Ellenbogen auch noch ein gerahmtes Foto herunter, das in niedriger Höhe an der Wand gehangen haben musste, sodass es vom Kopfende der Matratze gut sichtbar war. Es zeigte die Patientin, an einem See, zusammen mit einem jungen Mann.

»Häng einmal NaCl rann«, sagte Anita und legte der Patientin einen Zugang in die Ellenbeuge, an den Maik die Kochsalz-Lösung anschloss und den Beutel an die nun bereitstehende Stehlampe hängte. Anita hörte die Lungen ab, die gut belüftet waren, sofern das bei dem schnellen Herzschlag zu hören war, der Anita nicht gefiel. An einem Oberarm sah sie eine leichte Rötung unterhalb des Bizeps, strich aber nur einmal drüber, um festzustellen, dass es kein allergischer Hautausschlag war, dann bat sie Maik, den Defi anzuschließen, der sehr schnelle Pieptöne von sich gab. Ein rasendes Herz in einem offenbar gesunden Körper.

»Wie alt ist sie?«

»Fünfundzwanzig.«

»Und hatte sie so etwas schon mal?«

»Dass sie keine Luft bekommt? Nein.«

»Und wie lange hat sie das heute schon?«

»Sie hat vorhin so laut gestöhnt, da bin ich ins Zimmer. Und sie lag hier.«

Inzwischen hatte einer der Rettungsassistenten den EKG-Streifen aus dem Defi gezogen. Das Herz schlug vollkommen normal, nur weiterhin viel zu schnell.

»Und sie hatte auch noch nie was am Herzen?«

»Nein. Hat sie das jetzt?«, fragte die Mitbewohnerin, woraufhin die Patientin aufstöhnte und mit den Beinen zappelte.

Anita sah sich erneut in der Wohnung um, auf der Suche nach einem Hinweis. Irgendetwas sagte ihr, dass dies kein Asthma war. Sie sah die Frau an, ihr Gesicht, ihren Körper, den Zugang an der Ellenbeugenvene, die Braunüle mit dem weißen Mittelteil und den zwei grünen Seitenflügeln, durch die es aussah, als wäre eine Plastik-Libelle in ihren Unterarm geflogen. Die NaCl-Lösung lief hinein, ließ Tropfen für Tropen die Oberfläche der Lösung an der Stehlampe erzittern, winzige Luftblasen stiegen auf.

Sie sah die Patientin an, deren Bauch sich in schneller Folge hob und senkte, während der Brustkorb sich kaum bewegte. Sie benutzte die Atemhilfsmuskulatur, nahm den ganzen Oberkörper vom Bauch bis zu den Schultern zu Hilfe, um irgendwie Luft in die Lungen zu bekommen.

»Können Sie sich hinsetzen?«, fragte sie die junge Frau.

»Try to sit up«, fügte Anita hinzu. Als nichts passierte, sah Anita Maik an und sagte:

»Wir bringen sie in den Kutscher-Sitz.« Falls sie wirklich Asthma hatte, würde diese vornübergebeugte, sitzende Position ihr das Atem erleichtern. Anita zweifelte weiterhin daran, dass es Asthma war, doch oft war es am einfachsten, diese Dinge einfach auszuprobieren. Sie schob die Hände unter den Rücken der Patientin, doch die atmete nur noch schneller und schlug um sich. Für einen Moment überrascht, wusste Anita nicht sofort, wie viel Kraft sie anwenden sollten, doch als es ihnen gelungen war, ihren Rücken zumindest etwas anzuheben, sagte sie zu Maik:

»Halt du sie mal kurz.« Anita raffte die Bettdecke zusammen und knüllte sie unter der schwer atmenden Erasmus-Studentin zusammen, damit der Oberkörper zumindest etwas höher lag.

Und unter der Bettdecke kam ein Gerät zum Vorschein. Erst hatte Anita es nicht erkannt, sah nur die Anzeige und ein paar Bedienungsknöpfe, dann sah sie den Gummischlauch, die Manschette. Ein Blutdruckmessgerät.

Jetzt begriff Anita, woher die Rötung am Oberarm kam. Patienten auf der Intensivstation hatten so etwas, wenn ihnen über längere Zeit alle Viertelstunde der Blutdruck gemessen worden war.

»Haben Sie das schon mal gesehen?«, fragte Anita, doch die Freundin schüttelte den Kopf, sodass sie sich an die Patientin wandte.

»Haben Sie bei sich den Blutdruck gemessen?«

Die Patientin nickte.

»Oft?«

Die Patientin nickte nochmal. Anita sah sich erneut im Raum um, sah auf die Titel der im Raum verstreuten Bücher, da kam ihr eine Idee. Sie sagte zu Maik:

»Schau mal den Verlauf ihres Internetbrowsers an. Vielleicht kannst du ja sehen, was sie zuletzt gegoogelt hat.«

Maik zog die Augenbrauen hoch. Das kannte er von Anita noch nicht, doch eine Sekunde später schien er bereits zu ahnen, worauf sie hinauswollte. Auch als Maik ihren Laptop aufklappte, beschwerte sich niemand.

»Lauter Medizin-Seiten«, sagte er bald. »Die letze Suche war *life threatening high blood pressure.* Und hier noch ein schwedisch-deutsches Wörterbuch, wo jemand das Wort Blutdruck nachgeschlagen hat.«

»Aha! Ich hab mir doch so etwas gedacht«, rief Anita und hoffte, dass es nicht zu triumphierend geklungen hatte. »Den Asthma-Kram kannst du einpacken. Wir geben Lorazepam.«

Anita erlebte es nicht zum ersten Mal, dass ein Mensch, der Ernährungs- und Yogaratgeber las, den Absprung vom normalen Gesundheitsbewusstsein zur Krankheitspanik geschafft hatte. Wo die Grenze lag, war oft schwer zu sagen – dass sie hier überschritten war, war hingegen eindeutig. Sie erinnerte sich an einen Artikel in der Zeitschrift *Der Notarzt*, der genau dieses Phänomen beschrieb: Seit es frei verkäufliche, günstige Blutdruckmessgeräte gab, kam es immer wieder vor, dass Leute zu Hause ihren Blutdruck maßen, sich über einen etwas erhöhten Blutdruck ein wenig aufregten, wodurch der Blutdruck etwas stieg. Wenn diese Menschen dann bei einer erneuten Messung feststellten, dass ihr Blutdruck weiter gestiegen war, regte sie das noch mehr auf, sie maßen noch mal, noch mal, so lange bis das Herz raste und die Luft wegblieb.

Sie nahm die Spritze aus Maiks Hand, überlegte kurz, ob es etwas gab, was gegen die Gabe des Angstlösers sprach, doch es gab nichts. Es dauerte keine Minute, bis die Atemfrequenz und der Puls spürbar nachließen. Auch der Blutdruck sank.

»Wie geht es Ihnen?«

»Ich will nicht ins Krankenhaus«, sagte die Patientin, die nun deutlich ruhiger war.

»Macht Ihnen das Angst?«

»Nein. Nein. Nicht ins Krankenhaus. Da kriegt man Infektionen. Nicht ins Krankenhaus«, wiederholte sie und sagte dann auf Schwedisch etwas zu ihrer Mitbewohnerin, die antwortete:

»Ihr geht es wieder gut. Sie weiß auch nicht, woher das eben kam, aber es ist weg.«

In der Hoffnung, dass es sie beruhigte, wenn nicht so viele uniformierte Männer um sie herumstanden, schickte sie die beiden Rettungsassistenten von dem RTW aus dem Zimmer. Dann sagte sie:

»Sie hatten eine Panikattacke. Anxiety attack. It went away because I gave you an anti-anxiety drug. But you need to get treatment.«

Seit Anita englisch mit ihr sprach, weigerte die Patientin sich vollkommen, mit ihr zu reden und sprach nur noch auf Schwedisch mit ihrer Freundin, die mit dem Übersetzen kaum hinterherkam.

»Sie hat eine Prüfung. Nächste Woche. Deutsch als Fremdsprache.«

»Sie müssen sich Hilfe suchen«, sagte Anita. Sie rückte ein Stück näher und sah der Patientin ins Gesicht, die ihre Augen nun nicht mehr so weit aufriss. Auch die Muskulatur auf ihrer Stirn hatte sich sichtlich entspannt.

»Sie hatten eine schwere Panikattacke. Sie haben ja gesehen, wo das hinführen kann. Sie haben kaum noch Luft bekommen. Daran erinnern Sie sich, oder?«

Sie nickte. Dies war Teil von Anitas neuer Strategie, die die Patientin weiterhin am liebsten in die Klinik gebracht hätte. Der normale Ablauf sah für diesen Fall das sogenannte »geduldige und vertrauensvolle Gespräch« vor, welches Anita, gerade bei Patienten, die sich daran gewöhnt hatten, zu allem nein zu sagen, stets mit einigen Aussagen begann, die so selbstverständlich waren, dass sich die Patienten wieder an das Nicken und Jasagen gewöhnten.

»Und Sie wollen doch auch, dass das wieder in Ordnung kommt.«

Nach einem erneuten Nicken fuhr sie fort:

»Und ich bin dafür nun einmal verantwortlich, dass es Ihnen bald wieder besser geht, da wollen wir doch beide das Gleiche, oder?«

»Nein, das wollen wir nicht«, sagte die Patientin.

Anita taten die Knie weh. Sie stand auf, da hörte sie ein Knirschen unter ihren Fußsohlen, das aufgrund der Stille, die nun drum herum herrschte, genau zwischen zwei Herzschlägen auf dem piependen Monitor, fast schon unanständig erschien. Nun hatten sie nicht nur die Palme umgeschmissen, Bilder heruntergerissen, sondern auch noch eine Ampulle Lorazepam in den Dielenfußboden getreten. Es sah aus, als hätte hier kein medizinischer Notfall stattgefunden, sondern eine Hausdurchsuchung, der Boden voller Verpackungen für die Nasenbrille, den Zugang, Medikamente, EKG-Elektroden, Kabel kringelten sich von der Patientin zum Bett und zur Sauerstoffflasche, zum EKG, an der Stehlampe weiterhin die Infusion. Anita warf der Patientin einen entschuldigenden Blick zu.

»Sie geht zum Arzt. Sowieso fast jede Woche. Sie kümmert sich darum.«

»Machen Sie das. Das kann gut behandelt werden. Versprechen Sie es mir?«

Die jaspsende Erasmus-Studentin nickte und Anita sah für einen Moment aus dem Fenster in die beginnende Dunkelheit. Als die Patientin wiederholte, dass sie nicht ins Krankenhaus wolle, fragte Anita sich still, was sie hier eigentlich tat. Normale Leute schliefen jetzt. Sie sollte im Bett mit Rio liegen. Sie sollte sich um ihre Familie kümmern. Dort konnte sie wirklich etwas machen.

Hier hingegen nicht. Ob sie diese Frau nun ins Krankenhaus brachte oder nicht, war völlig egal. Maik stellte die Zimmerpalme wieder auf, ein feuchter Erdfleck blieb zurück. Dann packten sie ihre Sachen zusammen.

Maik und Anita fuhren zum Stützpunkt zurück. Anita mochte diese ruhigen Fahrten nach Einsätzen sehr, die Ruhe, die Langsamkeit, das Anhalten an den roten Ampeln.

»Blödes Gör«, sagte Maik nach einer Weile.

»Bitte was?«

»Stell dir das doch mal vor: Vier Leute dröhnen hier hin, verbraten hunderte von Euros und wofür? Nur weil so ein hysterisches höheres Töchterchen seinen Gesundheitswahn nicht unter Kontrolle hat.«

»Jetzt fang du nicht auch noch damit an«, sagte Anita. »Eine Heidi reicht mir vollkommen. Nur weil das jetzt ein bisschen albern war, ist die doch trotzdem arm dran.«

»Du hast diese Hipsterette doch auch gerade ganz schön frustriert angeschaut«, sagte Maik.

»Hipsterette?«, fragte Anita. »Wo hast du das Wort denn her?«

»Tja.«

»Hast du dir das gerade ausgedacht?«

»Ist doch so, oder?«, sagte Maik. Anita warf ihm einen kurzen, empörten Blick zu, dann lachten sie beide.

Als sie gegen 22 Uhr zurückkamen, stand ein Mann an einen der Bauzäune am Eingang zur Rettungsstelle gelehnt. Er trug eine Jeans, ein buntes T-Shirt und drehte sich eine Zigarette.

»Na so was«, sagte Maik. »Ich glaube, ich habe Besuch.«

»Ich glaube, *ich* habe Besuch«, sagte Anita.

»Häh?«

»Das ist meine Partybekanntschaft.«

Anita fuhr sich schnell in die Augenwinkel und dann durch das Haar, zog den Kasack zurecht, als ob es hier etwas zu richten gäbe. So zog sogar den Bauch ein wenig ein, obwohl sie noch im Auto saßen.

»Rio?«

»Ich wollte es dir nicht gleich sagen. Erst mal abwarten, ob was Ernstes daraus wird.«

»Was Ernstes? Mit dem?«

»Warum denn nicht?«

»Na dann viel Spaß«, sagte Maik und parkte das NEF ein Stück weiter vom Eingang entfernt als normal. Rio kam auf sie zu, während Anita und Maik ausstiegen. Anita ging ihm die letzten Schritte entgegen.

»Das ist ja eine schöne Überraschung«, sagte Anita. Zwei Tage war es her, dass sie bei *Paolo's Pasta* Rios Anruf ignoriert hatte. Rio hatte seitdem ab und zu eine SMS geschickt, die sie sofort gelesen, aber erst Stunden später beantwortet hatte, auf die wiederum sofort eine Antwort von Rio gekommen war. Rio schien kein Mensch zu sein, der überlegte, ob es klüger oder cooler wäre abzuwarten. Er hatte offenbar nichts dagegen, sich aus dem Fenster zu lehnen, und stand nun vor ihr, als Beweis seiner eigenen Entschlossenheit. Doch dann sah Rio Maik und war irritiert, brachte nur mehr ein unsicheres, halbes Lächeln hervor, als würde ihm das mit dem Überraschungseffekt plötzlich selbst etwas zu viel.

»Hallo Rio«, sagte Maik.

»Hallo Maik. Das ist ja ein Zufall, dass ihr gerade heute Nacht zusammenarbeitet.«

»Zufälle gibt's, das glaubt man gar nicht«, sagte Maik. Es klang, als kämen nicht Wort aus seinem Mund, sondern Eiswürfel.

»Wir fahren oft zusammen, das Dream-Team vom NEF 1505, sagen die Kollegen immer«, sagte Anita, doch ihr Versuch, die Situation aufzulockern, lief ins Leere.

»Ganz schön klein, mal wieder, die Welt«, sagte Rio. Er versuchte entspannt zu wirken, doch Anita spürte zum ersten Mal, dass ihn das Mühe kostete, das Lächeln, der freundliche Blick, das Aussprechen von netten, normalen Dingen. Es strengte ihn an. »Ich dachte eigentlich, wir trinken einen Kaffee zusammen, aber …«

»Kann natürlich jederzeit ein neuer Alarm kommen«, sagte Maik.

»Eigentlich wollte ich auch nur kurz Hallo sagen. Ich bin grad eh hier vorbeigekommen.«

»Leute, es ist nur ein Kaffee. Kein Fünf-Gänge-Menü«, sagte Anita. »Ich mache schnell einen.« Dass Rio und Maik mit dieser Situation nicht richtig umgehen konnten, beflügelte Anita eher.

Es hatte wirklich genug Momente gegeben, in denen sie die Neurotische, Aufgekratzte, Befangene gewesen war. Schön, dass es nun einmal nicht so war. Sie hatte sich schon umgedreht, Richtung Eingang, entschlossen, Rio und Maik hier stehenzulassen, da sagte Maik:

»Lasst nur, ich mach das schon. Dann könnt ihr in Ruhe …«, und ließ sie auf der Auffahrt stehen, bevor jemand antworten konnte.

»Hast du Maik nichts von uns erzählt?«, fragte Rio, als sie allein waren.

»Was erzählt?«

»Na, dass wir jetzt …«, sagte Rio.

»Ich wollte es nicht gleich an die große Glocke hängen.«

»An die große Glocke?«

»Also, dass wir jetzt miteinander…«, sagte Anita. Ein Windstoß kam, und das Haar, das Anita eben gerichtet hatte, flog ihr wieder wild ins Gesicht.

»Also, dass wir jetzt …«, sagte Rio und sprach den Satz nicht zu Ende, obwohl Anita ihn nicht unterbrochen hatte. Als er stattdessen anfing, von einem Fuß auf den anderen zu treten, küsste sie ihn. Es erschien ihr die einzig logische Antwort. Dass sie nicht viel Zeit hatten, jederzeit ein neuer Alarm kommen konnte, war bereits gesagt, einen besseren Grund für einen Kuss würde es nicht geben. Die meisten Paare hätten sich einen gemütlicheren, dunkleren oder zumindest freundlicher beleuchteten Ort ausgesucht, doch für sie war es nun einmal dieser, zwischen den Bauzäunen und dem Aschenbecher aus Waschbeton, vor einem Rollstuhl, den jemand hier stehengelassen hatte. So standen sie da, im Atem des jeweils anderen, und auch dieser Moment, obwohl sie ihn hier, so, zum ersten Mal erlebten, erschien Anita bereits ganz vertraut, auf aufregende Weise vertraut – Anita fand nicht, dass das ein Widerspruch war. Sie öffnete die Augen wieder und sah, wie Rio, einen winzigen Moment später, dasselbe tat. In dem Neonlicht der Rettungsstellenauffahrt wirkten sie eher grün als blau, so grün, dass Anita überlegte, ob er gefärbte Kontaktlinsen trug, was ihr auch egal gewesen wäre, hier neben dem NEF, auf dieser Insel aus Licht.

Sie hörten das Rauschen der Schiebetür und lösten sie sich aus der Umarmung. Maik kam mit zwei Bechern Kaffee.

»Während der Kaffee durchgelaufen ist, habe ich noch kurz frische Bettwäsche geholt. Und dir auch gleich welche mitgebracht«, sagte Maik und gab ihr den einen Becher. »Milch und Zucker sind schon drin.«

»Danke«, sagte Anita etwas verwundert. Normalerweise lagen in ihrem Arztzimmer immer zwei, drei Garnituren Krankenhausbettwäsche herum, sodass das gar nicht nötig gewesen wäre.

»Und Pfannkuchen sind auch noch welche da. Die habe ich in den Kühlschrank gestellt. Nur dass du weißt, wo du sie findest«, fügte Maik hinzu, während er vor ihnen stand und den anderen Kaffeebecher festhielt. Und als Rio die Hand danach ausstreckte, selber daraus trank.

»Jungs, so geht das nicht«, sagte Anita in dem Moment, in dem sie das gesehen hatte. »Einer von euch beiden muss mir jetzt sagen, was hier los ist.«

»Maik hat schon recht. Ich hab das nicht anders verdient, denke ich mal. Ich bin mal nicht besonders nett zu Maik gewesen.«

»Nicht nett?«, fragte Anita.

»Du bist zu nett zu Theo gewesen, meinst du wohl eher«, sagte Maik.

»Was hat denn der damit zu tun?«, fragte Anita, die sich langsam so vorkam, als müsste sie Sockenpuppen herausholen, um einen Streit zwischen zwei Grundschülern zu schlichten.

»Theo hat sich in mich verliebt. Einfach so.«

»Einfach so«, sagte Maik in einem Tonfall, als wollte er gleich auf den Boden spucken.

»Wir haben uns kennengelernt …«

»… in der U-Bahn.«

»Warum denn nicht? Ab und zu passiert das doch mal. Man kommt mit Leuten ins Gespräch«, sagte Rio und sah Anita an.

»Ich lerne auch dauernd Leute in der U-Bahn kennen. Tun wir doch alle«, sagte Maik. Auch er wandte sich direkt an Anita. »Und auf einmal ist Rio bei uns auf allen Partys gewesen.«

»Theo hat mich eben eingeladen.«

»Und du musstest ihn zum Dank natürlich auch gleich zum Segeln einladen.«

»Theo wollte schon immer mal segeln gehen.«

»Theo hat Angst vor Wasser.«

»Bei Segeln entdecken viele Leute ganz neue Seiten an sich.«

»Und dass er sich da schon in dich verliebt hatte, war dir vollkommen egal.«

Sowohl Maik, als auch Rio sahen Anita weiterhin direkt an, wenn sie sprachen, sodass sie zwischen den beiden hin- und hersehen musste, als verfolge sie ein Tennismatch.

»Ja, ich wusste, dass er sich verliebt hat. Aber was hätte ich denn tun sollen. Das ist halt Schicksal«, sagte Rio und Anita ertappte sich dabei, zu nicken.

»Schicksal. So ein Quatsch. Entweder man ermutigt die Leute oder nicht.«

»Ich bin halt prinzipiell erst einmal nett zu Leuten. Soll das jetzt schlimm sein? Hätte ich Theo etwa absichtlich scheiße behandeln sollen, zur Strafe, dass er sich verliebt hat?«

»Du hättest ja mal damit anfangen können, ihm zu sagen, dass du kein Interesse an Männern hast.«

»Das war doch klar.«

»War es eben nicht. Theo hätte es eine Menge geholfen, wenn du ehrlich gewesen wärst.«

»Du stellst das jetzt so dar, als hätte ich ihn angelogen, um ihm Hoffnungen zu machen.«

»Ein simples ›Nein‹ hätte doch schon geholfen. Aber dazu ist der Herr sich ja zu nett und hippiemäßig.«

»Ich habe ihn nicht angelogen. Liebe funktioniert nicht so. Die trifft dich. Oder eben nicht. Wenn ich in dem Moment, wo ich das gemerkt habe, aufgehört hätte, mich mit ihm zu treffen, wäre das auch nicht besser gewesen. Dann wäre er genauso verliebt gewesen. Und ich hätte ihn auch noch schlecht behandelt.«

»Du hast dich total über die Aufmerksamkeit gefreut, das habe ich doch selbst gesehen. Du hast dich lieber anhimmeln lassen, anstatt die Wahrheit zu sagen.«

»Aber Rio hat doch nicht gelogen. Er war halt taktvoll«, sagte Anita, und im nächsten Augenblick fiel ihr auf, dass das wiederum nicht gerade taktvoll von ihr gewesen war. Nun war es passiert. Sie hatte sich auf eine Seite geschlagen. Sofort sah sie sorgenvoll zu Maik, ihrem langjährigen Freund. Eigentlich wusste sie gar nicht genug von der der Sache, um sich auf Rios Seite zu schlagen, sie kannte ihn ja kaum. Hinzu kam, dass sie Maik, rein vom Verstand her, eigentlich recht gegeben hätte. Doch in diesem Moment begeisterte sie sich für Rios Argumentation, diesen Begriff von Liebe, der man machtlos ausgeliefert war, einem Amor mit seinen Pfeilen, gegen die man nichts ausrichten konnte, auch nicht, wenn man sich ein Schild umhängte: »Aus technischen Gründen können wir derzeit keine Amor-Pfeile akzeptieren.«

»Ehe wir uns jetzt noch lange über die Natur der Liebe an sich streiten, lasst uns die Sache einfach vergessen. Das ist doch alles lange her«, sagte Anita und hoffte, dass es nicht zu durchsichtig war, dass sie Maik daran erinnerte, dass er im Privatleben, genau wie im Beruf, versuchte, nicht nachtragend zu sein.

»Eigentlich habe ich das ja auch längst vergessen«, sagte Maik.

»Und es tut mir auch echt leid«, sagte Rio.

»Vielleicht sollten *wir* mal zusammen segeln gehen, alle drei?«, sagte Anita. »Rio segelt doch mit Leuten, damit sie lernen, sich wieder besser verstehen.«

»Geht ihr mal segeln«, sagte Maik. »Ich gehe ein bisschen für meine Fortbildung lernen.«

Er ging rein. Vorher gab er Rio die Hand.

Anita und Rio taten ein paar Schritte in Richtung Kanal. Um diese Uhrzeit waren kaum noch Menschen da, nur ein, zwei Paare lagen noch auf dem Rasen und sahen in den bedeckten Himmel, die orange leuchtenden Wolken. Vom andern Ufer kam Musik herüber und der Duft von Grillkohle.

»Wollen wir denn jetzt mal zusammen segeln?«, sagte Rio. »Das hatten wir uns doch eh schon überlegt.«

In diesem Moment kam Anita die Idee. Sie erschien ihr sofort so logisch, dass sie sich fragte, warum sie nicht viel eher darauf gekommen war.

»Also ehrlich gesagt, ich brauche deine Hilfe«, sagte sie.

»Okay?«

»Wie viele Leute passen eigentlich auf dieses Boot?«

»Na, so vier.«

»Auch fünf?«

»Zur Not«

»Dann würde ich gern ein paar Leute mitbringen. Zum gruppendynamischen Segeln. Teambildung.«

»Na klar. Verstehst du dich denn gut mit deinen Kollegen?

Oder gibt es da irgendwelche Probleme, von denen ich vorher wissen sollte.«

»Es handelt sich um meine Familie«, sagte Anita und rechnete es Rio hoch an, dass nicht einmal diese Aussicht ihn sichtbar verwirrte. Im Gegenteil. Er lachte kurz auf und sagte dann:

»Na klar. Ein Familienausflug.«

FÜR IMMER ANDERS

Am folgenden Tag rief Anita Heidi an und erzählte von ihrer Idee mit dem familiären Segeltörn auf dem Wannsee. Heidi reagierte anfangs skeptisch, doch als Anita beiläufig fallen ließ, dass sie »da jemanden kennengelernt« habe, der auch Teil dieser Ausflugsgesellschaft sein würde, und als Skipper und Bootseigner sogar ein ziemlich wesentlicher, sagte Heidi sofort zu.

In den darauffolgenden Tage malte Anita sich mit wachsender Vorfreude aus, wie sie nun bald zusammen über den Wannsee schippern würden. Seit ihr diese Idee gekommen war, fühlte sich das Erlebnis mit Adrian nicht mehr so an, als sei ihr ein Elefant auf das Herz gesprungen. Mit diesem Segelausflug würde sie ihrer Familie wieder näher kommen. Auch die Tatsache, dass Adrian sah, dass sie nicht einsam war und aus Langeweile irgendwelche Dinge kritisierte, sondern durchaus andere, schönere Dinge zu tun hätte, würde helfen. Lukas würde das mit dem Segeln ohnehin lustig finden, und Rio, so nahm sie an, freute sich auch. Sicher, die ganze Sache war etwas verrückt, doch wenn Rio sich an Verrücktheiten gestört hätte, hätte er sich ohnehin schon verabschiedet. Sogar mit Heidi würde sie sich dadurch sicher besser verstehen, hoffte Anita, es wäre gut für sie alle fünf, diese Aktion war eine echte Win-win-Situation, eine Win-win-win-win-win-Situation sogar, wenn man alle Beteiligten mitzählte.

Am Tag vor dem Segeltörn hatte Anita wieder Nachtdienst. Es war eine ruhige Nacht. Auf den Gängen war kein Mensch zu sehen, nur die desinfizierten, mit Plastikfolie überzogenen Betten, die dort warteten wie Busse im Depot, die Spender mit Desinfektionsflüssigkeit. Anita mochte diese neonbeleuchetete, zerbrechliche Ruhe, die es nachts in Krankenhäusern gab.

Sie fühlte sich wie ein Hirtenhund. Vier Millionen Menschen, vier Millionen Leben, Köpfe, Herzen. Und für all diese Herzen war sie da, oder zumindest für die dreihunderttausend in ihrem Einsatzgebiet. Sie war verantwortlich, dachte Anita. Zuständig für alle – ein Gedanke, der ihr nie unangenehm gewesen war.

Am frühen Morgen meldete sich ihr Funkmeldeempfänger mit einem lauten Kreischen. Alarm. Anita lief die Treppen hinab und trat genau in dem Moment auf die Auffahrt hinaus, in der Maik das NEF aus der Hundehütte fuhr. Sie stieg ein.

Auf der Urbanstraße schaltete Maik die Sirene ein. So veränderte sich die Welt. Jemand rief 112, und zwei Menschen rasten in einem drei Tonnen schweren Auto durch die Stadt, erfüllten die Straße mit einer Farb- und Klanginstallation; Anwohner erwachten, drehten sich um, schliefen wieder ein. Dann verstummte die Sirene. Anita ließ das Fenster herunter und hängte die Hand in die Luft, die inzwischen, zumindest am frühen Morgen, angenehm frisch war.

Sie hielten vor einem großen Wohnhaus direkt am Landwehrkanal, dessen Fassade aufwändig mit Stuck verziert war, und stiegen die Treppen im Vorderhaus hinauf bis in das dritte Obergeschoss, wo die Wohnung lag, zu der sie gerufen worden waren. Die Wohnungstür stand offen. Anita fiel auf, dass auf einer sehr sauberen Fußmatte noch das *Essen auf Rädern* lag, eine Alu-Form, mit einem Aufkleber: *Roulade/Kart/Rotk.*

Sie stiegen darüber hinweg. Im Flur der Wohnung waren die Decken mit Holzbrettern abgehängt. Auch die Wände waren nicht zu sehen, weil die ganze Wohnung voll mit Einbauschränken war, als wären den Bewohnern früher einmal die Altbau-Decken zu hoch und die Wände zu kahl gewesen und sie hätten versucht, in diesem geräumigen Altbau eine Art 60er-Jahre-Neubau zu installieren. Anita fiel auf, wie ordentlich es war. Keine einzige Zeitung oder Pfandflasche stand im Flur herum, und als sie das Wohnzimmer erreichten, fiel ihr erster Blick auf einen Strauß frischer Gerbera auf dem Couchtisch. Da trat eine junge Frau vom Balkon in das Wohnzimmer und ging ihnen entgegen.

»Wir sind hier draußen«, sagte sie. »Ich wohne im Dachgeschoss und habe gesehen, dass Frau Funke ihr Essen nicht reingeholt hat. Da habe ich geklingelt. Und als sie nicht aufgemacht hat, habe ich aufgeschlossen. Ich sehe ab und zu nach ihr, sie hat mir einen Schlüssel für ihre Wohnung gegeben. Für Notfälle«, sagte sie, während sie mit Anita und Maik auf den Balkon ging. »Und da lag sie dann.«

Anita betrat den Balkon. Auf dem Boden lag eine Frau mit einer praktischen weißen Kurzhaarfrisur. Sie lag auf dem Rücken, hatte ihr Gewicht allerdings deutlich auf die linke Körperhälfte verlagert, was Anita sofort sah, obwohl eine Wachstuch-Tischdecke den größten Teil ihres Körpers bedeckte.

»Frau Funke, das ist die Notärztin«, sagte die Nachbarin.

»Anita Cornelius. Sie sind Frau Funke?«

»Ja, das bin ich.«

»Wissen Sie, wo Sie sind?«

»Natürlich. In meiner Wohnung. Oder, genauer sagt, auf dem Balkon.« Die Stimme war kräftig, an dem gepressten Ton jedoch hörte Anita, dass die Frau Schmerzen hatte.

»Wir setzen Ihnen jetzt mal das hier auf, da kommt Luft raus.« Und während Maik Frau Funke die Sauerstoffbrille aufsetzte, fragte Anita:

»Können Sie mir sagen, wie alt Sie sind?«

»Einundneunzig Jahre bin ich«, sagte sie. »Ich wollte meine Tomaten gießen und bin gestolpert. Muss ja wohl.«

»Erinnern Sie sich genau, was passiert ist?«

»Ich bin hier auf das Beistelltischchen und dann auf den Boden.«

Anita sah sich um. Ein Beistelltischchen stand nicht weit von Frau Funke entfernt, einige Abdrücke von im Laufe der Jahre darauf abgestellten Gefäßen befanden sich darauf, auf dem Boden lag eine Gießkanne aus Zink.

»Wissen Sie, wann das war?«

»Gestern Abend. Und die ganze Nacht bin ich hier gelegen. Als es kalt wurde, habe ich mir die Tischdecke geholt.«

Frau Funke hatte Glück gehabt, dass direkt hinter ihr ein weißer Plastiktisch stand, der fast die Hälfte des großen Balkons einnahm. An der Wachstuch-Tischdecke waren mit Klemmen einige kleine Gewichte in Form von Kirschen, Erdbeeren und Zitronen befestigt. Wahrscheinlich hatte Frau Funke eines dieser Gewichte zu fassen gekriegt, die Tischdecke heruntergezogen und sich damit zugedeckt, doch trotzdem fühlte die Patientin sich kalt an. »Die Nächte sind ja doch schon kühl«, fügte sie hinzu und nuschelte dabei auf eine Art und Weise, die Anita nicht gefiel. Maik hatte die Braunüle schon in der Hand, Anita warf ihm einen kurzen Blick zu und nickte. Maik legte einen Zugang.

Die Kollegen von dem RTW der Feuerwehr kamen an und tauschten die Wachstuch-Tischdecke gegen eine Rettungsdecke aus. Die silberfarbene Beschichtung und die goldfarbene Außenseite ließen Frau Funke aussehen wie einen sehr alten, gefallenen Rauschgoldengel.

»Ich werde Sie jetzt abtasten, Frau Funke, das wird wahrscheinlich weh tun«, sagte Anita. Und nachdem Frau Funke genickt hatte, drückte Anita ihr auf den rechten Oberschenkel und von dort aufwärts in Richtung Hüfte, worauf Frau Funke sehr tief einatmete und sich ihre Augen weit öffneten. Sie hob den Oberschenkel ein winziges Stück an, Frau Funke schrie ein langgestrecktes »Ah«, das rechte Bein war kürzer als das andere und nach außen verdreht.

»Auf einer Skala von eins bis zehn, wobei zehn die dollsten Schmerzen sind, was würden Sie da sagen?«

»Zehn ist Kinder kriegen?«

»Wenn Sie so wollen.«

»Dann neun.«

Anita tastete sich hoch zu den Rippen, Frau Funke zeigte dieselben deutlichen Anzeichen von Kompressionsschmerz, bis hoch zu Rippe 4. Auch die Schulter schien etwas abbekommen zu haben, wenngleich Anita hier nicht die deutlichen Erhebungen ertastete, die ihr bei den Rippen eindeutig gezeigt hatten, wo die Knochen gebrochen waren.

Sie spürte, wie kalt die Nase und die Fingerspitzen von Frau Funke waren. Ein Rettungsassistent, ein älterer Kollege, dem sie schon seit Jahren immer wieder begegnete, Ecki, nickte ihr zu und steckte Frau Funke ein weißes Messgerät ins Ohr. Anita lächelte. Sie freute sich immer, wenn sie die Kollegen kannte, mit denen sie arbeitete – in diesem riesigen Einsatzgebiet war das nicht immer der Fall. Doch Ecki kannten fast alle, Ecki fiel gleich doppelt auf, zum einen dadurch, dass er ein ausgezeichneter Rettungsassistent mit beeindruckenden Fachkenntnissen war, auf der anderen Seite dadurch, dass er sich auch in seiner Freizeit mit nichts als dem Rettungswesen beschäftigte. Ecki schrieb einen Blog, moderierte Foren. Ecki trank sogar zu Hause seinen Kaffee aus roten Bechern mit dem Aufdruck *112*, und sein Handyklingelton war der Warnton des Evita-Beatmungsgeräts. Ecki nahm das Gerät wieder heraus, warf die Einweg-Kapsel über der Messspitze fort und zeigte Anita eine Körpertemperatur von 33,4 Grad.

»Und? Drehleiter?«, fragte Maik. Anita nickte, und Maik nahm das Diensthandy, um den Leiterwagen nachzualarmieren. Dieses schwerfällige Fahrzeug mit bis zu sechs Mann Besatzung herkommen zu lassen, war sicherlich die aufwändigste Lösung. Doch wenn sie Frau Funke einfach in ein Tragetuch legten und mit Tragehilfe der Feuerwehr heruntertrugen, konnte es passieren, dass das kalte Blut in ihren Beinen durch den nicht ganz waagerechten Transport in den Rest des Körpers floss und ihr Herz erreichte, das sich dann so zusammenkrampfen könnte, dass es aufhörte, zu schlagen. Um diesen Bergungstod zu vermeiden, mussten sie Frau Funke vollkommen waagerecht von ihrem Balkon bekommen.

Anita wies die Rettungsassistenten an, die Vakuum-Matraze zu holen, und machte sich daran, Frau Funke für den Transport vorzubereiten. Der Moment, in dem die Rettungsassistenten fort waren und Maik sich zum Telefonieren in das Wohnzimmer gestellt hatte, schien ihr erstaunlich lang. Sie kniete neben Frau Funke, bemerkte sogar die Farbe ihres Rocks, beige.

»Eine schöne Brosche haben Sie da«, sagte Anita.

»Die hat mir meine Tochter geschenkt. Zum Fünfundsiebzigsten. Wie lange das jetzt schon her ist.«

»Wo wohnt Ihre Tochter denn?«

»Auf Korsika, die hat dort ein kleines Hotel.«

»Ich habe die Telefonnummer, wenn Sie wollen«, sagte die Nachbarin, die sich immer weiter im Hintergrund hielt.

»Wie lange kennen Sie Frau Funke denn schon?«, fragte Anita.

»Ich bin hier eingezogen, da war ich im dritten Semester. Also jetzt schon bald drei Jahre.«

»Und Sie sehen regelmäßig nach ihr?«

»Alle zwei, drei Tage. Bis jetzt ist sie aber immer ohne Probleme zurechtgekommen, nicht wahr, Frau Funke?«

Frau Funke sah in die Luft. Anita nickte. Diesen Eindruck hatte sie auch. Frau Funkes Wohnung war um einiges ordentlicher als ihre eigene, und wenn Anita bei sich zu Hause herumlief, war sie deutlich nachlässiger gekleidet.

»Wir geben Ihnen jetzt etwas zur Beruhigung und gegen die Schmerzen und heben Sie dann auf diese Trage.«

»Ich brauche nichts gegen die Schmerzen«, sagte Frau Funke, doch Anita tat so, als hätte sie das nicht gehört. Jemanden mit einem gebrochenen Oberschenkelhals, der sich möglichst wenig bewegen durfte, konnte man nicht ohne Analgesie umheben, und auch Frau Funke wirkte um einiges entspannter, nachdem das Midazolam in ihre Vene geflossen war. Ein, zwei Milligramm beruhigten einen ganzen Menschen. So lange es sich um eine kurze Zeitspanne handelte, gab es kein Problem, für das es keine Lösung gab.

»Und dann 40 Milligramm Keta …«, sie zögerte. Ebenso oft wie Midazolam hatte sie dieses Wort gesagt. Einen Assistenten gebeten, dieses Medikament aufzuziehen, doch nun kam es ihr merkwürdig vor. Maik hatte ihr Zögern nicht bemerkt. Auch nicht, dass sie das Wort nur zur Hälfte ausgesprochen hatte, er hatte schon die Ampulle aufgezogen und gab sie ihr, und Anita gab es Frau Funke, deren Blick starr wurde. Anita wähnte sie in dem Land, in das Adrian sich auch immer wieder flüchtete, vor was auch immer, der Arbeit, der Familie oder einfach nur dem Leben.

Als die Rettungsassistenten Frau Funke wenig später auf die Vakuummatratze hoben, gab sie bei stabilen Vitalfunktionen kaum einen Laut von sich. Es zischte, als die Luft unter Frau Funke aus der Vakuummatratze entwich. Zehntausende Styroporkügelchen sammelten sich um Frau Funkes Rücken, Hinterkopf, Becken, Beine und Füße, ihren Körper, der seit den Dreißigerjahren hier die Treppen hinauf- und hinabstiegen war.

Das laute Rattern eines Dieselmotors ließ Anita über die Balkonbrüstung blicken. Die Drehleiter war angekommen, die Feuerwehrleute fuhren bereits die Stützen aus.

Maik hatte inzwischen eine angewärmte Natriumchloridlösung aus dem NEF geholt, die sie der Patientin langsam gaben.

»Frau Funke, wenn Sie Schmerzen haben, sagen Sie Bescheid, dann gebe ich Ihnen noch etwas.«

»Ich würde gern das Fotoalbum mitnehmen, aus der ersten Schublade meines Nachtschränkchens.«

»Wie bitte?«, fragte Anita, die das noch für einen Teil der Halluzinationen hielt, die durch Ketamin auftreten konnten.

»Ich weiß, ich komme nie wieder in diese Wohnung zurück.«

»Aber warum denn das?«, fragte Anita, obwohl die Situation vollkommen klar war. Frau Funke hatte Recht. Anita hatte nur gehofft, es jemand anderem überlassen zu können, Frau Funke das zu sagen.

»Ich bin über neunzig und habe mir etwas gebrochen. Ich werde operiert, zwei Wochen im Krankenhaus bleiben und dann vielleicht ein paar Schritte machen können. So ist das bei zwei meiner Freundinnen gewesen. Und die haben in Häusern mit Fahrstuhl gewohnt.«

Anita hatte das Gefühl, etwas sagen zu müssen, doch ihr fiel nichts ein. Sie warf einen Blick über die Balkonbrüstung und sah erleichtert, dass die Drehleiter inzwischen ausgefahren wurde.

»Die Kollegen werden ihr Bestes tun, damit Sie in Ihre gewohnte Umgebung zurückkehren können«, sagte sie dann.

»Gewohnte Umgebung«, sagte sie und schnaubte, dass die Rettungsdecke sich an den Rändern zittern hob. »Das sagen alle. Früher haben die Ärzte ›Zuhause‹ gesagt, seit ich achtzig bin, sagen sie nur noch ›gewohnte Umgebung‹, als würde ich anderswo nicht mehr den Lichtschalter finden.«

Wie lange brauchen die eigentlich, um die Drehleiter hier raufzubekommen?, fragte sich Anita.

»Ich wohne seit 1931 in dieser Wohnung. Die Frau Deutschmann, deren Namen unten auf diesem goldenen Pflasterstein steht, hat auf mich aufgepasst, als ich klein war. Bei Fliegeralarm bin ich diese Treppen runtergerannt in den Keller. Da stehen jetzt das Kinderbett meiner Tochter und zwei alte Kisten mit Dias.«

Der Himmel wandelte sich langsam von schiefergrau zu dunkelblau. Frau Funkes Körpertemperatur war leicht gestiegen.

»Erst bin ich diese Treppen hochgetragen worden, dann habe ich sie an der Hand meiner Mutter erklommen. Bin sie alleine hochgerannt. Hochgehüpft. Habe meine Kinder hochgetragen. Und am Schluss bin ich sie vier- oder fünfmal am Tag gestiegen, da konnte ich nicht mehr viel tragen und habe immer nur noch Kleinigkeiten eingekauft. Und jetzt, beim letzten Mal, verlasse ich sie über den Balkon. Schade. Ich hätte gern noch einmal das Treppenhaus gesehen.« Nach einer weiteren Pause fügte sie hinzu: »All die Jahre.«

Anita hatte selten eine Patientin gehabt, die so ehrlich mit sich selbst war wie diese Frau, und das sogar nach einer ordentlichen Dosis Schmerzmittel. Als Frau Funke diese Brosche zu ihrem fünfundsiebzigsten Geburtstag geschenkt bekommen hatte, hatte Anita gerade angefangen, Medizin zu studieren. Anita dachte daran, wie wenig seitdem in Frau Funkes Leben passiert war und wie viel in ihrem eigenen. Mann gefunden. Kind bekommen. Von Mann getrennt. Altes Leben. Neues Leben. Und nun ihr Versuch, diese beiden Leben mit einem Segelausflug irgendwie zusammenzubringen.

Anita sah ein weiteres Mal über den Balkon. Menschen sahen aus den Fenstern, und auf der Straße hatte sich eine gar nicht so kleine Gruppe von Schaulustigen versammelt, die zusahen, wie sich die 23/12-Drehleiter langsam in die Höhe schob, langsamer wurde und schließlich auf der Höhe des zweiten Stockwerks stehen blieb. Anita wartete auf eine Korrektur des Winkels, der Neigung, irgendwas, das es rechtfertigte, dass der Rettungskorb an der Spitze der Drehleiter, auf dem sie ihre Trage befestigen wollten, zwei Meter unter ihr leicht schwankend verharrte. Anita wurde unruhig. Frau Funke war zwar nicht in direkter Gefahr, doch Unterkühlungen waren nicht zu unterschätzen, und sie wollte lieber früher als später in die Klinik. Anita ahnte, dass mit der Drehleiter etwas nicht stimmte. Insbesondere als zwei Kollegen zu dem Feuerwehrmann kamen, der die Drehleiter steuerte, und ratlose Handbewegungen austauschten.

»Ist das Ding abgestürzt?«, fragte Maik, der neben ihr an die Brüstung getreten war.

»Abgestürzt?«

»Na, die Software. Mit der die Drehleiter gesteuert wird. Dann hängt der Korb da und kommt nicht vor und nicht zurück. Ziemlich peinlich. So eine Drehleiter sorgt ja nicht gerade für wenig Aufmerksamkeit«, sagte Maik und zeigte auf die Menge der Schaulustigen, von denen noch niemand etwas bemerkt hatte. Woher sollten sie auch ahnen, dass die Drehleiter eigentlich bis in den dritten Stock sollte. Das Vertrauen in die Rettungskräfte war so groß, dass die Möglichkeit, dass Dinge schiefgingen, kaputtgingen, eine Drehleiter einfach stehen blieb, nicht vorgesehen war. Was immer die Rettungskräfte taten, war alternativlos. Hatte einen Sinn. Dabei gab es, wie bei so vielen vermeintlich alternativlosen Dingen, eigentlich immer eine Alternative.

Wenig später bekam Maik per Telefon die Bestätigung:

»Die haben den Computer zweimal runtergefahren, aber irgendwie klappt das nicht.«

»Und jetzt?«

»Kurbeln die die Drehleiter von Hand wieder runter.«

»Von Hand?«

»Das hat letztes Mal auch funktioniert. Dann springt der Computer wieder an.«

»Na, spitze.«

»Willst du so lange warten?«

»Nein. Wir tragen sie jetzt doch durch das Treppenhaus.«

»Du bist die Chefin.«

»Hol uns ein paar Mann zur Tragehilfe. Wir haben hier lange genug gewartet.«

Während Maik in das Funkgerät sprach, erneuerte Anita die Sedierung von Frau Funke und hoffte, dass ihre Patientin inzwischen zumindest etwas aufgewärmt war. Wenn es ihnen gelang, sie schonend zu tragen, war das Risiko auf jeden Fall geringer, als noch ewig mit ihr hier hierzubleiben. Anita sah vom Balkon hinunter. Ein Feuerwehrmann kurbelte eilig an einer Kurbel und die Drehleiter schob sich ganz langsam herunter, während die Schaulustigen dastanden und etwas Action erwarteten und noch nicht wissen konnten, dass es keine geben würde, außer dass gleich sechs Feuerwehrleute Frau Funke auf der Vakuum-Matratze aus dem Haus tragen würden.

Auch als sich die Türen des Rettungswagens mit ziemlich lautem Krachen schlossen, wachte Frau Funke nicht aus ihrem Dämmerschlaf auf. Anita hatte überlegt, die Sedierung erst hier im RTW zu erneuern, damit Frau Funke ihr Treppenhaus noch einmal sah, doch dann hatte sie das nicht getan, weil sie ihr die Schmerzen beim Heruntertragen ersparen wollte. Aber wirklich nur deswegen? War nicht vielleicht ein anderer Grund ebenso ausschlaggebend gewesen, nämlich der, dass sie einen emotionalen Moment vermeiden wollte? Den Moment des Für-Immer, den Frau Funke erleben würde, wenn sie ein letztes Mal ihr Wohnzimmer, ihren Flur, dann ihre Haustür, den Hausflur und schließlich auch ihr Treppenhaus ein letztes Mal sah? Aus der liegenden Perspektive hätte sie sogar noch einmal an der Fassade hinaufsehen können zu ihrem Balkon.

Frau Funke schlief weiterhin. An ihrem Fußende, in einem weißen Plastikbeutel, die Sachen, die Maik zusammengesucht hatte. Etwas Geld, ihre Versichertenkarte, einige Arztbriefe, säuberlich abgeheftet in einem Ordner, eine Hautcreme, Hausschuhe, einen Bademantel. Und ein Fotoalbum.

Nach ihrer Ablösung legte Anita sich schlafen, schreckte aber schon nach zwei Stunden wieder hoch, voller Angst, sie könnte den Segelausflug verschlafen haben, trotz ihrer zwei Wecker. Sie konnte nicht wieder einschlafen, zu viele Fragen gingen ihr durch den Kopf. Würde sich die win-win-win-win-win-Situation auch wirklich einstellen? Oder war Adrian noch zu sauer, dass sie ihn zur Rede gestellt hatte? Würden sie überhaupt Wind haben?

So lag sie wach, überlegte, was sie noch tun konnte, um zum Gelingen des Nachmittags beizutragen und beschloss schließlich, Proviant mitzubringen. Für alle! Seit Lukas' Kindheit war für Anita jede Art von freizeitlicher Aktivität, mit einem überdimensionierten Fresspaket verbunden, sonst fühlte es sich nicht wie ein Ausflug an. Anita ging in die Feinkost-Abteilung von Karstadt am Hermannplatz, kaufte jede Menge Kram und die teuersten Brötchen, die es gab. Zurück zu Hause belegte sie sie mit Käse, Schinken, Salatblättern und Sprossen, entkernte Äpfel und Paprika, packte Schokoriegel, Coladosen und Wasserflaschen ein; sie hatte sogar Mohrrüben gekauft, weil sie wusste, dass Heidi die gern aß, schnibbelte, schmierte, butterte, tupperte, und je länger sie das tat, desto sicherer wurde Anita sich, dass das heute ein Erfolg würde, an den sie ihr Leben lang zurückdenken könnte. Den Moment, an dem alles wieder anfing, Sinn zu ergeben. Ihr bisheriges Leben und ihr Zukünftiges miteinander versöhnt.

Am frühen Nachmittag stand sie mit zwei riesigen Fresstüten am Bahnhof Wannsee, trotz allem fast eine Stunde zu früh. Die Sonne schien weiterhin warm. Das Restaurant im Bahnhofsgebäude hatte die Tische rausgestellt, doch über den Stuhllehnen lagen nun rote Wolldecken, was Anita kurz daran denken ließ, dass all dieses Licht, dieses Grün nicht ewig bleiben würden, doch das konnte sie in keinster Weise melancholisch stimmen. Sie war so froh, endlich etwas tun zu können, etwas Nettes, Normales, Spaßiges mit ihrer Familie zu unternehmen. Mit allen. Zusammen.

Anita feuchtete den Zeigefinger an und hielt ihn in die Luft, um die Windrichtung zu prüfen. Der Wind kam von der Potsdamer Chaussee, welche Himmelsrichtung das auch immer war. Hätte Anita es gewusst, hätte das auch nichts bedeutet, sie hatte keine Ahnung vom Segeln. Und doch tat sie so, hielt den Finger in die Welt, und fühlte sich wie ein echter Seebär, hatte das Gefühl, Weitblick zu haben und Ruhe.

Wenig später sah Anita sie die Treppen von der Bahnhofsunterführung heraufkommen. Heidi ging voran, nahm zwei Stufen mit jedem Schritt, kurz dahinter Lukas, dann Adrian. Anita nahm unwillkürlich Haltung an, zog die Schultern zurück, bevor sie winkte. In den wenigen Sekunden, die die drei brauchten, um durch die kleine Halle des Bahnhofsgebäudes auf sie zuzugehen, gingen Anita gleich zwei Dinge durch den Kopf. Zum einen war sie frappiert davon, wie natürlich und selbstverständlich das aussah, diese Mischung aus Vertrautheit und Langeweile, die fast alle Familien auszeichnete, wenn sie sich gemeinsam in der Öffentlichkeit bewegten: Wenngleich Adrian, Heidi und Lukas jeder ihr eigenes Tempo, eine unterschiedliche Schrittlänge hatten und kein Wort miteinander sprachen, war es doch klar, dass sie zusammengehörten. Zum anderen wurde Anita bewusst, wie wichtig ihr diese Menschen noch immer waren, Lukas natürlich allen voran, doch von ihm ausgehend auch Adrian und sogar Heidi.

Ein großes Umarmen setzte ein. Lukas machte den Anfang, beschleunigte seinen Schritt und umarmte sie mit so ansteckender Selbstverständlichkeit, dass auch Anita und Adrian sich in die Arme fielen, woraufhin Heidi die Initiative ergriff und Anita an sich drückte, ihr ein angedeutetes Küsschen neben die rechte Wange hauchte, sie dann routiniert wie ein Eintänzer so führte, dass Anita gar nichts machen musste, um sich wenig später auf Heidis anderer Seite wiederzufinden und zu spüren, wie auch an der linken Wange ein gehauchtes Küsschen vorbeiflog. Dann trat Heidi einen Schritt zurück. Sie hatte offensichtlich beschlossen, aus diesem Ausflug ein Mode-Ereignis zu machen und das gleichzeitig nicht zu tun. Sie trug Gummistiefel, einen geblümten Rock und ein dunkelblaues Sweatshirt, das ebenso leger wie teuer aussah, auf dem in großen, weißen Buchstaben stand: *When we have each other we have everything*.

»Ahoi«, sagte Adrian.

»Mast- und Schotbruch«, sagte Heidi.

»Freut ihr euch auch so?«, fragte Anita.

»Und wie. Ich habe so etwas noch nie gemacht«, sagte Adrian. Er war derart gut gelaunt, wie Anita ihn lange nicht mehr erlebt hatte.

»War irgendjemand schon einmal segeln?«, fragte Heidi

»Ich auch nicht«, sagte Lukas.

»Aber es kommt ja auch nicht auf die Erfahrung an, sondern auf die richtige Einstellung«, sagte Heidi. »Als ich mit meinem ersten Ratgeberbuch angefangen habe, hatte ich auch keine Erfahrung mit dem Schreiben. Wir müssen uns nur anstrengen, dann schaffen wir das schon.«

»Ich wollte schon immer mal segeln gehen«, sagte Adrian und sah sie derart freundlich an, dass Anita kurz noch einmal das schlechte Gewissen verspürte, das sie gehabt hatte, nachdem sie

Adrian in der Klinik zur Rede gestellt hatte. Bevor die gute Laune es endgültig vertrieb.

»Du musst unbedingt Fotos machen«, sagte Adrian zu Lukas.

»Ich habe extra heute Mittag noch einmal das Handy aufgeladen.«

»Sollen wir noch was zu trinken kaufen?«, fragte Heidi.

»Ich habe alles dabei«, sagte Anita.

»Fresspaket?«, sagte Lukas.

Anita zeigte triumphierend ihre beiden Tüten.

»Das ist ja wie früher«, sagte Lukas dann. »Wenn wir an die Ostsee gefahren sind.« Anita legt ihm die Hand auf die Schulter, kniff ihm leicht in den mittleren Trapezmuskel und sagte:

»Manchmal ist Erfahrung eben doch durch nichts zu ersetzen.«

»Dann brauchen wir ja nur noch eine Handbreit Wasser unter dem Kiel«, sagte Adrian und hielt Lukas seine Hand hin, Lukas schlug ein.

Sie gingen in Richtung See, gingen den Weg, den Anita vor einigen Tagen zum ersten Mal mit Rio gegangen war, über die Straße, die Berlin mit Potsdam verband, am Grab von Heinrich von Kleist vorbei, weiter zu Rios Werkstatt. Anita setzte sich an die Spitze ihrer kleinen Ausflugsgesellschaft wie eine stolze Entenmutter. Ihr Plan schien zu funktionieren. Und wer weiß, vielleicht wurde aus diesem Ausflug wirklich ein echter Neuanfang.

»Wer ist das denn jetzt eigentlich, den wir da treffen? Ich bin schon ganz gespannt«, fragte Heidi.

»Er ist Bootsbauer. Und hat eben ein Boot hier.«

»Bootsbauer? So richtig von Beruf?«

»Ja.«

»Wo habt ihr euch denn kennengelernt?«

»Über einen gemeinsamen Bekannten. Rio ist ein Freund von dem Ex-Freund von Maik.«

»Wie heißt der?«, fragte Lukas.

»Rio?«, fragte Adrian.

»Das ist ja ein lustiger Name«, sagte Lukas.

»Da bin ich ja mal gespannt«, sagte Heidi noch mal, als sie das Grundstück betraten, auf dem sich die Werkstatt befand. Und selbst Anita, die gegenüber Heidi seit den vergangenen Tagen einiges Misstrauen hegte, konnte darin keinen ironischen Unterton feststellen. Heidi freute sich für sie. War ernsthaft gespannt:

»Wie lange kennt ihr euch eigentlich schon?« Und bevor Anita antworten konnte, flüsterte Heidi ihr leise zu:

»Ist der das? Der ist aber süß.«

»Hallo«, rief Anita, und Rio, der gerade eine Gasflasche aus dem Minibus mit der Aufschrift *Petersen und Schäfer Bootsbau* geholt hatte, winkte ihr mit der freien Hand. Anita war es fast ein bisschen peinlich, wie Rios muskulöser Körperbau zur Geltung kam, während er diese schwere Gasflasche schleppte. Es hatte etwas von einer Jeans-Werbung. Wenigstens hatte er ein etwas albernes T-Shirt an, ein völlig farbverschmiertes Souvenir aus dem *Hard Rock Café* Kopenhagen. Noch nie hatte sie ihn so gesehen, wie einen richtigen Model-Typ, doch in diesem Moment sah er auch in ihren Augen so aus.

Anita ging auf Rio zu, küsste ihn und strich ihm durch das Haar, schneller und beiläufiger als sie es getan hätte, wenn sie mit Rio allein gewesen wäre. Anita war nervös – sie stellte ihrer neuen Familie ihren neuen Freund vor. Anita hatte oft überlegt, wie Rio wohl auf Adrian wirken würde oder ob Lukas sich, irgendwann in einer bonbonfarbenen Zukunft, einmal genauso auf Rio einlassen würde wie er sich auf Heidi einließ.

Es begann ein kurzes Gespräch über die Anfahrt und das

Wetter, dann zeigte Rio seiner neuen Mannschaft das Werkstattgelände, wobei es Anita besonders freute, wie freundlich Heidi auf Rio reagierte, während er ab und an etwas erklärte. Als Rio ihnen ein altes, kleines Motorboot zeigte, sagte Anita:

»Das wird erst einmal grob abgeschliffen, ich meine: beigeschliffen. Damit man sieht, wo man reparieren oder Planken austauschen muss.«

»Großartig«, sagt Heidi.

»Das ist es, was wir hier so machen«, sagte Rio.

»Das ist aber ein schöner, vielseitiger Beruf«, sagte Heidi.

»Und ihr seid alle Ärzte?«, fragte Rio dann, als er Schwimmwesten austeilte, mit denen sie zum Bootssteg gingen.

»Nicht ganz«, sagte Adrian.

»Ich schreibe Bücher. Sachbücher«, sagte Heidi.

»Aber Adrian ist Arzt. Genau wie ich«, sagte Anita und legte ihrem Ex-Mann die Hand auf die Schulter.

»Das ist die *Robertine*«, sagte Rio, als sie wenig später den Steg entlanggingen und die Schwimmwesten hinter sich herzogen wie Linus bei den Peanuts seine Decke. Nur Heidi hatte ihre bereits angezogen, zog daran in alle möglichen Richtungen, um den perfekten Sitz dieses unförmigen Kleidungsstückes zu finden.

»Das ist ja richtig groß«, sagte Lukas.

»Bevor ihr einsteigt, denkt daran, dass ihr euch immer mit einer Hand festhaltet. Das Boot kann ziemlich plötzlich krängen, wenn es eine Bö gibt, da muss man immer mit rechnen, daher ist das wichtig: Eine Hand für euch, eine für das Boot.«

Anita grinste. Er sprach wirklich mit ihnen, als wären sie ein kleiner Betriebsausflug. Und vielleicht waren sie das ja auch, ein Familienbetrieb, in dem es einige unvermeidliche Umstrukturierungen gegeben hatte, und nun waren alle dabei, sich wieder zurechtzufinden.

Sie machten die Leinen los, und sobald sie auch nur einige

Meter auf den See hinausgesegelt waren, hörten sie nichts mehr außer dem platschenden Pochen des Wassers gegen den Rumpf der *Robertine* und das gelegentliche Ticken einer Seilwinde, Winsch, wie Rio sagte.

Anita stellte überrascht fest, dass es auf einem Boot dieser Größe für so viele Leute gar nicht viel zu tun gab, wenngleich Rio sich auf elegante Weise bemühte, sie alle zumindest etwas beschäftigt zu halten, Heidi und Anita auftrug, das Großsegel zu bedienen, während Lukas und Adrian sich an der Fock abwechselten – und das alles auf die Kommandos hin, die Rio von der Pinne aus gab, mit der er die *Robertine* steuerte.

So saßen sie alle fünf nebeneinander auf der Luv-Seite, Anita ganz hinten bei Rio, dann Heidi, Lukas und Adrian ganz außen. Es dauerte nur wenige Minuten, da machte Lukas bereits mit Adrian Pläne darüber, wo sie im nächsten Sommer gemeinsam einen Segelschein machen könnten; Rio redete mit Heidi und Anita über Segeln, das Wetter und Musik und rief gelegentlich seine Kommandos über das Boot:

Fock dichtholen! Fock fieren! Großsegel fieren!

Es stellte sich heraus, dass der Wannsee sich für ihren Segelausflug gut eignete. Gerade weil er nicht so groß war, musste Rio oft Wenden machen, was seiner zusammengewürfelten Mannschaft immer wieder etwas zu tun gab, wenn Rio rief:

»Klar zur Wende!«

Daraufhin verlor das Boot ein wenig an Fahrt, glitt plötzlich nicht mehr so mühelos dahin; das Gluckern des Sees, das Geräusch des Windes in den Segeln wurden leiser, und während der Bug sich drehte, begann das Segel zu flattern, immer mehr, immer lauter, bis der Bug durch den Wind ging und Rio rief:

»Ree!«

Das war das Kommando, zu dem Anita und Heidi, Lukas und Adrian aufsprangen, den Kopf einzogen und sich unter dem umschlagenden Baum hinweg auf die andere Seite warfen, die sich langsam aus dem Wasser hob, sobald Heidi und Anita an der Schot rissen, um das Großsegel möglichst schnell dichtzuholen, bis das Boot wieder so im Wind lag, wie es sollte. So lange, bis sie sich alle bei der nächsten Wende wieder auf die andere Seite warfen. Alle zusammen.

»Ich glaube, so langsam weiß ich, wie man das managt«, sagte Heidi, und auch Anita gefiel es schon nach kurzer Zeit, so über den Wannsee zu segeln. Es fühlte sich gut an, gemächlich, und doch irgendwie schnell; sie konnte ewig auf den See schauen und musste doch bereit sein, jederzeit zu reagieren, wenn Rio ein Manöver ansagte, lange Phasen der Ruhe, dann musste plötzlich jeder Handgriff sitzen, fast wie bei den Nachtdiensten im Rettungsdienst.

»Wir bekommen das ganz gut hin, oder?«, sagte Anita, dann schwiegen sie gemeinsam, sausten über den See, sahen die Häuser an, die Linie der Baumkronen, die aufstieg und abstieg – eine Schlangenlinie wie in einem EKG mit Kammerflimmern, die Bäume als Hebungen, dachte Anita kurz, doch sie wollte nicht an ihre Arbeit denken, versuchte, diese dunkle Linie als das zu sehen, was sie war, Wald, schön.

Anita ließ die Fresstüte herumgehen, und sie glitten dahin, kauend, mit Getränkeflaschen in der Hand, da fragte Rio:

»Anita, ich habe dich noch gar nicht gefragt, was du da eigentlich genau machst.«

»Wo?«

»Bei so einem Notarzteinsatz. Ich kenne das nur aus dem Fernsehen. Da rettet man schon so richtig Leben, oder?«

»Das gibt es schon«, sagte Anita.

»Aber eher selten«, sagte Heidi.

»Das stimmt«, sagte Anita. »Meistens sind das nicht so dramatische Sachen.«

»Deswegen sagen ja deine Kollegen auch Pennertaxi«, sagte Heidi und lächelte Rio dabei an, in der festen Überzeugung, sie habe etwas Lustiges gesagt.

»Echt?«, sagte Rio lachend. »Pennertaxi?«

»Na, so nun auch wieder nicht«, sagte Anita. »Im Rettungsdienst haben die schon öfter mal hilflose Personen, der Notarzt nicht.«

»Was ist denn der Unterschied zwischen Notfällen und hilflosen Personen? «, fragte Rio.

»Hilflose Personen sind oft Betrunkene, die irgendwo liegen, und dann ruft jemand die Eins-Eins-Zwo.«

»Also ich sage weiterhin Penner. Oder Alki«, sagte Lukas und sah in die Runde, wahrscheinlich rechnete er damit, dass jemand lachte.

»Aber die Feuerwehr kann doch nicht offiziell ›Penner‹ sagen.«

»Natürlich nicht. Aber es sind schon oft Leute aus dem, ich sag mal, sozial schwachen … Milieu«, Heidi klang so spitz, als fasste sie diese Worte mit der Zuckerzange an.

Anita versuchte, nicht darauf zu antworten. Sie sah auf das Wasser. Den Waldrand. Die Häuser. Lukas stemmte sich in die Wanten, er brauchte Kraft, um die Fock zu halten, das Boot hatte Fahrt aufgenommen; der Wind meldete sich immer wieder mit kräftigen Böen; Heidi und Anita mussten gemeinsam das Großsegel halten, das Boot rollte inzwischen deutlich auf und ab, es war wie auf einem richtigen Schiff. Anitas Handflächen begannen zu brennen, und als sie Heidi einmal ansah, bemerkte sie, wie blass Heidi geworden war. Heidi erwiderte ihren Blick und versuchte offenbar zu lächeln, zog dann jedoch nur ihr Kinn leicht herab, als versuchte sie, mit geschlossenem Mund ein Gähnen zu unterdrücken.

»Ich hoffe, du hast mich da nicht missverstanden, finde ja nur, die Leute sollten mehr Verantwortung für sich übernehmen«, sagte Heidi dann. »Es geht halt nicht, dass man sein Hartz IV für Kippen und Schnaps ausgibt und wenn man neue Kopfschmerztabletten braucht, ruft man einfach die Feuerwehr.«

»Die meisten tun das ja auch nicht. Und die, die es tun, sind eben oft süchtig.«

»Dafür gibt es Kliniken. Das kann jeder in den Griff bekommen, man muss das nur wollen.«

»Suchtkliniken sind doch nicht dazu da, damit man nachher alle verachten kann, die es trotzdem nicht schaffen.«

»Das mag ja sein, ist aber auch irgendwie schon wieder so ein Gutmenschen-Denken.«

»Also, verstehe mich jetzt nicht falsch, aber seit wann ist Gutmensch eigentlich ein Schimpfwort?«, sagte da Anita.

»Das klingt jetzt vielleicht krass, aber wenn jemand starker Raucher ist oder säuft oder so, kann er nicht erwarten, dass die Allgemeinheit sich um ihn kümmert.«

»Ich möchte da jetzt gar nicht so heftig widersprechen, aber dann könnten auch die Humorlosen keine Ansprüche stellen, weil Lachen ja so gesund ist und wer nicht lacht also seiner Gesundheit schadet.«

»Ich kenne mich da jetzt fachlich natürlich nicht so aus, aber du weißt doch, was ich meine. Es gibt nun einmal Leute, die sich nicht so gehen lassen. Leute, die Sport machen, sich gesund ernähren und vorsorgen, und die wollen sich doch bitteschön nicht dafür bestrafen lassen.«

»Nein, natürlich nicht. Aber wenn diese gesundheitsbewussten Besserwisser alle neunzig werden und bis dahin ihren Mitmenschen mit ihrer freudlosen Art auf die Nerven gehen, liegen sie der Gesellschaft auch ganz schön auf der Tasche.«

»So langsam glaube ich, du meinst mich«, sagte Heidi.

»Klar zur Wende«, sagte Rio. »Fertig. Ree!«

Heidi und Anita sprangen auf die andere Seite. Es herrschte einen Moment Unklarheit darüber, wer wie doll an der Schot des Großsegels zog, doch dann hatten sie das Segel dichtgeholt und das Boot lag wieder am Wind. Heidi war jetzt wirklich sehr blass. »Und ein Notarzt-Einsatz kostet 600 Euro, das …«, sagte Heidi dann und verstummte, atmete tief ein und schluckte einige Male. Anita verspürte Vorfreunde – wenn es eine Sache gab, die sie im Rettungsdienst schnell gelernt hatte, dann, vorauszusagen, ob jemand sich gleich übergeben würde.

»Käsebrötchen?«, fragte sie Heidi dann und gab ihr ohne die Antwort abzuwarten, das Brötchen, das am dicksten belegt war. Heidi atmete tief und schluckte schon, bevor sie auch nur einen Bissen genommen hatte, probierte ein kleines Stück, behielt das Brötchen eine Weile in der Hand und ließ es diskret über die Bordwand fallen, als sie sich unbeobachtet fühlte. Als Rio erneut eine Wende machte und Anita und Heidi sich wieder auf die andere Seite warfen, beobachtete Anita aus dem Augenwinkel, wie Heidi ein Würgen unterdrückte. Sie hoffte auf weitere Wenden, sie wollte sehen, wie Heidi sich auch einmal »gehen ließ«, über der Reling, ein einziges Mal. Heidi wischte sich mit dem Ärmel ihres Pullovers die Augen. Atmete tief. Und doch beherrschte sie sich.

Es überraschte Anita immer wieder, wie zäh Heidi in allem war, was sie tat. Doch seit dem Vorfall auf der Toilette des Urban störten sie Heidis Meinungen umso mehr, und jetzt wurde Anita plötzlich klar, warum. Heidi richtete sich ihr schönes Leben ein und wusste nicht, dass ihr neuer Freund zu dieser riesigen Mehrheit von Menschen gehörte, die sich gehen ließen.

»Das setzt die falschen Anreize. Und kostet eine Menge Geld. Mehr will ich doch gar nicht sagen. Ist halt meine Meinung.«

»Wofür soll man das Geld denn sonst ausgeben?«, sagte Anita.

»Für Schulen und Kindergärten«, rief da Lukas von seinem Vorschoter-Posten herüber. Er hatte die ganze Zeit zugehört. Natürlich hatte er das.

»Jetzt fang du nicht auch schon wieder an«, rief Anita, sodass Lukas einen Moment verunsichert war, sich dann aber doch nicht unterkriegen ließ und sagte:

»Ich meine ja nur.«

»Bei Lukas fällt immer wieder Unterricht aus, weil die nicht genug Lehrer haben«, sagte Heidi.

»Und so lange ich denken kann, hat er sich darüber gefreut«, sagte Anita. Als Lukas darauf nichts antwortete, sah Anita sah hilflos in Adrians Richtung.

»Lasst uns über etwas anderes reden«, sagte Adrian.

»Diese Leute können nichts dafür«, sagte Anita und sah dann zu Rio, den sie schon länger nicht mehr angesehen hatte. Scheinbar versuchte er zu ignorieren, was um ihn herum geschah. Ohne Erfolg.

»Dieses Gutmenschen-Denken können wir uns heutzutage nicht mehr leisten«, sagte Lukas.

»Ich will nicht, dass mein Sohn so wird«, sagte Anita da plötzlich zu Heidi.

»Wie denn?«

»So wie du.«

Heidi war überraschter, als es Anita erwartet hatte. Anita war davon ausgegangen, dass Heidi wusste, dass sie gemeine Dinge sagte. Doch vielleicht stimmte das gar nicht. Zumindest fragte Heidi mit ziemlichem Erstaunen:

»Wie denn?«

»Ich will keinen Sohn, der wie ein Jungliberaler im fritz-kola-Rausch auf Gutmenschen und Penner schimpft. Und das hat er von dir.«

»Er hat halt erkannt, dass man sich heutzutage mehr anstrengend muss als früher. Das kommt nicht mehr alles so automatisch. Wie für unsere Eltern.«

»Nein. Das redest du ihm ein.«

»Nun lass endlich Lukas in Ruhe«, rief da Adrian.

»Klar zur Wende«, rief Rio.

»Es ist eben nicht mehr so viel Geld da wie früher, was anderes wollte ich doch gar nicht sagen«, sagte Heidi.

»Darum geht es doch gar nicht. Selbst, wenn es da wäre, würdest du es schwächeren Leuten nicht gönnen, weil die ja alle selbst schuld sind«, sagte Anita.

»Ree«, rief Rio. Er schien nicht einmal in Erwägung zu ziehen, sich in diesen Streit einzumischen, saß einfach da, steuerte und schien sich nicht daran zu stören, dass er neben der Rolle des Skippers auch noch die Rolle eines Flohzirkusdirektors übernommen hatte. Anita und Heidi sprangen auf, ließen sich auf der anderen Seite auf die Bank fallen, und schon während Heidi verbissen an der Schot zog, um das Großsegel dichtzuholen, rief Anita über das ganze Boot hinweg:

»Du machst meinen Sohn zum Fascho.«

»Die Schwachen müssen eben auch ihren Beitrag leisten, nicht nur die Leistungsträger«, rief Lukas zurück, der sich offensichtlich von dem Wort Fascho nicht so sehr beleidigt fühlte wie davon, dass Anita Heidi kritisierte.

»Du hast wirklich gerade eine ganz schön komische Phase«, sagte Anita, woraufhin Heidi ihr plötzlich die Hand auf die Schulter legte und sagte:

»So kommen wir doch nicht weiter. Lass uns doch einfach die Landschaft genießen.«

Anita konnte nichts mehr antworten. Heidi versuchte, sie auflaufen zu lassen. Oder besser auslaufen zu lassen, wie eine lange Welle, wo sie doch gern mit voller Wucht gegen die Flutmauer geprallt wäre.

»Pass du mal lieber auf deinen Mann auf«, sagte da Anita. »Der lässt sich nämlich auch manchmal ganz schön gehen.«

»Fertigmachen zur Wende«, sagte Rio, der nun in ihren Streit hineinquatschte wie ein hartnäckiges Navi. Und Anita kam sich nun vor wie der Fahrer eines Unfallwagens. Sie sah es kommen, doch sie konnte es nicht mehr abwenden:

»Der spritzt sich nämlich in der Mittagspause Narkosemittel und erwartet trotzdem, dass man ihn nicht gleich aus der Gesellschaft ausschließt.«

Die Stille auf dem See kehrte so allumfassend zurück, dass Anita es kaum glauben konnte. Sie sah ihren Sohn an, doch der sah nur nach vorn, auf sein großes, weißes Segel.

»Willst du etwa sagen, dass …«, sagte Heidi.

»Ich weiß nicht, was ich damit sagen will. Ich habe ihn nur neulich dabei gesehen.«

Heidi war noch immer blass, doch dass sie eben noch seekrank gewesen war, schien vergessen zu sein. Adrian holte zusammen mit Lukas die Fock dicht, ohne dass es ein Kommando gegeben hätte, als wären die beiden da vorne in ihrer eigenen Welt, zu der Worte keinen Zutritt hatten, und Anita dachte schon, Adrian würde es einfach ignorieren, da sagte er so leise, dass sie es gerade eben verstand:

»Ich habe dir doch gesagt, dass dich das nichts angeht.«

»Natürlich geht mich das etwas an, wenn so etwas in meiner Familie passiert.«

»Aber wir sind nicht mehr deine Familie«, sagte da Lukas. »Papa kann doch machen, was er will. Er ist erwachsen.«

»Genau. Er ist erwachsen. Und wenn wir Erwachsenen etwas zu besprechen haben, hältst du dich da raus.«

»Ree!«, rief Rio, und Anita wurde von Heidi in die Luft gezogen, die inzwischen allein die Schot für das Großsegel übernommen hatte. Heidi warf sich mit Anita auf die andere Seite und unterdrückte erneut ein Würgen, doch Anita war inzwischen klar, dass Heidi sich nicht übergeben würde, sie war entschlossen, sich zu beherrschen, koste es, was es wolle.

Der Rest des Segeltörns verlief schweigend. Auf Rios Kommando warfen sie sich von backbord nach steuerbord und nach backbord zurück, doch niemand war in der Lage, das Gespräch wieder aufzunehmen. Am allerwenigsten Anita, die die Ereignisse der letzten Minuten immer wieder Revue passieren ließ und sich jetzt schon nicht mehr genau daran erinnern konnte, was sie alles gesagt hatte. Alles fiel durcheinander, und zurück blieb nur das Gefühl, dass dieser Ausflug gründlich in die Hose gegangen war. Anita hatte vorgehabt, die großartige Lösung zu sein, nun fühlte sie sich wie ein riesiges Problem, schweigend, neben Heidi, auf der dahinsegelnden *Robertine*, so nah, dass sie sich dauernd an den Schultern berührten, was das Schweigen noch unangenehmer machte. Nur Lukas und Adrian schienen sich an der Vorschot irgendwie zu vergnügen, redeten leise und lachten ab und zu über etwas, als wollte Lukas seinem Vater zeigen, dass das für ihn alles nicht so schlimm sei.

Erst, als sie den Steg fast wieder erreicht hatten, wechselte Anita mit Rio einige Worte. Er bat sie, sich mit der Vorleine nach vorn zu stellen und über den Bug des herangleitenden Bootes auf den Steg zu springen, und dann das Boot festzuhalten, bevor es den Steg rammte. Anita war froh, aufstehen zu können, sah zu, wie die *Robertine* auf den Steg zuglitt, in der einen Hand die Leine, in der anderen Hand das Gitter vorn am Bug, kamen sie näher, Anita hielt sich fest, machte einen großen Schritt, doch zu früh, sie konnte den Steg noch nicht erreichen, fasste fester um das Gitter, den einen Fuß in der Luft, der andere Fuß kam ins Rutschen, da fühlte sie den Steg, machte den Schritt über das Wasser, zog den anderen Fuß nach, dann stand sie sicher auf dem Steg, packte sofort das Boot mit den anderen und drückte mit aller Kraft dagegen, sodass die *Robertine*, ohne den Steg auch nur zu berühren, an ihrem Liegeplatz zum Stillstand kam. Wenigstens das hatte geklappt.

Wenig später waren auch die anderen an Land gekommen und verabschiedeten sich bei Rio, betreten und unsicher, ob es angebrachter wäre, sich zu bedanken oder sich zu entschuldigen. Heidis Gesichtsfarbe wurde schnell wieder normal. Die Schot des Großsegels hatte deutliche Abschürfungen an ihrer rechten Hand hinterlassen, doch auch darüber verlor sie kein Wort.

Dann waren die drei weg, ohne dass irgendjemand mit irgendeiner Umarmung gerechnet hätte. Anita blieb mit Rio zurück. Rio hatte noch nichts zu ihr gesagt, war wieder auf dem Boot verschwunden, schoss ein paar Taue auf, verstaute die Segel. Anita stand auf dem Steg. Sie fand weiterhin, dass sie in der Diskussion recht gehabt hatte, doch Rechthaben hatte ihr noch nie so wenig genützt wie jetzt. Da stand sie nun. Der Wind schlug die Takelage gegen den Mast der *Robertine*, ein regelmäßiges, hohles Klatschen. Rio kam von der Yacht herunter, sah sie an, legte kurz seinen Arm um sie, dann nahm er sie bei der Hand und sie gingen den Steg entlang Richtung Ufer. Anita sagte:

»Mann, die sind wirklich ganz verrückt. Ich hätte dich vor dieser Heidi warnen sollen.« Dann sah sie Rio an, in der Hoffnung, er würde ihr zustimmen. Sie brauchte das, dringend, jemanden, der ihr sagte, dass sie sich eben nicht komplett unmöglich gemacht hatte. Doch Rio antwortete:

»Wir kennen uns ja noch nicht so lange, aber kann ich dich was fragen?«

»Was denn?«, antwortete Anita.

»Was war denn das jetzt eben?«

»Ach, so ein kleines Streitgespräch gibt's doch in jeder Familie.«

»Du hast deinen Ex voll in die Pfanne gehauen.«

»Ja?«, sagte Anita. Und dann etwas später: » Aber ich musste doch irgendwas machen.«

»Warum denn?«

»Na, der spritzt sich seine eigenen Narkosemittel.«

»Hat er denn jemals Fehler gemacht?«

»Nicht mehr als normal.«

»Mehr als du?«

»Die können doch nicht so reden.«

»Das sollte doch nur ein Witz sein von Heidi mit dem Pennertaxi. Aber du bist total darauf eingestiegen.«

»Wer hat das Ganze denn ins Rollen gebracht? Du! Du fandst das doch so lustig mit dem Pennertaxi. Ich wollte einfach nur segeln gehen.«

»Du wolltest die vorführen, weil es dir nicht gefällt, wie die leben. Und das hast du dann gemacht, vor deinem Sohn.«

»Aber das ist doch gerade das Problem. Ich will nicht, dass mein Sohn so wird.«

»Der sagt halt ein bisschen krasse Sachen, aber das tut doch jeder in dem Alter. Wichtig ist, dass seine Mutter ihn dafür nicht niedermacht.«

»Ich hätte doch auch nicht erwartet, dass diese Heidi so furchtbar ist«, sagte Anita.

»Die erinnert mich an ein Mädchen aus meiner Klasse«, sagte Rio. »Die wurde so lange von den coolen Leuten geärgert, die natürlich alle links waren, dass sie irgendwann in die Junge Union eingetreten ist, allein schon, um einen Grund dafür zu haben, dass sie nicht dazugehörte.«

»Wenn du schon für jeden Scheiß Verständnis hast, warum dann nicht für meine Situation?«, fragte Anita

»Habe ich ja auch. Ich finde das ja auch falsch, was Heidi sagt, aber du hast sie auch ganz schön provoziert.«

»Wenn man da nicht einschreitet, wird das jedes Mal schlimmer.«

»Gerade umgekehrt. Je mehr man ihr widerspricht, umso mehr blöde Sachen wird sie sagen.«

»Man kann das doch nicht einfach tolerieren. Und dann das Thema wechseln, nur um Streit zu vermeiden«, sagte Anita.

»Wollen wir nicht einfach einen Wein trinken?«

»Ich habe das schon ganz richtig gemacht. Es hat nur nicht funktioniert, aber das lag nicht an meinem Plan. Der war nämlich gut!«, rief Anita, dann stürmte sie davon, an dem Lieferwagen vorbei, den Hang hinauf, bis sie auf der Straße stand. Dann sah sie sich um, Rio war ihr nicht hinterhergekommen. Sie wartete, ob es noch passierte. Nichts. Auch diesen Plan musste sie nun offiziell für gescheitert erklären, und zwar auf ganzer Linie. Sie hatte es sich mit ihrer Familie verdorben und jetzt vielleicht auch noch mit Rio.

Sie machte sich auf den Weg in Richtung Bahnhof, doch nach ein paar Schritten hielt sie inne. Ging zurück in Richtung Werkstatt, wieder nur ein paar Schritte, dann drehte sie abermals um, ging zum Bahnhof, setzte sich auf einen Poller. Wartete. Und nahm die übernächste S-Bahn nach Kreuzberg zurück.

Anita schleppte sich durch die folgenden Tage. Zum Glück hatte sie viele Dienste und in diesen Diensten viele Alarme, und doch musste sie immer wieder daran danken, wie dieser misslungene Segeltörn alles verändert hatte. Wie schnell die Dinge gehen konnten. Da hatte in ihrem Leben vor einigen Monaten alles ordentlich an seinem Platz gestanden, nun erinnerte es eher an ein Kaffeeservice, unter dem in dem berühmten Zaubertrick die Tischdecke weggezogen wurde – ausgeführt von einem glücklosen Zauberer, dem alles mit großem Geklirr durcheinander gefallen war. Das war also aus ihrer Win-win-win-win-win-

Situation geworden, von der sie ebenso profitieren sollte wie Lukas, Adrian, Rio und sogar Heidi. Ein Win nach dem anderen war weggebrochen, und wenn inzwischen überhaupt noch ein einziges Win übrig war, dann war das sicherlich nicht sie.

Und mit jedem Tag wurde ihr klarer, in was für eine desaströse Situation sie sich auf diesem Segeltörn hinein manövriert hatte. Immer wieder fielen ihr neue Einzelheiten ein, die ihr klar machten, wie schlimm alles war. Ihr war das Kunststück gelungen, alle Leute zusammenzubringen, die ihr etwas bedeuteten, um sie dann alle gemeinsam vor den Kopf zu stoßen. Sie hatte mit Heidi über Lukas geredet, als wäre er gar nicht dabei, hatte die Gedanken und Gefühle, die ihm gerade jetzt unendlich wichtig sein mussten, als Phase abgetan. Noch Tage später kamen Erinnerungen an einzelne Worte und Sätze wie regelrechte Schamattacken über sie, wann immer sie sich nicht ablenken konnte. Vermutlich hatte sie es sich sogar mit Rio verdorben, dem einzigen Menschen, bei dem sie sich vor dem Segeltörn sicher war, dass er sie derzeit wirklich mochte. Hier war sie nun, Anita, die ein neues Kapitel in ihrem Leben aufschlagen wollte, und stattdessen das ganze Buch zugeknallt und aus dem Fenster geworfen hatte.

Dabei hätte es mit Rio schön werden können. Wenn nur einmal alles nach Plan verlaufen wäre. Doch war es nicht immer so gewesen in ihrem Leben? Sie hatte nie unerreichbar fernen Träumen nachgehangen, Lottogewinnen, Südsee-Inseln – das ideale Leben war für sie schon immer zum Greifen nah gewesen, wie die Mohrrübe vor der Nase der Eselin. Anitas Träume hatte sich immer um den Gedanken gedreht, dass nur noch *eine* Sache gut werden müsste, dann wäre *alles* gut.

Doch auch die Zeit der vielen Dienste mit ihren Ablenkungen konnte nicht ewig dauern. Schon bald kamen einige freie Tage auf sie zu, an denen sie ihrem Privatleben schutzlos ausgeliefert wäre, im Vergleich zu dem ihr der Berliner Rettungsdienst wie ein Wellness-Resort mit freundlichen Menschen und paradiesischer Ruhe vorkam. Anita versuchte, den Gedanken daran zu verdrängen, doch die freien Tage kamen näher, bedrohlich und unausweichlich wie ein Eisberg.

Zwei Tage vor ihrem letzten Dienst konnte sie nicht anders. Sie ging zu ihrem Chef. Oder, besser gesagt, zu dessen Sekretärin, die die Dienstpläne machte. Sie wusste, dass das eigentlich aussichtslos war, die Dienste wurden natürlich langfristig geplant, und doch ging sie in einem ruhigen Moment in den Krankenhaus-Laden, kaufte die größte Packung Mozartkugeln und machte sich auf den Weg in die Verwaltung, die sich in einem Nebengebäude befand, ging den dunklen, ewig scheinenden Flur entlang, der von Neonleuchten erhellt wurde, von denen, wie immer, eine nicht funktionierte, vorbei an den vielen Türen mit Namen, die ihr kaum etwas sagten; die Stille, die in diesem Flur herrschte, sorgte schon auf den wenigen Metern dafür, dass Anita sich unwohl fühlte und regelrecht froh war, als sie vom Ende des Ganges ein Geräusch hörte: Schritte auf der Treppe, die aus dem Obergeschoss des Verwaltungstrakts nach unten führte, jemand lief sie runter, erreichte das Erdgeschoss und kam ihr, den Gang entlang, entgegen.

Heidi.

Heidi schaute etwas auf ihrem Telefon nach, sodass Anita sie einen Moment eher erkannte als umgekehrt. Anita überlegte sogar für einen Moment, umzudrehen und wieder zurückzugehen, reflexhaft einem Menschen auszuweichen, mit dem sie unlängst eine unangenehme Begegnung hatte, denn Anita wollte nun wirklich nicht auch noch hier an den desaströsen Segelausflug erinnert werden, doch ebenso schnell wurde Anita klar, dass das aussichtslos war. Sich mit einer orangefarbenen Signaljacke diskret zu verkrümeln, das ging nicht. Ihre Kleidung erfüllte gerade den Zweck, dass man sie sofort sah, und das tat Heidi auch, sobald sie von ihrem Telefon aufsah.

»Ach«, sagte Heidi, und zog Anita in eine Umarmung herein, als sei es die selbstverständlichste Sache von der Welt. Und so wenig Anita damit gerechnet hatte, Heidi hier zu treffen, mit dieser Freundlichkeit hatte sie noch weniger gerechnet. Heidi war offenbar kein besonders nachtragender Mensch, sie lächelte Anita an und fragte: »Geht's dir gut?«

»Muss ja.«

»Schön.« Heidi war geschäftsmäßiger gekleidet als sonst, seriöser, ohne die sonst üblichen mädchenhaften Accessoires: weiße Bluse, dünne Kaschmirstrickjacke und dunkle Hose.

»Was führt dich denn hierher?«, fragte Anita.

»Ich suche Adrian. Da muss ich wohl in die falsche Richtung gelaufen sein, ich bin ja nicht so oft hier, du weißt ja, wie wenig ich Krankenhäuser mag.«

»Ach ja. Aber hier bist du wirklich falsch, hier ist nur Verwaltung, Klinikdirektion und so.«

»Das haben die mir da oben auch schon gesagt«, sagte Heidi lächelnd. »Aber gut, dass wir uns treffen. Ich wollte dir nämlich eh noch etwas sagen.«

»Ich weiß schon, ich habe vielleicht etwas übertrieben bei unserem Segeltrip«, sagte Anita.

»Ich bin nicht hier, um mir Entschuldigungen anzuhören.«

»Ich will dir auch keine anbieten. Ich meine nur, ich hätte dich nicht provozieren sollen. Das tut mir leid.«

»Das, was du da mit Adrian gemacht hast, das sollte dir viel mehr leid tun«, sagte Heidi.

»Du hast ja recht, ich hätte dir das schonender beibringen können. In einer anderen Situation.«

»Ich meine eher: Das war gar nicht nötig. Ich weiß das nämlich schon ewig.«

»Du wusstest das?«

»Du glaubst doch nicht im Ernst, dass ich das durch dich erfahren habe? Es wundert mich eher, dass das für dich offenbar ziemlich neu ist. Da muss man schon ziemlich blind sein.«

Anita konnte nichts sagen, stand nur da, die Mozartkugeln in der Hand und sah Heidi an, in dem hilflosen Versuch, irgendetwas zu begreifen. In der weißen Bluse, mit den Perlenohrringen, diesem eisigen Einheitsschick, wirkte Heidi auf Anita kontrolliert und arrogant. Und doch hatte sie innerhalb von Monaten gewusst, was Anita jahrelang entgangen war. Hatte es gespürt. Anita hatte diese Frau völlig falsch eingeschätzt.

»Natürlich kann das auf Dauer nicht gut gehen. Aber ich lasse die Leute nicht erst sitzen und komme hinterher mit Tatütata angebraust, wenn es mich nichts mehr angeht. Ich bleibe bei ihm. Und habe nun auch eine nachhaltige Lösung gefunden.«

»Und was soll das sein?«

»Wir verlassen Berlin.«

»Was?«

»Adrian wird Landarzt.«

»Aufs Land?«

»Du weißt doch, dass dringend Landärzte gebraucht werden. Wir suchen uns da eine Praxis, weit weg von dem ganzen anonymen Krankenhaus-Stress. Das ist zwar viel Arbeit, aber dafür kennen die Leute sich da. Man achtet aufeinander und hilft sich selbst, schreit nicht immer gleich nach dem Staat. Da wird Adrian auch bald diese komische Angewohnheit bleiben lassen.«

»Und Lukas?«

»Der freut sich auch schon auf ein großes Haus mit großem Garten.«

»Lukas weiß das schon?«

»Deswegen will ich es dir ja jetzt auch endlich sagen. Ehe du es hintenrum erfährst, das wäre ja blöd.«

»Aber das kannst du doch nicht machen.«

»Warum?«

»Ich bin Lukas' Mutter. Da habe ich doch auch was mitzureden.«

»Theoretisch schon. Aber wenn wir das alle so wollen, was willst du denn da noch mitreden?«

»Ich …«

»Ich will das so, und werde das schaffen«, sagte Heidi. »Du wirst schon sehen, das ist für uns alle am besten. Das wird richtig schön. Und du kannst uns ja besuchen kommen. Ab und zu.«

Mit diesen Worten ließ Heidi Anita stehen, und Anita stand auch wirklich eine Weile ratlos da, eine lange Weile, bis sie endlich wütend wurde, so wütend, wie sie gleich hätte werden sollen. Sie verspürte den Wunsch, den Drang, Heidi ins Gesicht zu sagen, dass sie nicht das Recht hatte, so mit ihr zu reden – dies war immer noch ihr Kind, und sie hatte ebenso wie Adrian das Sorgerecht. Doch Heidi war weg. Anita war allein. Mit ihrer Wut.

Sie riss sich zusammen und klopfte bei der Sekretärin ihres Chefs, gab die Mozartkugeln ab, doch ohne Erfolg. Die Sekretärin schaute auf die Pläne, fragte sogar noch bei anderen Stützpunkten nach, doch es war nichts mehr zu haben. Morgen war Anitas vorerst letzter Dienst, danach war alles bereits belegt, und mehr als eine Woche freier Zeit kam auf Anita zu, unausweichlich und drohend wie ein Eisberg.

KREISSTADT

Als Anita am nächsten Tag, in ihrem vorerst letzten Dienst, ein paar Minuten Ruhe hatte, buchte sie einen Mietwagen, rief ihre Eltern an und kündigte an, dass sie für einige Tage zu Besuch käme. Sie hatte einen solchen Besuch ohnehin schon zu lange aufgeschoben, denn Fahrten in ihre Heimat waren für Anita mit merkwürdigen Gefühlen verbunden. Die Heimat war für Anita weder ein idyllischer Sehnsuchtsort noch ein Hort des Horrors. Es war allerdings auch nicht irgendetwas dazwischen. Ihre Heimat schien in einem emotionalen Paralleluniversum zu liegen, deren Bewohner ihr derart fremd waren, dass sie nicht einmal mehr wusste, was sie selbst fühlen sollte, wenn sie sich auf den Weg zu ihnen machte. Auf den Weg in diese kleine Stadt mit ihrer bis 23 Uhr angestrahlten Kirche und dem Verbrauchermarkt auf der grünen Wiese, mit den Spitzdach-Häusern und Vorgärten, die dort gern mit Adjektiven wie pflegeleicht oder genügsam bedacht wurden – ebenso wie Haustiere, Ehepartner oder Kinder.

Doch nun wollte Anita es nicht mehr aufschieben. Sie wollte ihre Eltern auf den neuesten Stand bringen, schließlich hatte Anita nicht einmal erzählt, dass sie nicht mehr mit Adrian und Lukas zusammenwohnte. Anita wollte es nicht am Telefon sagen. Ihre Mutter und ihr Vater sollten es gleichzeitig erfahren, waren sie doch nicht einmal in der Lage, einander missverständnisfrei mitzuteilen, was sie vom jeweils anderen aus dem Supermarkt mitgebracht bekommen wollten. Die Vorstellung, dass ihre Eltern sich gegenseitig diese ganze Geschichte erzählten, verfälschten und verzerrten, war Anita ein Graus – es war ja schon vertrackt genug, wenn sie es selbst erzählte, dachte sie, und machte sich früh am nächsten Morgen auf die Reise in ihre Heimatstadt im Süden des Landes.

Auf dem Weg zur Autovermietung am Alexanderplatz ging Anita in einen Zeitschriftenladen, um sich für die Abende etwas zum Lesen zu kaufen. Mitten im Laden war ein Aufsteller mit bestimmt hundert Ausgaben des Magazins *Landlust.* Das Titelbild setzte darauf, dass der Herbst nun wirklich bald kam, zeigte eine Heidi nicht unähnliche Frau, die, eine Reihe bunt verfärbter Bäume im Rücken, über ein herbstlich karges Feld marschierte. Sie trug einen Pullover, der aus grober Wolle war, aber dennoch ihre schlanke Figur betonte, und der Fotograf hatte ihr offenbar gesagt, sie solle nachdenklich, aber dennoch zufrieden in die Kamera sehen. Anita blätterte durch das Inhaltsverzeichnis. Die Themen waren ähnlich herbstlich wie die Titelseite, Kohlrezepte, Berichte über Kachelöfen, mit selbstgemachten Pflanzenfarben malende Kinder und die aussterbende Handwerkskunst des Hornschnitzens. Sie stellte die Zeitschrift zurück in den Aufsteller, besah sich das Regal daneben und stellte fest, dass es mit *Landlust* bei weitem nicht getan war: Die Redaktion von *Landlust* hatte offenbar ein derart erfolgreiches Produkt erfunden, dass es im Nu Nachahmer gab, die andere Namen hatten, aber denselben Wirkstoff verkauften: Heile Welt.

Landfrau
Landkind
LandGang
LandGefühl

Landapotheke
Land & Berge
Hinterland
Landhaus Living
Mein schönes Land
Mein schönes Landhaus
Meine gute Landküche
Landidee
Landidee Wohnen und Deko
Landleben
Landspiegel
Landzauber
Schweizer Landliebe
Liebes Land
LandGenuss
LandFRISCH

Nach all den Jahren als Notärztin hatte Anita eigentlich das Gefühl gehabt, eine gewisse Grundabsurdität des Lebens akzeptiert zu haben. Sicher gab es Gründe dafür, dass so viele Menschen Sehnsucht nach einem obskuren guten alten Landleben hatten, in dem alles besser und echter und ruhiger war. Menschen machten sich Illusionen, jeder, deswegen war das ja menschlich, und wer im Arztberuf anfing, gegen menschliche Empfindungen anzukämpfen, machte sich schneller unglücklich als ein betrunkener Dachdecker stürzt. Und doch gab es seit einiger Zeit mehr und mehr Dinge, die Anita maßlos aufregten. Auf dem Weg hierher hatte sie sich über die Ansage eines Schienen-Ersatzverkehrs aufgeregt, der sie überhaupt nicht betraf, und nun befiel sie angesichts dieses Regals voll mit ländlichen Regressionszeitschriften eine kaum zu bändigende Wut. Sie war überzeugt davon, dass das alles Blödsinn war. Dass die Leute vor einhundert Jahren ihre von immer mehr Eisenbahnlinien, Autostraßen und Telegraphenleitungen durchzogene Welt ebenso unübersichtlich und krankhaft beschleunigt fanden wie wir unsere heutige, auch wenn sie damals noch Hornschnitzer hatten und ihre Limonade selber machten. Das war doch alles falsch, falsch, verlogen, warum merkte das keiner? Am liebsten hätte sie die Magazine aus den Regalen gefegt, angezündet und zertrampelt, einen Akt von Selbstjustiz verübt, so wie man es früher gemacht hätte, auf dem Land. Dann kaufte sie sich zähneknirschend die neueste Ausgabe von *Bild der Wissenschaft*.

Die Formalitäten bei der Autovermietung, die freundlichen Versuche des Mitarbeiters, Anita doppelte Versicherungen, nutzlose Bonusprogramme und absurde Upgrades anzudrehen, waren im Vergleich zu dem Zeitschriftenladen geradezu erholsam. Und nachdem sie den Mietwagen auf der Suche nach Kratzern und Beulen umrundet und sich dabei eingeprägt hatte, auf welcher Seite der Tankdeckel war, nachdem sie die Spiegel eingestellt und herausgefunden hatte, wo der Warnblinker war und wie der CD-Spieler funktionierte, hatte sie sich ein wenig beruhigt. Als sie den Motor anließ und Alanis Morissette *Ironic* von Anitas Lieblings-CD *Jagged Little Pill* sang, freute sie sich sogar auf das Wiedersehen mit ihrer Heimatstadt. Auch dieses stimmungsmäßige Zwischenhoch kannte sie von vorherigen Fahrten, ein kurzes Gefühl der Vorfreude auf die Fahrt in die Provinz. Doch als eine halbe Stunde später immer weniger Häuser und immer mehr Windräder an ihr vorbeizogen, war diese Vorfreude verflogen. Sie fühlte überhaupt nichts mehr, legte wie auf Autopilot den Weg nach Hause zurück wie ein Lachs, der vermutlich auch keine großen Gefühle hatte, wenn er nach Jahren im Meer in den Fluss zurückschwamm, aus dem er kam. Er tat es einfach, weil man das als Lachs so tat.

Je näher sie dem Ziel kam, desto langsamer fuhr sie und hielt schließlich bei dem letzten McDonald's vor ihrem Heimatort noch einmal an. Von hier musste man noch fast eine Dreiviertelstunde fahren bis zu ihr, womit vielleicht noch viel mehr gesagt war als mit allem anderen.

Sie war lange nicht mehr bei McDonald's gewesen. Als sie noch in der Schlange stand und ihren Gedanken nachhing, blickte sie plötzlich hektisch um sich, als sie ein Piepen hörte, das genau wie das Warnsignal klang, das das Evita-Beatmungsgerät auf der Intensivstation von sich gab, wenn mit dem Beatmungsdruck etwas nicht stimmte. Ein Geräusch, auf das sofort zu reagieren, sie jahrelang trainiert hatte. Sie schloss die Augen, und ihr fiel auf, wie sehr das Piepen der Kassen und Friteusen in verschiedenen Tonhöhen an eine Intensivstation erinnerte. Sie öffnete die Augen wieder und sah den Mitarbeitern zu, die sich mit ihren genau eingeübten, standardisierten Handgriffen um immer neue Kunden kümmerten. Verlässliche Standards. Klar definierte Abläufe, die auf der Intensivstation dafür sorgten, dass ein Patient mit einer bestimmten Diagnose von Früh-, Spät- und Nachtschicht idealerweise genau gleich behandelt wurde und hier die Hamburger, Fritten und Cola immer gleich schmecken ließen. Maximale Standardisierung als Auflehnung gegen die Unberechenbarkeit des Organischen. Wenn sie einmal nicht mehr als Ärztin arbeiten wollte, könnte sie eine Zweitkarriere in der Systemgastronomie anfangen.

Anita setzte sich auf die Terrasse an einen Tisch vor einer roten Rutsche und sah, während sie aß, ab und zu in den Himmel, in ein Blau, das schon fast nicht mehr zum Tag gehörte, sondern eher zur Nacht. Es regte sich kein Wind, die Wolken standen gespenstisch unbewegt, als habe der Himmel versucht, eine neue Grafik zu laden und das Programm sich dabei aufgehängt.

Auch Anita hätte gern auf diese Art die Zeit angehalten. Je

näher sie kam, desto weiter wünschte sie sich weg. Sie würde von der Trennung erzählen und Unverständnis ernten, wenn nicht sogar Ablehnung. Und vielleicht ein wenig Mitleid. Pflegeleichtes Mitleid. Und doch sollte sie es tun, dachte Anita, als sie einen Windstoß spürte, der eine Serviette von ihrem Tablett wehte. Die Welt war wieder in Bewegung gekommen.

Hinter McDonalds begann die Gegend, in der sie jeden Ortsnamen kannte. Ortsnamen, die an historische Romane erinnerten, Worte wie Burg, Kastel, Kaiser, Rabe oder Stein kamen in ihnen vor. Sie fuhr über einen kleinen Fluss, vorbei an Hügeln und Wein. Es fühlte sich an, als würde sich mit jedem Kilometer eine weitere Generation von geknechteten, sparsamen, frierenden Vorfahren auf ihre Seele werfen.

Hätte Anita ihnen nicht endlich von der Trennung erzählen müssen, wäre sie sicher nicht gefahren. Warum auch? Ihr Bruder Joachim hatte schließlich sämtliche Kinderpflichten übernommen, er wohnte in der Nähe, hatte drei Kinder und kümmerte sich um alles, wobei ihre Eltern Hilfe brauchten, vom Online-Banking bis zum Reinigen der Dachrinne. Anita fühlte sich nicht unerwünscht, wurde aber auch für nichts gebraucht. Ihre Eltern riefen nicht einmal an, wenn sie krank waren, der örtliche Hausarzt war einer ihrer Freunde.

Immer öfter sah sie nun Sachen, die sie mit Erinnerungen verband. Die Disko am Ortseingang der Kreisstadt hieß jetzt *B 93*, in ihrer Jugend hatte sie *Mülltonne* geheißen. Der Anblick des Hauses mit dem Werbe-Schild der örtlichen Biermarke und dem lang gezogenen, flachen Anbau ließ sie die süßen Bacardi-Cocktails schmecken, mit denen die Jungs damals versucht hatten, sie betrunkener zu machen, als das von ihrer Seite aus nötig gewesen wäre. Sie spürte sofort wieder dieses obskure Früher, die 90er Jahre, von denen sie heute kaum noch glauben konnte, dass es sie in Wirklichkeit gegeben hatte und nicht nur in ihrer halb nostalgischen, halb angewiderten Erinnerung an einen öden Ort.

Der Name der Kreisstadt in Schwarz auf gelb. Anita ließ eine Burgruine hinter sich, auf die sie aus ihrem Zimmer hatte blicken können, erreichte das Neubaugebiet auf der Anhöhe, dann ihre Straße und schließlich das Haus, vor dem das Auto ihres Vaters stand. Bei diesem Mercedes hätte sie nicht mehr den Stern abreißen können, sie wie sie das früher getan hatte, dreimal, und jedes Mal ließ er einen neuen montieren und schimpfte über *die Jugendlichen*. Bis heute wusste er nicht, dass es seine Tochter gewesen war. Alle ihre Freunde rissen die Sterne bei den Mercedes anderer Leute ab. Nur sie bei ihren eigenen Eltern. Anita schüttelte sich – vielleicht war das Private einfach viel zu peinlich, um politisch zu sein.

Als sie aus dem Auto stieg, erreichte der Widerwille seinen Höhepunkt. Dann hatte sie akzeptiert, dass es ohnehin kein Zurück mehr gab, also konnte sie auch gleich diese Türklingel drücken und es beginnen lassen, sich einfach fügen, dachte sie, als ihre Mutter auch schon lächelnd die Tür öffnete und rief:

»Da bist du ja. Was für eine schöne Überraschung!«

Als Anita ihre Mutter umarmte, konnte sie über ihre Schulter quer durch die Diele bis ins Wohnzimmer sehen, wo ihr Vater sich aus seinem Sessel erhoben hatte und eine Wolldecke zusammenlegte, bevor er sich auf den Weg machte, sie ebenfalls in die Arme schloss und sagte:

»Ja, dann herzlich willkommen. Schön, dass du da bist.«

Sie standen ein wenig länger als sonst in der Diele herum, als schien ihren Eltern erst nach dieser herzlichen Begrüßung klar zu werden, dass sie sich über ein Jahr nicht mehr gesehen hatten und daher nicht genau wussten, wo sie eigentlich anfangen sollten, dass sie einander mit zögerlicher Sympathie begegneten wie die Abordnung ihrer Kreisstadt, die zum ersten Mal die Delegation einer japanischen Partnerstadt empfing.

Anita legte ihren Autoschlüssel auf das Tischchen in der Diele, neben die Fernbedienung für die Garage und eine der *Louis-Vuitton*-Taschen ihrer Mutter, die den Stil properer, gut situierter Kleinstädterinnen pflegte, mit dem sie hier in der Gegend auch Landrätin oder Schulleiterin eines nicht allzu liberalen Gymnasiums hätte sein können. Ihre Mutter sah gut aus. Sie trug eine weiß-blau gestreifte Bluse und hatte sich ihr volles blondes Haar noch immer nicht zu einer praktischen Kurzhaarfrisur zusammengestutzt, auch wenn sie schon auf die fünfundsechzig zuging. Aus der Küche zog Zigarettenrauch herüber. Ihre Mutter hatte sich, nach getaner Arbeit, wie so oft am Nachmittag, mit einem Kaffee in die Küche gesetzt, und Anita war sich sicher, dass es sich bei der Zeitung auf dem Küchentisch um den Wirtschaftsteil der FAZ handelte. Ihre Mutter verschwand, nahm ihre auf dem Rand des Aschenbechers abgelegte leichte *Cartier*-Zigarette, und zog daran, bis Rauch ihr immer leicht gebräuntes, noch fast faltenfreies Gesicht umgab, dann sagte sie:

»Ich mache mal frischen Kaffee«, und Anitas Vater legte den Arm um seine Tochter und sagte: »Dann geleite ich die junge Frau mal ins Wohnzimmer.«

Anita folgte ihm. Die Fußstütze für den Sessel, die er nie benutzte, war wie immer mit einem Stapel verschiedener Tageszeitungen bedeckt, die ihr Vater von vorn bis hinten durchlas, seit er nicht mehr arbeitete. Anita freute sich darüber, dass er weiterhin Anzughosen und Hemden trug, als müsste er gleich wieder zur Arbeit. Nur eine neue Hornbrille mit markantem Rand, die er nun statt der randlosen Brille seiner letzten Betriebsprüferjahre trug, markierte, dass etwas anders geworden war. Er war keiner von den Menschen, die sich nach ihrer Verrentung immer nachlässiger kleideten, weil sie im Nachhinein feststellten, dass sie gute Kleidung schon immer für eine Zumutung gehalten hatten. Ohnehin hatte Anita das Gefühl, dass er sich, bis auf die Brille, überhaupt nicht verändert hatte. Er schnitt sich weiterhin die Haare sehr kurz, aber nicht, wie andere, um eine Kahlköpfigkeit zu kaschieren, sondern weil es ihm gefiel, sein Körpergewicht hatte sich seit Jahren nicht verändert. Sie konnte es sich gut vorstellen, wie er den Tag über hier saß und am Nachmittag seine Enkelkinder von der Schule abholte oder zum Tennistraining fuhr.

Ihr Vater holte Geschirr aus einem Schrank und deckte den Couchtisch. Als er seine diversen Ausgaben der WELT vom Tisch räumte, fiel sein Blick auf eine Schlagzeile über die Gefahr einer Inflation.

»Ganz schön verrückt, was die da aushecken, in deinem Berlin«, sagte er. »Diese ganzen Schulden. Das reißt uns noch alle in den Abgrund.«

Anita nickte. In jeder anderen Situation hätte sie widersprochen, eine politische Diskussion mit ihrem Vater begonnen, wie sie oft schon Minuten nach ihrer Ankunft entstanden waren. Im Streit endeten sie nie, Anita hatte eher das Gefühl, dass ihm hier Gesprächspartner fehlten. Schon bevor er in Rente gegangen war, hatte er sich in zunehmenden Maße daran gestört, dass nichts mehr so war, wie er es aus der Zeit des Kalten Krieges kannte. Er verstand die Welt nicht mehr, was er allerdings eher für einen Fehler der Welt hielt als seinen eigenen. Als wäre nicht er der Welt abhanden gekommen, sondern die Welt ihm.

Überrascht und fast ein wenig enttäuscht, dass sie sich nicht wie sonst auf eine Diskussion einließ, ließ er den Zeitungsstapel auf den Boden fallen und legte die Fernbedienung für den Fernseher darauf, verteilte Teller, Tassen, Untertassen und Kuchengabeln. Papierservietten. Dann setzte er sich, beugte sich vor, tätschelte das Knie seiner Tochter und sagte:

»Schön, dich zu sehen.«

»Was gibt es Neues?«, fragte Anita.

»Eigentlich nicht viel. Clemens ist in die Schule gekommen, aber das hat dein Bruder dir sicher erzählt. Und Joni ist jetzt im Fußballverein und macht sich da wohl ganz anständig.«

Dies war das zweite Gesprächsthema, das sie mit ihrem Vater hatte, ihre Neffen, seine Enkelkinder, um die er sich oft kümmerte, seit er nicht mehr arbeitete. Ihre Mutter hingegen konnte Anita sich nicht ohne Arbeit vorstellen, glaubte sie doch auf geradezu religiöse Art daran, dass man immer etwas zu tun haben müsste, und weigerte sich daher, die drei vermieteten Mehrfamilienhäuser, die ihr Mann und sie in den letzten Jahrzehnten in der nächsten Großstadt gekauft hatten, von einer Firma verwalten zu lassen. Stattdessen kümmerte sie sich weiterhin selber darum, um »die Häuser«, wie sie immer sagte.

Ihre Mutter war Rechtsanwaltsgehilfin, hatte in der Landeshauptstadt ihren Vater kennengelernt, der dort studierte, dann hatten sie sich in der Kreisstadt niedergelassen, weil er hier eine Stelle als Betriebsprüfer bekam, doch heimisch geworden waren sie hier eigentlich nie. Schon sein Beruf ließ Anitas Vater in der kleinen Stadt immer außen vor bleiben, zumindest wenn man ihn so ernst nahm, wie er das tat. Er hatte es immer als Teil seiner Arbeit angesehen, neutral zu sein – womit sich allzu ausschweifende Geselligkeit mit den Menschen, die er tagsüber prüfte, nicht vertrug. So waren sie Einzelgänger geworden, oder vielleicht auch schon immer gewesen, freundlich zwar, nicht abweisend, und doch nahmen sie nur an den nötigsten gesellschaftlichen Anlässen teil, luden genau zweimal im Jahr Menschen zu sich ein: An seinem Geburtstag und an ihrem. Anitas Mutter widmete »den Häusern« fast ihre ganze Zeit, ärgerte sich mit Nachbarn, Mietern und Handwerkern herum, während ihr Vater die Enkelkinder hin- und herfuhr oder sich über die Welt wunderte. So taten ihre Eltern das, was sie am besten konnten, sie gingen ihrer Wege. Lebten zwar nicht aneinander vorbei, aber doch nebeneinander her.

Anita und ihr Vater schwiegen eine Weile und sahen hinaus in die bewaldeten Hügel – einen Ausblick, in den allerdings bald Anitas Mutter trat, den Butterkuchen auf den Tisch stellte, den sie immer kaufte, wenn Familienbesuch kam, und dann ebenfalls Platz nahm, direkt gegenüber von ihrem Vater, wie auf der Oppositionsbank.

»Ansonsten gibt es wirklich nicht so viel Neues. Ich habe mir einen neuen Computer gekauft.«

»So?«, fragte Anita. »Der andere war aber auch schon wirklich alt, oder? Was hast du dir denn für einen gekauft?«

»Einen mit Internet. Ein Notebook, oder sagt man Laptop? Dann kann ich den immer mitnehmen, wenn bei den Häusern was zu tun ist. Ohne geht es ja heute nicht mehr.«

Sie sah ihre Mutter an, die schon in den letzten Jahren der allgemeinen technischen Entwicklung genau im Abstand von einem Schritt gefolgt war. Als alle mit E-Mail anfingen, kaufte sie sich ein Fax, als alle Handys hatten, fing sie mit E-Mail an, und nun, wo alle mobiles Internet auf ihren Telefonen und Tablets hatten, trug sie einen Laptop mit sich herum. Es war ihre Art, abzuwarten und doch Schritt zu halten, ein gediegenes Dem-Fortschritt-auf-der-Fährte-Bleiben, das sich auch in ihrem Kleidungsstil abbildete, ihrer dezenten, nie gewagten Art, mit der Mode zu gehen, aber eben nicht ganz mit der letzten. Auch an ihrer Bluse zeigte sich das, einem Modell von *Yves Saint Laurent* aus den Achtzigerjahren, das vom Schnitt her wieder modern war, aber nicht die aufwendigem Muster und knalligen Farben hatte, wie Anitas Mutter sie wohl in den Modestrecken des *Stern* sah, sondern ein dezentes Hellblau.

So saßen sie am Couchtisch, Anita auf dem Sofa, ihr Vater und ihre Mutter auf ihren Sesseln, tranken Kaffee, stellten die

Tassen auf den eigentlich etwas zu niedrigen Couchtisch zurück und aßen ihren Kuchen. Wenn sie sich bei ihrem Auszug vor inzwischen fast zwanzig Jahren vorgestellt hätte, wie das Leben weitergehen würde, hätte sie sich ihre Eltern genauso vorgestellt. Rüstige Rentner, die mit der Beständigkeit eines Passatwindes die Sachen taten, die sie schon immer getan hatten. Sie wusste, dass ihr Bruder Joachim nachher noch vorbeikommen würde. Auch er würde sich kaum verändert haben, noch immer seinen Job im mittleren Management eines mittelständischen Betriebs haben, die Frau mit der familienkompatiblen Halbtagsstelle und die Kinder, die sich scheinbar ohne Druck ganz automatisch in die richtige Richtung entwickelten.

Anita schaute an ihrer Mutter vorbei aus dem Fenster, ein Blick in die Hügel, die die Hochstraße durchzog, wie eine leicht geschwungene Welle. Dann griff sie nach der Tasse, als könnte sie ihr sonst entkommen, nahm einen großen Schluck des heißen, gerade nachgeschenkten Kaffees, als sei das Schnaps, mit dem sie sich Mut antrinken konnte, stellte die Tasse ab und sagte:

»Adrian und ich haben uns getrennt.«

Sie sagten nichts. Es gab nur eine winzige Form der Erstarrung, als hätte es hier bis eben einen Luftzug gegeben, der nun versiegt war, oder als habe im Hintergrund bis eben leise Musik gespielt, die es nun nicht mehr gab. Anita war sich sicher, dass ihre Eltern beleidigt und betroffen zugleich sein mussten. Sie erinnerte sich daran, wie sie über andere Scheidungen in ihrem Umfeld gesprochen hatten, wie skeptisch ihre Mutter damals gewesen war, als Anita ihr erzählte, dass sie schwanger war. Nun hatte sie, wenn man so wollte, ein Erfolgserlebnis.

Anitas Mutter sah auf und suchte den Blick ihres Vaters, der sich kurz zuvor in seinem Sessel mit der verstellbaren Rückenlehne zurückgelehnt hatte, den Kuchenteller auf seiner Brust abgestellt hatte und sich nun nicht mehr traute, weiter davon zu essen.

»Ihr habt Eheprobleme?«, fragte Anitas Mutter.

»Nicht mehr. Wir sind nicht mehr verheiratet.«

»Habt ihr euch denn wirklich geschieden, so mit allem Drum und Dran?«

»Na gut, offiziell sind wir schon noch verheiratet. So habe ich das nicht gemeint. Aber Adrian ist ausgezogen.«

Ihr Vater versuchte, ohne zu alarmiert zu wirken, mit der Rückenlehne seines Liegesessels wieder nach vorn fahren, um sich aufrecht hinzusetzen, was einige Beinarbeit nötig machte.

Ihre Mutter nahm einen Schluck Kaffee, aß ein Stück von dem Butterkuchen, das Geräusch ihrer Gabel auf dem Porzellanteller schien unfassbar laut in der Stille, die sich im Wohnzimmer ihrer Eltern ausgebreitet hatte. Auch ihre Mutter schien das zu bemerken, legte die Gabel nach einem Bissen zurück auf den Tisch und traute sich kaum zu kauen, als wäre der Kuchen heiß. Nun war das einzige Geräusch eine Kettensäge in einem der benachbarten Gärten.

Einige Augenblicke später holte Anitas Mutter ihre Zigarettenschachtel aus der Handtasche und behielt sie dann unentschlossen in der Hand. So, wie ihre Mutter sie ansah, war Anita sich nicht sicher, ob sie Mitleid zeigen wollte oder ob es ihr eher darauf ankam, den Schaden abzuschätzen, herauszufinden, ob da irgendein Problem auf sie zukam, das sie in ihrem wohlgeordneten Tagesablauf störte.

Anita bereitete sich darauf vor, was nun kommen würde. Sie rechnete fest mit folgendem Ablauf: Ihre Eltern würden wissen wollen, woran es denn gelegen habe und ob Adrian und sie es schon mit einer Paartherapie versucht hätten. Dann würden sie genau das empfehlen und nachdem sie das abgelehnt hatte, würden sie sich besorgt nach dem Wohl von Lukas erkundigen, ob denn daran keiner gedacht habe? Erst Fragen also, dann Ratschläge, dann Vorwürfe.

Anita spürte eine Enge in der Brust, die erst besser wurde, als sie sich vorstellte, sie sei bei einem Einsatz. Sie betrachtete das Körbchen mit den Medikamenten auf der Fensterbank, die Fotos in ihren Rahmen, sah sich um, wie sie es manchmal bei Einsätzen tat, um sich die Leute in ihrem normalen Leben vorzustellen, an Tagen, die nicht so schlimm waren, dass sie den Rettungsdienst rufen mussten. Sie sah auf die Arme ihrer Mutter, suchte nach guten Venen, nach Zugängen zu diesem Menschen. Da sagte ihre Mutter:

»Anita, das tut mir so leid.«

Anita konnte es nicht glauben. Sie hatte sich das viel schlimmer vorgestellt, vorwurfsvoller, fordernder. Sie hatte offenbar keine Ahnung, wie ihre Eltern auf solche Probleme reagieren würden, denn bisher hatte es solche Probleme einfach nicht gegeben.

»Ja, wirklich, du Arme«, sagte ihr Vater. »Er ist ausgezogen?«

»Ja, leider«, sagte Anita und dachte dann darüber nach, was sie gesagt hatte. »Leider«? Bisher war sie immer davon ausgegangen, dass das eine ganze normale Sache gewesen war. Sie hatten sich auseinandergelebt. Sie hatten sich verliebt, weil sie viel gemeinsam hatten, dann waren die Unterschiede im Laufe der Jahre gewachsen, die Gemeinsamkeiten hingegen nicht. Dass diese Trennung etwas war, das sie traurig machte, hatte sie bisher nicht gedacht. Sich nicht erlaubt zu denken?

»Aber es geht schon. Er ist in der Nähe geblieben, sodass Lukas auch oft bei mir ist.«

»Lukas ist mit ihm ausgezogen?«, fragte ihre Mutter.

»Das hat sich so ergeben. Adrian hat die größere Wohnung. Und eine neue Frau. Aber es ist okay. Wirklich.«

»Ich weiß gar nicht, was ich sagen soll«, sagte ihr Vater.

»Das musst du ja auch nicht unbedingt«, sagte Anita, da stand ihre Mutter auf und sagte:

»Ich brauche jetzt erst mal einen Schnaps.«

»Bringst du mir auch ein Glas mit«, sagte ihr Vater und richtete sich in seinem Sessel auf. Auch Anita setzte sich in diesem Moment ganz gerade hin, alle schienen froh zu sein, dass Bewegung in die Sache gekommen war, Schritte, das Knarren der Tür der Anrichte, das Klirren leicht aneinanderschlagender Gläser, die ihre Mutter in der einen Hand zurück zum Couchtisch trug, in der anderen Hand eine Flasche Himbeergeist.

»Und dir geht es wirklich gut? Ich glaube, ich wüsste gar nicht, was ich in so einer Situation machen sollte«, sagte ihr Vater, während Anitas Mutter einschenkte.

»Ja. Wirklich. Es ist ja auch schon fast ein Jahr her. Wir haben das gut hinbekommen, glaube ich.«

»Aber das mit dieser neuen Frau, dass der sich nicht schämt«, sagte ihre Mutter. »Ist die etwa auch noch jünger?«

»Nein, so ist das nicht. Es war wirklich Zeit, dass wir uns getrennt haben. Ich habe das auch so gewollt«, sagte Anita.

»Aber trotzdem, traurig ist so etwas immer. Auch wenn es irgendwann einfach nicht mehr geht«, sagte Anitas Mutter, dann tranken sie, ohne anzustoßen.

»Aber du weißt natürlich, dass du hier immer willkommen bist«, sagte ihr Vater dann.

»Ja. Danke.«

Ihre Mutter erhob sich, räumte den Butterkuchen und das Kaffeegeschirr ab, ließ den Schnaps aber stehen.

»Und jetzt kommt ja auch gleich der Jo mit seiner Bagage zum Abendessen. Da muss ich noch eine Kleinigkeit vorbereiten«, sagte ihre Mutter und stand auf. Bevor sie in die Küche ging, beugte sie sich zu dem Sofa herunter, umarmte sie und sagte:

«Dein Vater hat recht. Das wird schon.«

Dann rief sie aus der Küche: »Ich muss noch etwas fürs Abendessen einkaufen. Hilfst du mir mit dem Leergut?«

Nun war Anita erst recht überrascht. Ihre Mutter fuhr nie abends einkaufen, immer vormittags, wenn in den Läden nicht so viel los war. Dies war der Trick, den ihre Mutter anwendete, um mit ihr allein zu sein. Gab es jetzt etwa doch noch ein Problemgespräch? Doch ehe sie noch überlegte, ob es einen Ausweg gab, war sie schon aufgestanden und zog in der Diele ihre Jacke an. Es hatte ohnehin keinen Sinn. Wenn sie hier geblieben wäre, hätte sie Energie verschwendet, um das zu vermeiden, was sie früher oder später hinter sich bringen musste.

Ihre Mutter hatte eine Weste angezogen. Es war zwar die modische Version der normalen Rentnerweste, die sie unzählige Male auf Einsätzen gesehen hatte, und doch wunderte es sie, dass ihre Mutter überhaupt so etwas trug. Es passte nicht zu ihr, schon gar nicht zu den roten Lederhandschuhen, die sie noch immer anzog, bevor sie sich hinter das Steuer des riesengroßen Mercedes setzte. Das Rot der Handschuhe war, genau wie die Form und die Marke ihrer Zigaretten, ein stilistisches Aufbegehren gegen die kleinstädtische Angepasstheit.

Sie fuhren los. Anita sah aus dem Fenster auf die vorbeiziehenden Häuser. Bei vielen von ihnen wusste sie, wie alle Kinder der Familie hießen, mit wem sie den ersten Sex hatten und ob sie eher Heavy Metal gehört hatten, HipHop oder Pop – andere Musik hatte es damals nicht gegeben, zumindest nicht hier.

Bevor ihre Mutter auf die Straße abbiegen konnte, die sie zu dem großen Verbrauchermarkt führte, musste sie einen Rettungswagen vorbeilassen, der ihnen mit Sonderrechten entgegensauste, und Anita wünschte sich für einen langen, wehmütigen Moment, jetzt dort drin zu sitzen und nicht hier.

»Da fahren deine Kollegen«, sagte ihre Mutter, und als Anita darauf nichts antwortete, sagte sie:

»Also, dein Vater geht ja jetzt in diese Gruppe.«

»Selbsthilfe? Was hat er denn?«

»Recht, würde ich mal sagen.«

»Häh?«

»Attack. So ein Verein gegen die Globalisierung.«

»Papi ist bei attac?«

»Was ist denn daran so komisch?«

»Ich dachte, das machen nur junge Leute.«

»Das ist hier eine Gruppe, da ist er noch fast der Jüngste.«

Anita nickte. Sie wusste nicht genug über attac, um sagen zu können, ob das zur politischen Einstellung ihres Vaters passte. Es wunderte sie, dass er überhaupt auf seine alten Tage mit so etwas anfing, nachdem er sich bisher nie für irgendeine Richtung engagiert hatte – er war nie in einer Partei gewesen, noch nicht einmal in einem Sportverein.

Über die Trennung hatte Anitas Mutter noch immer kein Wort verloren. Hatte sie das wirklich bereits ad acta gelegt? Hatten sie sich so sehr voneinander entfernt, dass ihre Mutter es einfach nur mit leichtem Bedauern zur Kenntnis nahm, wie die Trennung der Tochter einer entfernten Cousine, die sie dreimal in ihrem Leben auf Familientreffen gesehen hatte? Anita konnte es nicht glauben. Sie rechnete weiterhin damit, dass ihre Mutter die Fahrt nutzen wollte, um sich die richtigen Worte zurecht zu legen, bevor sie Anita fragte, ob sie sich das wirklich gut überlegt habe, ob es für das Wohl des Kindes nicht besser sei, alles rückgängig zu machen und sich zusammenzureißen – dieses Wort liebte ihre Mutter sehr. Fast so sehr wie das Wort »Häuser«.

Sie gingen über den Parkplatz des Verbrauchermarkts. Kreisstädter und Wochenendurlauber schoben ihre Einkaufswagen in gleichmäßig ruhiger Geschwindigkeit in Richtung Eingang. Anita dachte an SimCity, eines ihrer ersten Computerspiele, wo man Städte baute, indem man Quadrate irgendwo absetzte, und wenn man es richtig anstellte, entstanden dort Häuser und Menschen begannen, sich ganz automatisch hin und her zu bewegen. So sah es hier auch aus, wie in einer Standard-Kleinstadt-Animation, und es würde sie nicht wundern, wenn alle diese Menschen plötzlich erstarren würden, weil ein Computer-spielender Teenager den Computer ausschalten musste, weil es Abendessen gab.

Das Leergut, mit dem Anita ihrer Mutter angeblich helfen sollte, bestand aus einer Kiste Bier und drei Colaflaschen. Auch dies bestätigte Anita darin, dass ihre Mutter irgendetwas im Schilde führte. Im Getränkemarkt stellte ihre Mutter den leeren Kasten in den Leergutautomaten. An dem Automaten hing ein Schild: »Die Leergutbons nicht in den Mund nehmen.« Das fettgedruckte »nicht« war noch einmal von Hand mit einem Kugelschreiber unterstrichen. Als ob sich Leute, die nicht genau lasen, sonst aufgefordert fühlten, die Leergutbons erst recht in den Mund zu nehmen.

Dann schob ihre Mutter den Einkaufswagen voran, auf die Barriere mit den weißen Pfeilen auf blauem Grund zu. Sie öffnete sich automatisch, für ihre Mutter aber nicht schnell genug, sodass sie ihr mit dem Einkaufswagen einen zusätzlichen Stoß verlieh. Ihre Mutter ging an Ständern mit Aktionsware vorbei, in der Obstabteilung kaufte sie einen Beutel Äpfel. Sie schien überhaupt nichts zu brauchen, diese Fahrt war wirklich ein Vorwand, um mit Anita allein zu sein. Als sie die Aufschnitt-Theke erreichten, hatte ihre Mutter immer noch nichts gesagt.

Zusammen mit dem Käse- und Fleischbereich war die Aufschnitt-Theke derart lang, dass man vom Brie aus nicht die Nackensteaks sah. Ihre Mutter stellte sich in die Schlange, ein Ritual, das zu der Fahrt zum Verbrauchermarkt dazugehörte.

Anita betrachtete die neonerleuchtete Aufschnittwelt, die unzähligen Sorten Wurst, Mettwurst, Leberwurst, Blutwurst, Fleischwurst, Schinken, dahinter die Verkäuferinnen, die alle ein ermutigendes, aber noch nicht unappetitliches Übergewicht hatten, das die meisten Kunden motivieren konnte, noch ein paar Scheiben mehr zu kaufen, ohne sich im Vergleich zum Personal dick vorzukommen. Alle Verkäuferinnen hatten eine derart rosige Gesichtsfarbe, dass Anita überlegte, ob das Licht, mit dem der Aufschnitt angestrahlt wurde, ein besonderes Spektrum abdeckte, um alles weniger fahl erscheinen zu lassen, das tote Fleisch ebenso wie das lebendige.

Sie sah den Mitarbeiterinnen zu, wie sie hin und her liefen, mit Aufschnittgabeln fast auf das Gramm genau abmaßen, was bestellt wurde. Eine Verkäuferin ging an die Schneidemaschine, Anita hörte das ruhige Summen, mit der sie fast ohne Geräusch Schinkenscheiben, Wurstscheiben machte, dann besah sie sich das Hähnchen in Aspik, fein, Querschnitt aus Huhn und Mandarinen; eine Trüffelleberwurst wurde aufgeschnitten und Anita betrachtete ihr Inneres. Immer neue Querschnitte kamen dazu, in immer neuen Looks, das Einheitliche der Fleischwurst, das Mosaik des Bierschinkens, das marmorierte Roastbeef, zu dem hier alle Leute *Rostbief* sagten.

Sie betrachtete die Menschen, die vor und hinter ihnen anstanden. Drei ältere Frauen fielen ihr ins Auge, die einige Meter vor ihr standen, alle in Blusons, hellrosa, mintgrün und zitronengelb, die sich vom Schnitt her derart ähnelten, als hätten sie sie im selben Laden gekauft. Eine nach der anderen kamen sie an die Reihe, kauften zwei Scheiben hiervon, eine Scheibe davon, kauften, wobei sie die Aufschnittsorten mit ihrem vollen Namen nannten. Wenn der Schinken ein Nussschinken war und aus den Ardennen kam, wurde das auch so benannt. Paralleluniversum. Das war die einzig logische Erklärung, so unwahrscheinlich sie auch schien.

Um sie herum warteten fast ausschließlich Menschen über sechzig, Menschen in dem Alter, aus dem Anitas Patientenkreis größtenteils bestand. Diese Menschen liefen seit sechzig, siebzig, achtzig Jahren hier herum. So sah er also aus, der demographische Wandel, die Revolution der Sterblichkeit. Eine Siebzigjährige hatte heute das gleiche Risiko zu sterben wie vor zweihundert Jahren eine Vierzigjährige. Nun war längst die Siebzig gefallen, die Fünfundsiebzig, es wackelte die Achtzig – auch das noch kein Alter, das einen davon abhalten konnte, zehn Minuten um ein paar Scheiben maßgeschneiderte Wurst anzustehen.

»Das ist schon verlockend, oder?«, sagte ihre Mutter dann plötzlich, und Anita dachte zuerst, sie meinte die Aufschnitt-Auswahl. »Noch einmal frei sein, noch mal von vorn anfangen, raus aus diesem immergleichen Mist.«

»Wie meinst du denn das?«, fragte Anita.

»Na, mal was ganz anderes machen. Als jahrzehntelang Ehefrau sein. Mit demselben Mann, in demselben Haus. Wer wünscht sich das nicht manchmal.«

»Du?«

Ihre Mutter versuchte zu lachen, doch es kam nur ein Schnauben heraus, als hätte sie sich an einem Krümel verschluckt. Und langsam wurde Anita klar, was dies war. Es lag kein Vorwurf in dieser Befragung ihrer Mutter, sondern Neugierde.

»Die Frage ist dann nur, ob man es tut oder nicht. Ich bin nur geblieben. Deswegen will ich so gern wissen, was dazu geführt hast, dass du es gemacht hast.«

»Du hast über so etwas nachgedacht?«

»Nachgedacht? Schau dich doch einmal um hier. Mein Gott, wie habe ich dieses Kaff in meinem Leben schon gehasst.« Anita sah sich in der Tat um, allerdings hauptsächlich, um zu schauen, ob ihr jemand von den anderen Leuten in der Schlange bekannt vorkam, denn ihre Mutter sprach nicht gerade leise.

»Gerade, als ich so alt war wie du. Da ist es besonders verlockend, oder? Die Kinder brauchen einen nicht mehr so sehr und würden verstehen, was passiert. Da hatte man jahrelange eine Entschuldigung für seine Unfreiheit, sagt sich: Es ist ja nur langweilig, nicht schlimm, da bleibe ich, solange die Kinder klein sind. Dann sind die Kinder plötzlich nicht mehr klein, und man könnte wirklich gehen.«

Sie schob den Wagen ein Stück weiter. Lange konnte es nicht mehr dauern. Die Leberwürste hatten sie bereits hinter sich gelassen, die Fleischwürste auch, es folgten noch die Mettwürste, und bevor man vor dem Schinken stand, war man meistens dran.

»Du wolltest uns sitzenlassen?«, fragte Anita und wunderte sich über den empörten Tonfall in ihrer eigenen Stimme.

»Ich wollte noch einmal von vorn anfangen. Ich wollte nicht, dass das alles war, Schule, Sportverein, Klavierstunde, Supermarkt, und immer dieselben langweiligen Leute hier, das macht einen doch zum Volltrottel. Ich hatte sogar schon ein Vorstellungsgespräch. Bei einem Immobilienmakler.«

»Mami!«, rief Anita und fügte dann leiser hinzu: »Das hast du ja noch nie erzählt.«

»Das weiß auch keiner. Absolut niemand. Außer dir.«

Anita hörte diese Worte einmal, noch einmal und noch einmal, wie ein Echo. »Niemand. Außer dir.«

»Ich bewundere das. Deinen Mut«, fuhr ihre Mutter fort.

»Warum hast du es denn nicht gemacht?«, fragte Anita.

»Ich habe darauf vertraut, dass es auch so besser wird. Ich habe deinem Vater vertraut. Dass das auf Dauer schon in Ordnung mit ihm bleibt. Und es ist dann ja auch so gekommen. Ich mag vielleicht nicht so mutig sein wie du, aber ich kann vertrauen. Im Gegensatz zu dir.«

»Wie meinst du denn das?«

»Dinge, die du nicht steuern kannst, hast du noch nie gemocht.«

»Aber natürlich vertraue ich Leuten«, sagte Anita. »Ich wollte nur nicht, dass Lukas in so einer Durchhalte-Ehe aufwächst, zwischen zwei Leuten, die sich nicht mehr lieben.«

Ihre Mutter zuckte mit den Schultern, Anita überlegte, ob sie sie beleidigt hatte, da wandte ihre Mutter sich wieder nach vorn und sagte:

»Diese Doberaner Mettwurst mit dem Pfefferrand, ist die neu?«

»Ja«, sagte die Verkäuferin.

»Dann würde ich davon gern probieren.«

Ihre Mutter kaufte achtzig Gramm von der Doberaner Mettwurst mit dem Pfefferrand. Mehr nicht. Nachdem sie das winzige Aufschnittpäckchen neben die Äpfel in den Einkaufswagen gelegt hatte, nahmen Anita und sie sich jeder noch ein Stück Würstchen von dem Probier-Teller. Anita aß ihr Stück sofort, ihre Mutter jedoch nicht, sie hielt es eine Weile in der Hand, ging weiter, und in einem Moment, in dem sie sich unbeobachtet fühlte, steckte sie es in ihre Westentasche. Anita fühlte sich darin bestätigt, dass ältere Leute diese Westen trugen, um diskret Zuckertütchen, Gratisproben und Servietten verschwinden zu lassen. Da hatte sie zum ersten Mal das Gefühl, dass ihre Mutter alt wurde.

»Und heute?«, fragte Anita, als sie den Einkaufswagen über den Parkplatz zurück zum Auto schoben.

»Was?«

»Bereust du es, damals nicht gegangen zu sein?«

»Bereuen«, sagte ihre Mutter, während sie den Kofferraum öffnete und die Einkäufe hineinlegte. »Ich glaube, das kann ich gar nicht. Ich bereue nichts. Aber wenn ich es getan hätte, hätte ich auch nicht bereut. Und du wirst es auch nicht bereuen. Du hast das richtig gemacht. Der Einzige, der hier etwas bereuen wird, ist Adrian. Nämlich, dass er es nicht hinbekommen hat, dich glücklich zu machen. Denn du hast alles versucht, da bin ich mir sicher. Ich kenne doch meine Tochter.«

Dann schlug sie den Kofferraumdeckel zu.

Anita und ihre Mutter standen noch eine Weile dort und sahen dem Treiben auf dem Parkplatz zu. Ihre Mutter blickte einem jungen Paar hinterher, bis es in der Drehtür des Verbrauchermarkts verschwand, schüttelte kurz den Kopf, wie um einen Gedanken zu vertreiben und zündete sich eine Zigarette an.

»Kann ich auch eine?«, fragte Anita.

»Aber klar«, sagte ihre Mutter und gab ihr ganz selbstverständlich eine ihrer dünnen *Cartier*, als täte sie das seit Jahren. Sie gab ihrer Tochter Feuer, warf einen prüfenden Blick auf die Spitze der Zigarette, ob sie auch richtig glühte, dann sah sie Anita mit überraschtem Ausdruck ins Gesicht. Und erst, als sie Anita über die Wange strich, bemerkte Anita, dass eine der Tränen, die sie versucht hatte, zurückzuhalten, über ihre Wange gelaufen war.

»Wir haben dich lieb«, sagte ihre Mutter und nahm sie in den Arm. »Vergiss das nicht.« So standen sie eine Weile da, Anita und ihre Mutter; Autos fuhren an ihnen vorbei, in Richtung Kreisverkehr, in Richtung Gartencenter und sie standen einfach da und hielten sich, und zwischen ihren Fingern qualmten die dünnen *Cartiers*.

Als sie wieder nach Hause kamen und im Flur ihre Jacken auszogen, blieb Anitas Mutter für einen Moment vor dem Spiegel stehen und kontrollierte ihre Frisur. Anita stellte sich hinter sie und sah ihr über die Schulter, stellte gerade fest, wie ähnlich sie sich waren, Mutter und Tochter, da hörten sie schon den Lärm, und im nächsten Moment ritt ihr Neffe Joni auf ihrem Bruder als Pferd aus dem Wohnzimmer heran, beide mit Kriegsbemalung. Ihre Mutter und sie lächelten sich im Spiegel an, dann begrüßten die Kinder ihre »Tante Anni«, und ihre Mutter machte sich daran, das Abendessen vorzubereiten. Ihr Bruder nahm sie so herzlich und fest in den Arm, dass sie wusste, ihr Vater hatte ihm von der Trennung erzählt.

Als später am Abend alle gegangen waren und ihre Eltern bereits schliefen, stellte sie sich noch einmal auf die Terrasse und rauchte noch eine *Cartier*. Es war die erste Nacht des Jahres, in der es so weit abkühlte, dass Anita den Zigarettenrauch nicht von dem Dunst der Luft unterscheiden konnte, die sie ausatmete. Sie sah in die vielen Sterne über sich und dachte an Rio. Vielleicht hatte das Ganze von Anfang an keine Chance gehabt, so eine schnelle Annäherung, so kurz nach der Trennung. Wenn sie könnte, würde sie diesen Moment einfrieren, in ein, zwei Jahren wieder auftauen und dann alles richtig machen. Doch auch wenn das nicht ging – zumindest würde sie von nun an immer an ihn denken, wenn sie Sterne sah. Und an diese Nächte am Wannsee, mit denen ihr neues Leben seinen Anfang genommen hatte. Auch daran würde sie immer denken. Egal, wie es nun weiterging. Egal. Egal wie: Es wird weitergehen.

Anita blieb noch vier Tage, spielte mit ihren Nichten und Neffen, diskutierte mit ihrem Vater, rauchte mit ihrer Mutter und ging mit ihrem Bruder im Wald spazieren. Alle hätten es gerne gehabt, dass sie länger geblieben wäre, sie eigentlich auch, und doch: sie wollte nach Hause. Es gab zu viele Dinge, die dort auf sie warteten. Also machte sie sich auf den Heimweg, an einem Morgen, an dem Tautropfen in den Spinnweben hingen, die sich zwischen ihrem Außenspiegel und der Fahrertür ihres Mietwagens gebildet hatten. Schon in dem Moment, in dem sie die Autotür zuzog, rückten diese Tage in weite Ferne. Dieses Leben hier, es war ganz in Ordnung. Es war nur nichts für sie.

Da fuhr sie nun. Sie kam erst an der Sandkiste auf ihrem Spielplatz an der Ecke vorbei, dann an der Baumreihe, bei der sie als Grundschülerin mit dem Fahrrad umkehren musste, dann an der Frittenbude im Nachbarort, wo sie sich als Teenager wunderbar unbeobachtet vorkamen. Ewig hatten sie sich dort gesessen, die Kreisstadt-Teenager, sich im gleichen Maße unterdrückt und doch unverwundbar gefühlt, und einen Rest dieses Gefühls verspürte sie auch jetzt. Schließlich dann der Badesee, wo sie mit Lukas einige Male gewesen war, als er klein war. Als es einmal sehr voll war, war Lukas verloren gegangen und sorgte für einen Ausruf des Bademeisters, der damals den ganzen Strand amüsiert hatte: »Der kleine Lukas sucht seine Eltern. Er ist ungefähr drei Jahre alt und bekleidet mit … einer roten Sonnenbrille.«

Anita hatte etwas gefunden, für das es sich lohnte, zurückzukehren. Ihre Mutter hatte recht, sie hatte richtig gehandelt, sich von Adrian zu trennen. Sie durfte sich dadurch nur nicht von ihrem Sohn trennen lassen. Ohne Lukas konnte sie auch gleich mit *Ärzte ohne Grenzen* in irgendein Krisengebiet verschwinden, in einem Zelt sitzen und Medikamente verteilen. Anita nahm sich vor, um ihren Sohn zu kämpfen. Wobei kämpfen nicht das richtige Wort war. Sie würde ja nicht mit einem Degen vor Heidis Wohnungstür aufkreuzen und sie zum Duell fordern. Es sollte mehr eine Charme-Offensive werden. Sie würde versuchen, mehr nette Dinge mit Lukas zu unternehmen, Kino, Fernsehturm, shoppen. Sie würde ihm zeigen, was diese Stadt zu bieten hatte.

Und je mehr Anita über die Begegnung mit Heidi in der Klinik nachdachte, umso mehr kam ihr dieser Umzugsplan wie eine leere Drohung vor. Eine Praxis zu finden, ein Haus zu suchen, die Formalitäten zu regeln, diesen Aufwand würde Adrian nie auf sich nehmen. Und selbst wenn Heidi Adrian überzeugte, würde Lukas in Berlin bleiben wollen. Je älter er wurde, desto mehr. Die Zeit arbeitete für sie – kein schlechter Verbündeter.

Durch den Rückspiegel warf sie einen letzten Blick zurück in das Tal, in dem sie die erste Hälfte ihres Lebens verbrachte hatte, dann hatte sie die Landstraße erreicht. Kein Vierzehnjähriger zieht freiwillig aufs Land! Es war die Zeit, wo man von hier weg wollte.

Als sie Stunden später in Berlin aus dem Auto stieg, stürzte sie sich voller Freude in das Stadtleben. Sie freute sich über jeden erleuchteten BVG-Bus, der durch die Dunkelheit an ihr vorbeifuhr, die Leute erleuchtet hinter Glas, wie Kostbarkeiten in einer fahrenden Vitrine. Sah die Bratwurstverkäufer mit den vor ihren Körper geschnallten tragbaren Grills, zwei junge Mädchen, die auf eine Straßenbahn warteten, jede einen Knopf des gleichen Kopfhörerpaars im Ohr, dahinter die Kneipe im Bahnhof, aus der zwei Glücksspielautomaten blinkten. Eine Frau saß auf einem Barhocker davor und bediente beide gleichzeitig, routiniert, konzentriert, wie eine Pilotin. Und über allem der angestrahlte Fernsehturm. Dies war eine schöne Stadt. Sobald sie den Mietwagen abgegeben hatte und wieder zu Fuß ging, fühlte sie sich wieder in ihrem Element. Sie war eine erfahrene Fußgängerin, konnte vorausschauend gehen, an Kreuzungen spüren, welche Ampel zuerst grün wurde, die Bewegungen von Fußgängern voraussagen wie ein erfahrener Autofahrer den Verkehr und kam überall zügig durch, ohne jemanden anzurempeln. Auf der Treppe des U-Bahnhofs erkannte sie anhand des Rumpelns und des Luftzugs, ob der Zug, der gerade unten einfuhr, in ihre Richtung fuhr oder in die andere, und stieg genau in den Wagen der U-Bahn ein, der dem Ausgang am nächsten lag.

NICHT ERWÜNSCHT

»Da ist auch noch was«, sagte Maik, nachdem Anita sich bereits Schuhe, Ärmel und die Vorderseite ihrer Jacke mit dem Blutentferner-Spray eingesprüht hatte. Und ihre Brille. Sie hatte sicher schon eine Minute über die Gläser gewischt und musste doch noch einmal sprühen, wischen und wieder sprühen.

Woran lag es eigentlich genau, dass Blut so schwer abzubekommen war? An dem hohen Gehalt von Farbstoffen? An dem hohen Gehalt von Eisen-Ionen, die normalerweise Bindungen mit Sauerstoff eingingen oder jetzt, in diesem Moment, eben mit ihrer Jacke? Jeder, dessen Kind ab und zu Nasenbluten hatte, wusste, wie selbst kleine Mengen Blut alles dramatisch rot färbten. In Anitas Alltag führte das manchmal dazu, dass Patienten mit kleineren Platzwunden Angst bekamen, als wären sie kurz vor dem Verbluten. Anita sagte meist, dass es nicht so schlimm war, wie es aussah. Heute jedoch war es genauso schlimm gewesen wie es aussah. Und es hatte grauenhaft ausgesehen.

»Habe ich noch was am Rücken?«, fragte Anita und drehte sich um.

»Auf den Haaren. Ich mache das schnell weg«, sagte Maik. Sie standen am Seiteneingang des Herzrhythmus-Zentrums, in ausreichendem Abstand zum Patienteneingang der Rettungsstelle. Einige Kollegen, die in ihrer Nähe Pause machten und rauchten, sahen ihnen zu, wie sie sich einsprühten, wie ein Paar im Urlaub beim Sonnenbaden. Einer winkte ihnen sogar zu.

»Ich glaube, wir sind heute wieder einmal das Unterhaltungsprogramm«, sagte Maik.

»Wie ist das bloß dahin gekommen?«, sagte Anita.

»Heiliger Bimbam, hier ist noch mehr. Bin ich froh, dass du zwischen mir und dem Patienten gewesen bist.«

»Na, spitze.«

»Habe ich dir schon mal erzählt, dass Blut in der Papierindustrie als Klebstoff benutzt wird?«, sagte Maik.

»Habe ich dir eigentlich schon mal gesagt, dass ich gern mit dir zusammenarbeite?«, sagte Anita und gab Maik das Blutentferner-Spray zurück.

»So nüchtern zumindest noch nicht.«

»Oder soll ich meine Turnschuhe noch mal einsprühen?«

»Ich glaube, das bringt nichts. Dafür hat Gott 40 Grad pflegeleicht erfunden.«

Anita bewunderte Maik für seine gute Laune. Der zurückliegende Einsatz war nicht einfach gewesen, ebenso wenig wie es zwischen ihnen beiden in der letzten Zeit immer einfach gewesen war. Doch Maik hatte wirklich ein Talent dafür, Dinge vergessen zu können. Und er war nicht nachtragend – hervorragende Eigenschaften, um auf Dauer an der Arbeit im Rettungsdienst Freude zu haben.

»Wollen wir uns ein bisschen in die Sonne setzen?«

»Würde ich total gern, aber ich muss eine Aufgabe für die OrgL-Fortbildung machen. Schriftlich.«

»Ach, komm …«

»Echt, jetzt. Ich schiebe das seit Tagen vor mir her. Massenanfall von Verletzten. Einsatztaktik und Logistik.« Maik täuschte ein Gähnen vor. »Mühsam nährt sich das Eichhörnchen, und es springt von Ast zu Ast.«

»Massenanfall von Verletzten«, sagte Anita. »Hast du so etwas schon mal erlebt?«

»Nur MANV 1«, sagte Maik.

»MANV 2 noch nie?«

»MANV 2 gibt es praktisch nie. Da brauchst du ja 50 bis 500 Betroffene, da reicht kein umgekippter Reisebus.«

»Ist das so genau festgelegt?«

»Noch viel genauer. Es gibt sogar eine DIN-Norm für Katastrophenfälle. DIN 13050«, sagte Maik. »Sag mal, solltest du das nicht eigentlich wissen?«

»Das höchste ist MANV 4, oder?«

»Ja. Aber das gibt es nun wirklich kaum. Da muss man schon die Loveparade in Duisburg nehmen. Du kannst gern mit mir lernen, wenn du willst.«

»Lass mal, ich stehe einfach noch ein bisschen hier rum«, sagte Anita.

»Einfach so?«

»Ist doch schön hier«, sagte sie. Maik nickte. Die Sonne schien, es war nicht mehr heiß, aber angenehm warm. Der Sommer hatte sich noch nicht geschlagen gegeben. Doch Maik ahnte bestimmt, dass es Anita nicht nur um das Wetter ging. Er musste gemerkt haben, dass Anita der Besuch bei ihren Eltern gut getan hatte. Sie hatte nun zumindest nicht mehr das Gefühl, alles falsch gemacht zu haben. Die plötzlichen Wutanfälle, wie nach dem Segeltörn oder vor ihrer Fahrt in die Kreisstadt, die regelrechten Feuerwerke der Empörung in ihr veranstalteten und denen sie, sobald die Lunte einmal brannte, hilflos ausgeliefert war, bis sie ihr ganzes Inneres in rote, böllernde Wut verwandelt hatten, kamen nicht mehr.

Anita besah sich ihre Hände, suchte nach Resten von Blut, fand aber keine, nicht unter den Fingernägeln, an den Handgelenken, nicht zwischen den Fingern, nicht an Daumen, Zeigefinger, Mittelfinger. Als sie den Ringfinger betrachtete, rieb sie über die Stelle, an der ihr Ehering gewesen war. Wie oft hatte sie ihn abgenommen, um die Hände zu reinigen. Eines Tages hatte sie ihn einfach nicht wieder aufgesetzt. Und nun war sie frei.

Sie hatten sich ziemlich beeilt bei der Anfahrt zu dem letzten Einsatz. Immerhin hatte das Meldebild auf einen chirurgischen Notfall mit Erbrechen von Blut gelautet. Für die Kolleginnnen und Kollegen in der Leitstelle, die herausfinden mussten, wie ernst die Lage war, war es damit eindeutig: Zusätzlich zu dem RTW wurde der Notarzt alarmiert, so sah es das Standardisierte Notrufabfrageprotokoll SNAP vor. Anita und Maik waren also auf das Schlimmste vorbereitet gewesen, hatten aber doch damit gerechnet, dass es nicht dazu kommen würde – weitaus wahrscheinlicher als wirkliche Lebensgefahr war eine Situation, in der wenig Blut für große Panik sorgte.

Kurz vor dem Alarm hatte Anita auf der Bergmannstraße zwei Döner gekauft, von denen Maik und sie in ihrem NEF gerade den zweiten Bissen genommen hatten, als der Funkmeldeempfänger losgegangen war. Sie wickelten ihre Döner wieder in die Alufolie ein und steckten sie in die Türfächer des NEF, fuhren los und hatten keine drei Minuten später das Wohnhaus am Chamissoplatz erreicht, noch nicht einmal der RTW war da.

Als Anita und Maik die dritte Etage erreicht hatten, erwartete sie vor der Tür der Wohnung, zu der sie gerufen worden waren, ein nicht besonders großer, auffällig schlanker Mann. Er trug ein Jackett, darunter ein weißes Hemd und sogar eine Weste, wobei sein Anzug vom Schnitt her nicht wie ein korrekter Bankberater-Anzug wirkte, sondern eher wie ein Modell, nach dem man in Second-Hand-Läden lange suchen musste. Soweit im schummerigen Licht das Hausflurs zu erkennen, war der Mann ziemlich blass und wirklich derart dünn, dass Anita überlegte, ob er den Dreiteiler vielleicht auch trug, um darüber hinwegzutäuschen. Er wollte Anita zur Begrüßung die Hand geben, doch sie hielt ihm den Unterarm hin, da sie mit den Einweghandschuhen möglichst nichts anfassen wollte, bevor sie zu dem Patienten kam. Der Mann schien das zu begreifen, als er die blauen Handschuhe sah, ergriff für einen Moment ihren Oberarm und sagte dabei:

»Guten Tag.«

»Dr. Cornelius«, sagte Anita. »Sie haben uns gerufen?

»Ja.«

»Ist der Patient da in der Wohnung?«

»Ich bin der Patient.«

»Sie haben Blut erbrochen?«, fragte Anita.

»Ich muss sofort in die Klinik. Ich habe Ösophagusvarizen«, antwortete der Mann und war schon im Begriff, die Treppen runterzugehen, doch Anita zögerte, wie immer, wenn Patienten sie bereits mit einer selbst gestellten Diagnose empfingen. Ösophagusvarizen gab es hauptsächlich bei starken Schnapstrinkern, was der Mann offenbar auch wusste, denn er fügte sofort hinzu:

»Ich habe eine Autoimmunhepatitis. Seit dem zwölften Lebensjahr.«

Anita war sich nicht sicher, ob sie ihm glauben sollte. Chronisch Kranke, die ihren Zustand weit besser kannten, als Anita es auf die Schnelle herausfinden könnte, gab es immer wieder, doch die ruhige, höfliche Begrüßung und die gute Kleidung des Mannes irritierten Anita noch immer. Wer erbrach schon lebensgefährliche Mengen Blut und kleidete sich danach so, dass der Rettungsdienst das Gefühl bekam, sie müssten ihn eher in die Oper fahren als in die Klinik?

»Wie viel Blut haben Sie denn erbrochen?«, fragte Anita.

»Einen ganzen Mageninhalt. In die Badewanne. Soll ich es Ihnen zeigen?«

Anita sah den Mann an. Das mit der Autoimmunhepatitis mochte stimmen, doch dass die Krampfadern in seiner Speiseröhre wirklich geplatzt waren und er in diesem Moment in seinen Magen verblutete, fand sie unwahrscheinlich. Chronisch Kranke wurden nicht selten im Laufe ihres Lebens zu Hypochondern. Vielleicht hatte er auch nur unmittelbar vor dem Erbrechen ein paar Himbeeren oder Tomaten zu viel gegessen. Doch im Resultat war es einerlei. Wenn er ein Hypochonder war, sollte sie ihn schnell loswerden, wenn er die Wahrheit sagte, musste er erst recht sofort in die Klinik.

Der Rettungswagen war inzwischen ebenfalls angekommen. Die beiden Rettungsassistenten führten den Mann vorsichtig die Treppe hinunter. Als sie den RTW erreicht hatten, beschloss sie, den Mann nicht hinzulegen, um ein weiteres Übergeben zu vermeiden. Nachdem er saß, ließ sie Maik einen Beutel NaCl anhängen, um einen offenen Zugang zu haben, falls sie ihm später Medikamente geben müsste, ein anderer Rettungsassistent hielt zur Sicherheit einen *SicSac*-Brechbeutel griffbereit.

Anita fragte ihn, ob er einen Notfallausweis oder Perso bei sich hatte. Der Mann öffnete den Mund, um ihr zu antworten, schloss ihn jedoch wieder, ohne ein Wort zu sagen. Er presste die Lippen aufeinander, dann erbrach er sich. Er hielt noch die Hand vor den Mund, was allerdings dazu führte, dass er das Blut nicht in einem Schwall erbrach, sondern in einem rosafarbenen Sprühregen herausprustete, der sich im ganzen Wagen verteilte. Nie war Anita derart froh gewesen, eine Brille zu tragen wie in diesem Moment. Rot. Überall. Der Rettungsassistent drückte dem Patienten eilig den Brechbeutel in die Hand, da kam es ein zweites Mal, direkt an dem Beutel vorbei auf den Boden und auf Anitas Schuhe. Maik sprang aus dem Wagen, damit sie losfahren konnten, und das taten sie auch, so schnell es ging.

Anita wischte sich notdürftig mit einem Tuch über die Brille, dann galt ihr erster Blick dem Patienten, der nach vorn gebeugt dasaß und den Mund direkt über die Öffnung des Brechbeutels hielt, die kreisförmig verstärkt war und den SicSacs das Aussehen übergroßer Kondome gab. Nun kam nichts mehr. Anita wollte gerade feststellen, ob der Patient noch ansprechbar und orientiert war, da sagte der Mann:

»Sehen Sie? Das ist es, was ich meinte.«

Anita maß seinen Blutdruck, der noch in Ordnung war, dann sah sie auf den Boden. Das Blut war nicht besonders dunkel, es konnte nur kurz im Magen gewesen sein. Auch das sprach für Krampfadern in der Speiseröhre.

Der Mann, dessen Hemd jetzt durch und durch rot war, sah sie an, eher entschuldigend als ängstlich. Er musste seit Jahren damit rechnen, dass so etwas passieren konnte. Immer wieder musste er dieses Szenario im Kopf durchgespielt haben, er schien sogar ein wenig neugierig darauf zu sein, wie es sich anfühlte, nun, wo es wirklich dazu kam. Viele Menschen mochten es sich vornehmen, dem Schicksal auf diese Weise gegenüber zu treten, mit Fassung, mit Würde, doch selten war es jemandem so gut gelungen wie ihm.

Denn natürlich wusste er, dass dies eine lebensgefährliche Komplikation war. Wenn sie ihn nicht schnell genug zu einer Notfall-Endoskopie brachten, würde er verbluten. Anita bat den Rettungsassistenten, einen zweiten großlumigen Zugang in der Ellenbogenvene zu legen, gab ihm einen halben Liter Hyper-HES, um den Blutverlust zumindest vorübergehend auszugleichen, und machte währenddessen die Absaugeinheit bereit. Wenigstens hatte er gute Venen, trotz der vielen Krankenhausaufenthalte und Arztbesuche, die er bestimmt in den letzten Jahrzehnten über sich hatte ergehen lassen müssen. Sie gab noch etwas Vasopressin, um die Gefäße zu verengen, ansonsten konnten sie notfallmedizinisch nichts für ihn tun.

Den Rest der Fahrt saßen sie sich schweigend gegenüber wie zwei Fahrgäste, die sich ein lärmendes, rasendes Großraumtaxi teilten. Zu sagen gab es nichts. Anita riet ihm sogar, den Mund geschlossen zu halten und fragte, ob er genug Luft durch die Nase bekam. Er nickte. Ob er Sauerstoff wollte? Er schüttelte den Kopf.

Etwas später griff er in die Innentasche seines Jacketts und gab ihr seinen säuberlich in einer Plastikhülle steckenden Notfallausweis, auf dem seine Blutgruppe, der Name einer internistischen Praxis mit hausärztlicher Versorgung und die Handynummer einer Frau namens Cordula Hain vermerkt waren.

Trotz des rot durchgefärbten Hemdes sah er auch in diesem Zustand noch sehr ordentlich aus. Anita konnte es durchaus nachvollziehen, dass chronisch Kranke besonderen Wert auf ihre Erscheinung legten, als Ausgleich für körperliche Unzulänglichkeiten vielleicht oder in der Hoffnung, dass ihnen so in der Öffentlichkeit eher geholfen würde, wenn sie einmal Hilfe brauchten. So abgerissen herumzulaufen wie viele, nicht nur junge Leute in Kreuzberg und Neukölln, das konnten sich nur gesunde, wohlhabende Menschen leisten.

Wie ging es für ihn weiter? Sie war sich ziemlich sicher, dass die Blutung rechtzeitig gestoppt werden konnte, was dann kam, wusste sie nicht. Vielleicht gab es noch Spielraum, ihn medikamentös einzustellen, die Prednison-Dosis zu erhöhen, sonst brauchte er wohl eine Spenderleber, da ging es Patienten mit einer Autoimmunhepatitis nicht anders als schweren Alkoholikern. Ob nun jahrelanger Suff oder das eigene Immunsystem die Leber angriff – im Endeffekt lief es auf dasselbe hinaus. Anita wünschte ihm alles Gute, als sie ihn ohne größeren Blutdruckabfall den Kollegen in der Rettungsstelle übergab.

Anita roch das Blut noch immer, als sie einige Stunden später wieder draußen stand, um zu rauchen. Eisen. Immer wieder blies sie den Rauch durch die Nase aus, und doch kehrte er zurück, dieser Geruch, der für ferne Vorfahren einmal ein wichtiges Signal gewesen sein musste, denn wo Blut floss, war entweder Essen oder Gefahr. So war die Menschheit einmal gewesen. Steinzeit. Eisenzeit, dachte Anita, da hörte sie unmittelbar hinter sich ein kehliges Röcheln.

Sie drehte sich um und sah einen jungen Mann mit einem Nasenring, der nur wenige Meter von ihr entfernt stand. Seine dünnen Beine steckten in einer engen Hose, die wiederum in bunt geringelten Socken steckte. Er trug Anzugschuhe, einen Dreitagebart und einen etwas längeren Schnurrbart. Er hielt vier Möpse an ihren Leinen, die schnarchend und röhrend in einer Lautstärke atmeten, die dem Ausdruck »verschnaufen« eine ganz neue Bedeutung hinzufügte. Anita hatte ihn schon einmal hier in der Gegend gesehen, inzwischen durfte es in der Nachbarschaft mehr Möpse geben als Dackel, Kampf- und Schäferhunde zusammen. Der Junge wollte weitergehen, doch seine Mops-Armada war offenbar in einen Steh-Streik getreten. Keiner rührte sich, und so blieb auch der junge Mann stehen, der dies offenbar bereits kannte, und nahm ein Telefon aus seinem Stoffbeutel.

Vielleicht sollte sie sich auch einen Hund kaufen. Oder vier. Anita bekam eine riesige Lust darauf, neue Dinge auszuprobieren. Letztendlich war es doch gut, dass alles so gekommen war. Das Leben ging weiter, wer weiß, vielleicht ging es auch jetzt erst richtig los.

Der Junge mit seinen Hunden hatte sich wieder in Bewegung gesetzt und ging in langsamem Tempo in Richtung Kanal. Sie musste die Augen zusammenkneifen, so tief stand die Sonne schon, während sie dem Gassi gehenden Jungen hinterher blickte, sah, wie er ein Stück nach rechts auswich, um auf dem schmalen Weg Platz für eine Gestalt zu machen, die ihm entgegen kam. Anita wusste sofort, wer es war. In dem Gegenlicht konnte sie nur die Umrisse ausmachen, doch an der Art, wie dieser Mensch mit jedem großen Schritt den Oberkörper leicht zu der Seite knickte, zu der Seite, auf der er einen Rucksack trug, wie immer nur über der einen Schulter, erkannte sie sofort ihren Sohn. Lukas kam sie besuchen!

Anita stand so weit von der Rettungsstelle entfernt, dass er sie offenbar nicht bemerkt hatte, so zielstrebig ging er auf den Eingang zu. Sie wollte schon Hallo rufen, da fiel ihr die Zigarette in ihrer Hand ein. Anita überlegte einen Moment, sie wegzuschmeißen, dann entschied sie sich dagegen und rief einfach nur:

»Hey!«

Lukas drehte den Kopf, und in dem Moment, wo er sie sah, ihr zuwinkte, mischte sich Befangenheit in ihre Freude. Es war das erste Treffen seit ihrem Segelausflug, Lukas musste eigentlich sauer auf sie sein, doch als er auf sie zukam, verschwand diese Sorge ebenso schnell wie sie gekommen war. Auch das würden sie hinbekommen. Ab jetzt würde sie das richtig machen, keinen Streit anfangen, nicht provozieren, dies war ihre Gelegenheit. Sie nahm noch einen Zug, dann stand er vor ihr.

Er sah überrascht auf ihre Zigarette. Anita rechnete schon mit einen Spruch und lächelte Lukas an, runzelte die Stirn, fügte noch ein Schulterzucken hinzu, da lächelte auch Lukas. Und sagte nichts.

Trotz der noch warmen Temperaturen trug er einen bunt gemusterten Wollpullover und einen Schal, was ihm zusammen mit der Scheitelfrisur das Aussehen eines englischen Internatschülers gab, wären da nicht die Turnschuhe gewesen, auf die Lukas offenbar gut aufpasste, sie waren noch immer leuchtend weiß.

»Das ist aber eine schöne Überraschung«, sagte Anita da, nahm einen letzten Zug, warf die Zigarette weg und umarmte ihn.

»Hast du gerade Zeit?«, fragte Lukas.

»Aber klar. Gut, dass du kommst, ich wollte mich eh noch mal entschuldigen für das, was ich gesagt habe. Beim Segeln. Das war echt blöd.«

»Schon okay.«

»Nein, ist es nicht. Ich war gemein. Besonders zu dir.«

»Ich bin dir nicht böse, Mama«, sagte Lukas und legte ihr die Hand auf die Schulter, als wollte er sie beruhigen. Es funktionierte. Dies war wieder ihr Sohn, wie sie ihn kannte, ein freundlicher, rücksichtsvoller Mensch. Er schien sogar noch freundlicher als sonst – für einen Menschen in diesem Alter auf geradezu merkwürdige Art entspannt. Anita konnte nicht sofort benennen, was sich verändert hatte, doch als Lukas sich runterbeugte, die Schnursenkel seiner Turnschuhe richtete, seine Hose wieder so über die Schuhe zog, wie er es wollte, und sich dann voller Schwung wieder aufrichtete, wurde es ihr klar. Seine Bewegungen wirkten leichter, sorgloser als in der letzten Zeit, in den letzten Wochen, in denen Anita immer öfter das Gefühl hatte, er wirkte schon mit seinen vierzehn Jahren wie ein von der Last eines immergleichen Alltagstrotts niedergedrückter Erwachsener.

»Und was treibst du so?«, fragte Anita und boxte ihm sanft in den Bauch, wie sie es früher oft getan hatte. Sie erinnerte sich an die Normalität, die das alles einmal gehabt hatte. Die Normalität, die Adrian und sie sich immer gewünscht hatten, seit ihrer Schwangerschaft. Sie hatten sie einmal besessen. Anita wollte sie zurück:

»Super Wetter, oder?«

»Bei diesem Wetter ist Berlin echt die schönste Stadt der Welt«, sagte Lukas.

Anita nickte. Offenbar lag sie mit ihrer Theorie richtig: Lukas redete nur so komisches Zeug, wenn Heidi dabei war. Was sollte er denn auch sonst machen? Ihm blieb nichts anderes übrig, wenn er wollte, dass dieses neue Zusammenleben funktionierte. Enorm, wie anpassungsfähig Trennungskinder sein konnten, wie schnell sie lernten, in verschiedenen Umfeldern nicht aufzufallen, echte Chamäleons. Anita nahm sich vor, es ihm nie mehr übelzunehmen, wenn er komische Dinge sagte. Nie mehr. Dafür war die Zeit viel zu schade.

»Sag mal, soll ich mir vielleicht einen Hund kaufen?«, fragte Anita.

»Klar. Warum nicht?«

»Du wolltest doch früher immer einen Hund.«

»Ich schon. Ihr wolltet das ja nicht, wegen dem vielen Gassi gehen.«

»Aber es gibt ja auch Hunde, die brauchen nicht so viel Bewegung.«

»Klar«, sagte Lukas erneut. »Ist doch lustig.«

Anita nickte und wollte gerade vorschlagen, mal wieder gemeinsam etwas zu unternehmen, doch sie kam nicht dazu, denn es war Lukas, der nun sagte:

»Wir müssen mal wieder zusammen was machen.«

Anita sah ihn überrascht an.

»Eine Pizza essen gehen oder so. Am Samstag vielleicht?«.

»Da habe ich Nachtdienst. Aber Sonntag gern. Da kann ich den ganzen Tag.«

»Sonntag ist bei mir nicht so gut«, sagte Lukas.

»Montag?«

»Das kann ich noch nicht so genau sagen. Ich weiß nicht, wann wir mit packen anfangen.«

»Fahrt ihr in Urlaub?«, fragte Anita.

»Wir fangen so langsam an, den Umzug vorzubereiten. Nach

Neuglobsow«, sagte Lukas in einem Tonfall, als würde er ihr davon erzählen, wie er sich neulich eine Packung Kaugummi gekauft hatte. Es war klar. Lukas wollte, dass es ganz selbstverständlich klang, und nicht nur das, er wünschte sich, dass es selbstverständlich *war*, eine ganz alltägliche Sache, ein Umzug eben, mehr nicht.

»Neuglobsow?«

»Deswegen bin ich hier. Das sollte … wollte ich dir erzählen. Papa kann da eine Praxis übernehmen, mitten im Dorf. Und Heidi hat für uns ein superschönes Haus gefunden, direkt daneben. Echt voll schön. Ein alter Resthof.« Anita konnte es kaum glauben, Lukas' Tonfall klang nun nicht mehr nur selbstverständlich, er sprach geradezu begeistert von ihrem Vorhaben.

Praxis.

Resthof.

Dorf.

»Was?«, fragte Anita. Sie wusste nicht, was sie sonst sagen sollte, schließlich hatte sie nicht einmal damit gerechnet, dass es überhaupt zu diesem Umzug kommen würde – geschweige denn in diesem Tempo.

»Papa hat schon aufgehört hier. Gestern war sein letzter Tag.«

»Einfach so? Von heute auf morgen?«

»Keine Ahnung. Musste halt. Der Arzt da geht Silvester in Rente. Das muss so schnell gehen, damit er Papa noch einarbeiten kann. Heidi kannte da jemanden, die Tochter von dem Arzt oder so, von einem ihrer Seminare. Daher hat das so spontan geklappt.«

»Spontan, ja, das kann man wohl sagen«, sagte Anita.

»Das wird jetzt etwas hektisch, aber dafür können wir vor Weihnachten noch alles herrichten. Viel ist eh nicht zu tun, meint Heidi, die Bäder sind ganz neu, und da ist ein Garten mit

Obstbäumen, so groß, da können wir sogar Osterfeuer machen.«

Anita hätte nie gedacht, dass ein Junge in Lukas' Alter überhaupt in der Lage war, Worte wie Obstbäume und Osterfeuer mit einer derartigen Begeisterung auszusprechen. Sie ahnte, warum Lukas ihr vorhin so gut gelaunt und freundlich erschienen, was an seinen Bewegungen, an seinem Gang anders gewesen war. Er freute sich. Auf diese neue Welt, in die er zog.

»Wird dir das nicht langweilig, auf so einem Dorf?«

»Nee, bestimmt nicht. Da ist zwar weniger los, aber dafür hat man auch weniger Stress. Man ist halt mehr an der frischen Luft und lebt ganz regelmäßig. Und man lernt mal andere Leute kennen. Neue Freunde«, sagte Lukas und strahlte derart über das ganze Gesicht, wie Anita es lange nicht mehr gesehen hatte.

»Ja«, sagte Anita. »Andere Leute.«

Anita hatte so traurig geklungen, dass es sie selbst überraschte. Lukas hingegen bemerkte es in seiner Begeisterung nicht.

»Wo liegt das überhaupt?«, fragte sie.

»Im Norden.«

»Wie? Im Norden?«

»Na, im Norden von Berlin. Da ist so ein See in der Nähe.«

»Und das geht so schnell mit dem Umzug?«

»Ja.«

»Kriegt man so schnell überhaupt ein Umzugsunternehmen?«

»Keine Ahnung.«

»Hast du das Haus denn schon gesehen?«

»Bis jetzt nur Heidi.«

»Und wo ist dann deine Schule?«

»Da wird es schon irgendwo eine geben.«

»Was ist denn da die nächstgrößere Stadt?«

»Mama, ich weiß es nicht!«, rief Lukas.

Anita hielt inne. Die Wut, die sie seit dem letzten Treffen mit Heidi immer wieder empfunden hatte, war zurück, stärker denn je. Anita konnte es nicht glauben, Heidi so auf den Leim gegangen zu sein. Anita konnte nicht einmal behaupten, sie hätte nichts davon gewusst – schließlich hatte Heidi schon länger von diesem Plan gesprochen. Anita hatte sie einfach nicht ernst genommen. Die Zeit arbeitete für sie, hatte Anita gedacht, und währenddessen hatte Heidi still und leise Fakten geschaffen, so lange, bis die Zeit sich auf Heidis Seite geschlagen hatte. Sie hatte Heidi unterschätzt, und das war es, wofür sie jetzt die Quittung bekam.

»Das wird bestimmt toll«, sagte Lukas, doch die Leichtigkeit und Vorfreude in seiner Stimme waren verschwunden. Er sprach eindringlicher jetzt, als hätte er gemerkt, dass etwas nicht stimmte. Er machte einen Schritt auf Anita zu. Sie spürte, wie er ihr erst mit der Außenseite der Finger zweimal über die Wange strich, dann öffnete er die Hand, legte sie an ihre Wange und sagte:

»Ich bin doch nicht aus der Welt, Mama.«

Es fiel Anita erstaunlich schwer, nicht zu weinen, aber das durfte sie auf keinen Fall. Lukas schien ohnehin das Gefühl zu haben, sie trösten zu müssen, dabei hatte Anita doch *ihm* helfen wollen. Sie räusperte sich und sagte:

»Natürlich nicht.«

»Ich komme ja auch immer mal nach Berlin«, sagte Lukas. »Und du kannst uns da besuchen. Von Neuglobsow ist es nur zwei Stunden ans Meer, das habe ich mir schon auf der Karte angesehen. Da können wir noch mal segeln. Mit deinem … neuen Freund.«

»Mit Rio?«

»Der ist doch jetzt dein Freund, oder?«

»Ja«, sagte Anita sofort, obwohl das alles andere als klar war. Instinktiv hatte sie das Gefühl, auf keinen Fall als Opfer oder einsame Zurückgelassene dastehen zu wollen, obwohl es genau das war, was sie empfand.

»Cool«, sagte Lukas.

»Ich würde trotzdem sagen, wir fassen lieber erst mal das mit dem Pizzaessen ins Auge«, sagte Anita, und es war ihr gelungen, jegliche Rührung aus ihrer Stimme herauszuhalten.

Anita war in der Provinz aufgewachsen und hätte mit vierzehn ihre Großmutter und ihre CD-Sammlung verkauft, um da wegzukommen. Lukas hatte sein ganzes Leben in der Großstadt verbracht, und stellte sich unter dem Landleben offenbar etwas vollkommen anderes vor. Und was wusste sie schon darüber, wie es auf dem Land wirklich war, heute, hier. Das Einzige, was sie davon manchmal sah, waren die Jungs und Mädchen in Lukas' Alter, die am Alexanderplatz auf die ins Umland fahrenden Regionalexpresse warteten, und die waren auch nicht anders gekleidet als er. Ansonsten wusste sie nichts. Ihre Familie verschwand in eine Welt, die Anita vollkommen fremd war.

Wie konnte Heidi nur denken, sie kommt damit durch? Hatte Anita sich mit ihren Aktionen bereits so weit ins Abseits gestellt, dass es für andere Leute okay war, sie auf diese Art zu übergehen? Anita musste aufpassen, ihre Wut nicht an Lukas auszulassen. An ihm und seinen Träumen. Vielleicht hatte der Segelausflug, ihr Verhalten, sogar dazu geführt, dass Lukas diesen Umzug überhaupt erst als Lösung in Erwägung gezogen hatte. Lukas musste ja den Eindruck bekommen haben, dass zwischen den beiden Wohnungen, zwischen denen er pendelte, zwar nur einige Minuten Fußweg, aber doch Welten lagen. Was musste das für einen jungen Menschen, der sich beiden Welten anpassen wollte, für einen Stress bedeuten, dieser dauernde Wechsel zwischen schwarz und weiß. Das konnte auch an dem begabtesten Chamäleon nicht spurlos vorübergehen.

»Ich hole mir was aus dem Automaten. Willst du auch was?«, sagte Anita.

»Klar«, sagte Lukas. Sie gingen rein, und schon in dem Moment, in dem sie vor dem Automaten standen, wusste Anita, dass auch das eine schlechte Idee gewesen war. Anita musste daran denken, wie viel Spaß es ihnen gemacht hatte, diesen Automaten zu bedienen, als Lukas noch klein war. Nun bedeutete das alles nichts mehr, es erinnerte sie nur daran, dass sie mit Lukas vor allem eins teilte: Vergangenheit. Lukas' Zukunft würde an anderen Orten stattfinden. Eilig warf sie eine Münze ein, wählte. Ein Mars-Riegel fiel mit einem hässlichen Plumps in die Tiefe.

»Du bringst mir Glück. In der letzten Zeit hat das oft nicht geklappt«, sagte sie, weiterhin fest entschlossen, so zu tun, als sei das ein ganz normaler Moment.

»Ich nehme ein Mineralwasser«, sagte Lukas. Anita nickte, zahlte, wählte, die Flasche fiel. Und als Lukas den ersten Schluck genommen hatte, fragte sie es doch:

»Und du willst wirklich mit? Nach Neuglobsow?«

»Na klar«, sagte Lukas.

»Das ist ganz schön weit. Wenn du später mal mit Freunden ausgehen willst.«

»Wird schon irgendwie gehen. Dafür ist es halt schön, wenn man draußen sein will. Auch für Papi. Dem tut das bestimmt gut, und da kann ich ihn doch nicht allein lassen.«

Anita schwieg.

Lukas trat einen Schritt zurück. Er zog seine immer leicht gerunzelte Stirn noch etwas weiter zusammen, dann legten sich auch die Partien um seine Augen und seine Lippen in Falten, als habe ein Gedanke den Weg von seinem Kopf zu seinem Mund genommen, den er eigentlich nicht aussprechen wollte, aber letztlich doch nicht anders konnte:

»Eine Sache wollte ich dir auch noch sagen, Mama.«

»Ja?«

»Heidi macht eine Abschiedsfeier. Einen Brunch. Am Sonntag.«

»Und ich bin nicht eingeladen, denke ich mal?«

Lukas schüttelte den Kopf. Anita nickte.

»Keine Ahnung«, sagte Lukas. »Ich glaub, die haben Angst, dass das wieder so wird wie beim Segeln. Aber ich habe gedacht, dass du vielleicht trotzdem kommen willst?«, fragte Lukas. »Du könntest mein Gast sein. Dann könnten wir uns alle wieder vertragen. Bevor wir anfangen, den Umzug vorzubereiten«, sagte er.

»Ich glaube, das gibt nur wieder Streit«, sagte Anita.

Es gab nichts, was sie tun konnte, ohne wie eine hysterische Ziege dazustehen. Wahrscheinlich hoffte Heidi sogar genau darauf, dass diese Wut, der Anita kaum noch Herr wurde, sich entlud, dass Anita uneingeladen auf dem Brunch erschien, mit Lauchstangen und Hackbällchen um sich schmiss. Sich am Umzugswagen festkettete. Den Resthof anzündete. Und das Schlimme war: Genau das hätte Anita liebend gern getan.

»Wenn wir uns beide fest vornehmen, einfach nur nett zu sein, klappt das bestimmt.«

Anita schwieg.

Nun war es wieder Lukas, der sich mit einer Sache nicht abfinden wollte, die die Erwachsenen längst akzeptiert hatten. Er war getrieben von dem Wunsch, sich der schlechten Stimmung nicht zu fügen, die ihn umgab.

Anita atmete ein. Aus. Ein. Es gab nur eine Lösung. Sie musste es mit Würde tragen. Ruhig bleiben. So wie der Mann vorhin bei ihrem Einsatz. Blut erbrechen, den guten Anzug anziehen und darauf warten, was kommt.

»Wir machen lieber noch mal was Schönes, nur wir zwei. Hier in Berlin«, sagte sie.

»Schade«, sagte Lukas. Sie standen noch eine Weile da, doch keiner von ihnen wusste mehr etwas zu sagen. Lukas sah auf seine Schuhe, fuhr sich durchs Haar, zog seinen Schal etwas fester. Dann machte er sich auf den Weg. Anita nahm ihn in den Arm, ließ ihn aber wieder los, bevor es zu lange dauerte. Sie war keine Mutter, die klammerte. Oder war es inzwischen so, dass sie jede Art von Gefühlsäußerung gleich für Klammern hielt?

Anita ging zum Stützpunkt zurück, ohne ihrem Sohn hinterherzusehen. Sie lief an ihrem Arztzimmer vorbei, den Flur entlang, in der Hoffnung auf einen baldigen Einsatz oder ein Gespräch mit Maik – etwas, das sie ablenkte. Sie fand Maik in ihrem Aufenthaltsraum, vertieft in seine Fortbildungs-Unterlagen.

Anita setzte sich hin und schwieg eine Weile. Maik las einfach weiter.

»Jetzt wird es so langsam kalt«, sagte sie.

Maik brummte ein zustimmendes »Hmhm«.

»Fährst du wieder irgendwohin in die Sonne in den Urlaub, wenn es richtig Winter geworden ist?«

»Wahrscheinlich.«

»Wollte ich vielleicht auch machen. Vielleicht fahren wir ein paar Tage zusammen?«

»Warum nicht.«

»Wo könnten wir denn hinfahren?«

»Ich lese mal kurz das Kapitel zu Ende, okay?«, sagte Maik.

»Adrian, Heidi und Lukas ziehen aufs Land! Adrian übernimmt da eine Praxis.«

Maik sah abrupt von seinen Unterlagen auf.

»Warte mal, nicht so schnell, was ist los?«

»Nächste Woche ziehen die um.«

»Das kann doch nicht sein. Er hat doch drei Monate Kündigungsfrist.«

»Ich weiß es nicht.«

»Die bekommen doch so schnell gar keinen Ersatz für ihn.«

»Keine Ahnung.«

»Nehmen die dann jetzt Honorarärzte?«

»Woher soll ich das wissen«, sagte Anita.

»Was ist denn jetzt los?«

»Was soll los sein?«

»Du pampst mich auf einmal total an.«

»Ich erzähle dir hier etwas, das für mich eine Riesenkatastrophe ist und du reagierst wie ein leitender Oberarzt, der eine Lücke im Dienstplan füllen muss.«

»Du tust ja so, als ob die auf den Mond ziehen.«

»Auf den Mond nicht, aber doch in eine Art … Paralleluniversum.«

»Häh?«

»Ein anderes Universum. In dem Heidi die Regeln macht.«

»Das klingt ja so, als hätte Heidi dir Adrian und Lukas weggenommen.«

»Aber genau das passiert doch gerade.«

»Jetzt hängst du dich da schon wieder total rein.«

»Was bleibt mir denn anderes übrig?«

»Doktor, du weißt doch, was ich denke. Du musst jetzt mal die Vergangenheit ruhen lassen. Das musste ich auch nach der Sache mit Theo. Vier Jahre. Das war doch auch nicht nichts.«

»Die haben mich nicht einmal gefragt.«

»Nun gut. Deine Ehe ist in die Brüche gegangen. Adrian ist erwachsen und Lukas auch fast. Und erwachsene Menschen ziehen halt manchmal um. Das ist nicht einfach, aber du musst jetzt so langsam mal damit klarkommen, anstatt dauernd was dagegen zu tun«, sagte Maik und als Anita schwieg, fügte er hinzu:

»Du hast doch alles versucht. Warst mit denen segeln und so.«

»Von wem weißt du das denn jetzt ?«

»Von Theo. Dem hat Adrian das wohl erzählt.«

»Schläfst du wieder mit deinem Oberarzt? Ich dachte, das ist endgültig vorbei.«

»Das tut doch jetzt nichts zur Sache.«

»Aber dass man in der Klinik in der Kaffeepause über mein Privatleben spricht, das hätte ich schon gern sofort erfahren. Und nicht erst jetzt durch Zufall.«

»Wir hatten ja nicht gerade viel Zeit zum Reden, die letzten Tage.«

»Vorhin haben wir doch über alles mögliche geplaudert.«

»Alles Mögliche?«, sagte Maik. »Wir haben über meine Zukunft ›geplaudert‹. Über mich. Zur Abwechslung mal. Das mag für dich Kleinkram sein, doch diese Fortbildung bedeutet mir was. Glaubst du, ich will bis ans Ende meines Lebens so weiter machen? Ich will Organisatorischer Leiter werden. Und dann vielleicht auch mal Leute ausbilden. Aber du scheinst das irgendwie gar nicht zu merken, weil du so sehr mit dir selbst beschäftigt bist. Ich höre mir das ja alles gern an, aber so langsam nehmen deine Probleme ganz schön viel Platz ein. Du bist zwar der Chef, aber …«

Maik verstummte. Natürlich ging es nicht darum, dass Anita der Chef war. Sie konnte ihm zwar bei einem Einsatz Weisungen geben, das war es dann auch. Sie waren vollkommen unabhängig voneinander. Eine Ärztin und ein Feuerwehrmann.

Anita hätte gern weitererzählt, weitergeschimpft, doch jetzt traute sie sich nicht mehr. Sie griff in die Tüte der »ja!«-Gebäckmischung und fischte einen Keks heraus, stellte fest, dass er an der Marmeladenseite mit einem anderen zusammengeklebt war. Legte ihn zurück. Da hatte Maik sich schon wieder in den Aktenordner mit seinen Schulungsunterlagen zum Massenanfall von Verletzten vertieft.

Kurz vor Schichtende begleitete Anita einen Patienten im Rettungswagen, der höchstens eine Blinddarmentzündung hatte. Ein derart harmloser Fall hätte normalerweise von jedem Rettungssanitäter transportiert werden können, doch Anita hatte darauf bestanden, mitzufahren und den Patienten selbst auf der chirurgischen Station des Urban-Krankenhauses abzuliefern. Während ihre Ablösung schon den Dienst angetreten hatte, machte Anita eine äußerst ausführliche Übergabe, stand dann mit ihrem halb ausgefüllten Protokoll noch lange auf Station 53 herum und dachte an Lukas. Daran, wie sie früher abends oft Karten gespielt hatten. Sobald Lukas wusste, dass es das letzte Spiel vor dem Schlafengehen sein würde und sich abzeichnete, dass er gewann, spielte er absichtlich schlecht, um das Spiel zu verlängern. Auch sie hätte jetzt gern etwas getan, um das Ende ihres Dienstes hinauszuzögern, doch es ging nicht. Sie fuhr mit dem Fahrstuhl nach unten, tat das Protokoll in die Ablage, zog sich um und ging hinaus.

Auf der Auffahrt der Rettungsstelle blieb sie dort stehen, wo das Dach endete und streckte eine Hand in die Luft hinaus, als wollte sie sehen, ob es regnete, doch das tat es nicht. Dann trat sie in den Abend, und es fühlte sich so an, als würde sie nach einer langen Zugfahrt in einer ihr fremden Stadt aus dem Hauptbahnhof treten, ausgespuckt und ohne jeglichen Plan.

Nach einer unruhigen Nacht setzte Anita sich früh am nächsten Morgen in die U-Bahn. In der Hoffnung, eine andere Umgebung könnte ihr gut tun, fuhr sie nach Mitte, lief eine Weile in dem schrumpfenden Niemandsland zwischen Hauptbahnhof und Tiergarten herum, in dem immer mehr Häuser standen. Schon um kurz vor neun wusste sie nicht mehr, wohin mit sich, wollte in ein Museum gehen, doch das medizinhistorische Museum der Charité öffnete erst um zehn, also ging sie weiter und stand irgendwann vor dem Pergamon-Museum, das auch erst um zehn aufmachte, doch inzwischen war es bis dahin nur noch eine halbe Stunde. Sie beschloss zu warten, ging vor dem mächtigen Portal auf und ab. Es wurde zehn. Die Tür blieb geschlossen. Als es eine Minute nach zehn geworden war, hätte Anita schreien können, und als es zwei Minuten nach zehn war, war sie kurz davor, gegen die Tür zu treten, da öffnete jemand. Sie stellte sich vor den Pergamonaltar, in der Hoffnung, diese alten Steine, klassisches Erbe, würden ihre Probleme klein erscheinen lassen, in das richtige Verhältnis setzen zu etwas Größerem, Heilerem. Nichts passierte.

Im Anschluss ging sie in ein paar Läden, wie um Dinge auszuprobieren, die sie allein tun könnte, sobald die Menschen, die bis vor wenigen Monaten ihr Leben bedeutet hatten, fortgezogen waren. Sie ging in die erste Kinovorstellung des Tages. Allein. Und landete schließlich bei Starbucks.

Sie bestellte den Kaffee zum Mitnehmen, setzte sich aber doch einen Moment hin und las die Sinnsprüche an den Wänden der Filiale: »Für den Bau dieser Starbucks® Filiale wurden viele Materialien aus der Region verwendet.« Beton aus der Region. Na toll. Es erinnerte sie an den Sozialismus oder an das, was sie davon wusste, an Parolen wie »Wir erfüllen den 5-Jahres-Plan« oder an Bibelsprüche in protestantischen Kirchen »Ich bin das Brot des Lebens, wer zu mir kommt, den wird nicht hungern« oder, neulich in dem Fitness-Studio: »One life – Live it well«.

Je länger sie dort saß, desto mehr Hinweise auf fair gehandelte Produkte, regionale Produkte, umweltfreundliche Produkte, entdeckte sie. Warum konnten diese Leute nicht einfach ihren Kaffee verkaufen, ohne solchen Blödsinn? Wäre es nicht das wichtigste Sozialprojekt, wenn Starbucks einfach anstelle dieses gefühligen Ablasshandels seine Steuern zahlte? Oder fühlten diese lachenden, plaudernden Menschen um sie herum sich wirklich besser, wenn sie diese Schilder lasen? Hatten sie in einer Welt voller Stahl, Geländewagen, Billigflugreisen und gekürzter Sozialleistungen ausgerechnet bei einer Tasse Kaffee das Gefühl, dass es auf Umweltschutz und Gerechtigkeit ankam?

Diese Menschen, die beim Bestellen brav ihren Namen angaben, den die Verkäufer ebenso brav auf die Becher schrieben. Anita hatte sich geweigert. »Keinen Namen«, hatte sie dem Verkäufer gesagt. Er hatte gelächelt und gesagt: »Na klar.«

Sie beobachtete die Gäste um sich herum. Nicht weit von ihr sortierte jemand Papiere, Verträge. Jetzt, wo sie genauer hinsah, erkannte sie das Logo, es waren Verträge einer größeren privaten Krankenversicherung. Dazu sprach er mit einem Kollegen und erläuterte ihm, dass Leute ersetzbar seien. Das müsse man Mitarbeitern immer klar machen. Um sie zu motivieren. Der andere war sehr jung und fühlte sich deutlich unwohl, und doch nickte er.

Sie beobachtete vier gut gelaunte Frauen, die nach und nach ihre maßgefertigten Getränke in ihren namentlich zugeeigneten Pappbechern in Empfang nehmen. Vier Freundinnen, vier Becher, die sagten: Wir gehören zusammen. Wir gehören dazu.

Anita tat das nicht. Sie war allein. Mit ihrer Wut. Sie hasste diese Menschen, diese armen Menschen um sie herum, die nichts taten, als Kaffeetrinken, was konnte harmloser sein, im Vergleich zu allem anderen, diese paar Bohnen mit etwas heißem Wasser?

Und doch hasste sie sie!

Die vier Freundinnen verließen mit ihren Kaffees den Raum. Anita dachte darüber nach, dass diese Becher Waffen waren. Jede der vier Freundinnen trug mehr als einen Viertelliter fast kochend heißer Flüssigkeit mit sich herum, eine potentielle heftige Verbrühung für jeden, der vorbeikam. Jede dieser Kaffeeträgerinnen könnte jemanden anfallen, ihm das fair gehandelte Heißgetränk über den Kopf gießen.

Anita schüttelte den Kopf, um den Gedanken zu verscheuchen. So weit war es also gekommen. Heidi bepflanzte im Geiste bereits die Terrakottatöpfe vor ihrem Landhaus. Und Anita konnte nicht einmal mehr einen Kaffee trinken.

BRUNCH

Es KAM DER NÄCHSTE TAG, der nächste Abend und mit ihm begann der nächste Nachtdienst, die Nacht von Sonnabend auf den Sonntag, für den Heidi zu ihrem Brunch geladen hatte.

Einen wesentlichen Teil dieser Nacht verbrachte Anita damit zu denken, dass es nun wirklich nicht mehr schlimmer kommen konnte, und ahnte doch bereits, dass das nicht stimmte. Sie hatte diesen Gedanken in den letzten Wochen oft gedacht, und jedes Mal war es schlimmer gekommen, so dass es ihr schon statistisch gesehen unwahrscheinlich schien, dass es diesmal anders sein sollte. Im Laufe der Nacht beschloss Anita, lieber damit zu rechnen, dass es auf jeden Fall schlimmer kommen würde. Die Frage war nur: auf welche Art?

Gegen Ende der Nacht wurden sie in einen Teil von Neukölln gerufen, der in den letzten Jahren geradezu durchgeknallt beliebt geworden war. Während sie über das Kopfsteinpflaster die Weserstraße hinabrumpelten, entdeckte Anita schon wieder zwei Kneipen, die sie noch nie gesehen hatte, obwohl sie hier mindestens einmal im Monat ausging. Wenig später hielten sie vor einem unsanierten Haus, hinter einem RTW, die Rettungsassistenten standen bereits an der Haustür.

»Morgen. Wir müssen zu Ludwig Irgendwas«, sagte einer der Rettungsassistenten, dann hörten sie ein Summen und öffneten die Tür.

»Lúdvígsson«, sagte Anita, nachdem sie noch einmal flüchtig auf ihre Alarmierung geblickt hatte. Sie betraten den Eingangsbereich. Nach einigem Tasten fand Anita den Lichtschalter, und eine unbeschirmte Energiesparbirne warf Licht auf einen in blassem grün gestrichenen Eingangsbereich und eine Reihe zerbeulter Briefkästen, unter denen in großen Haufen die Werbepost auf dem Boden lag. Daneben lagen Eimer und Zementsäcke, die darauf hinwiesen, dass hier wohl gerade irgendwelche Arbeiten begannen.

Einer der Rettungsassistenten war wieder der ältere Kollege, dem Anita seit Jahren immer wieder begegnete, Ecki. Sie gab Ecki die Hand und dann seinem jungen Kollegen, den Anita noch nie gesehen hatte. Er sah sich nervös um. Es war offensichtlich, dass er noch nicht lange dabei war und nicht doof herumstehen wollte, doch was er tun konnte, war ihm auch nicht klar.

»Ihr wisst auch nicht, welches Stockwerk?«, fragte Anita.

»Nee,« sagte Ecki und hatte schon angefangen, sich die Briefkästen anzusehen, dann begannen sie alle, nach dem Namen zu suchen, der auf ihrer Alarmierung stand: Lúdvígsson.

Briefkasten für Briefkasten waren mit handgeschriebenen Namen beschriftet, von denen oft mehrere übereinander geschrieben, wieder durchgestrichen oder mit Etiketten mit neuen Namen überklebt waren, einige davon lösten sich bereits wieder ab und gaben den Blick auf die darunterliegenden Namen ehemaliger Bewohner frei. Auf zwei Briefkästen waren Aufkleber von der *Antifa*, auf einem anderen stand *Wir bleiben*; neben einem Briefkasten, auf dem sechs Namen standen, hing ein Aufruf gegen »Spekulanten«. Als Anita sich noch abmühte, alle zu entziffern, ging das Licht im Hausflur aus. Anita machte es wieder an.

»Hier. Das müsste im Hinterhaus sein«, sagte Maik.

»Na dann mal los«, sagte Anita und setzte sich an die Spitze ihrer kleinen signalfarbenen Prozession durch die Toreinfahrt zu der Tür des hinteren Treppenaufgangs, die von einem Ziegelstein offengehalten wurde.

Am Eingang einer Wohnung im vierten Obergeschoss trafen sie auf einen jungen Mann, der über einer grauen Sporthose und einem weißen Feinripp-Unterhemd eine Adidas-Trainingsjacke mit goldenen Streifen trug. Die Jacke stand offen und gab den Blick auf ein Tattoo auf seiner blassen Haut frei, ein Rabe, dessen Kopf und rechter Flügel sichtbar waren, während der linke Flügel unter seinem Unterhemd verschwand und sich dort wahrscheinlich noch weit über seinen auffällig trainierten Musculus pectoralis major erstreckte.

Der Mann lehnte an dem Türrahmen und regte sich nicht, als er sie sah, da ging das Licht wieder aus. Als es wieder anging, sah Anita gerade noch, wie der Mann die linke Hand vom Lichtschalter nahm, an deren Zeigefinger er zwei Ringe trug.

»Hallo«, sagte er auf eine so ruhige Weise, dass Anita spontan ihren Schritt verlangsamte. Als sie auf dem Treppenabsatz angekommen waren, machte er einen Schritt auf sie zu.

»Herr Lúdvígsson?«

»Das bin ich«, sagte er. »Bitteschön.« Anita überlegte, aus welchem Land er kam, konnte aber keinen Akzent feststellen, höchstens eine leichte norddeutsche Färbung. Er trat in die Wohnung und hielt Anita und ihren Kollegen die Tür auf.

»Dr. Cornelius. Ich bin die Notärztin«, sagte Anita.

»Er ist im Schlafzimmer«, sagte Herr Lúdvígsson, während er durch einen langen Flur voranging. Birkenstock-Sandalen klopften bei jedem seiner nicht sehr schnellen Schritte auf die abgeschliffenen Bodendielen.

»Er hat schlecht Luft gekriegt und ihm ist schwindelig geworden. Ich fand das ja gar nicht so schlimm, aber er hat gesagt, ich soll die Eins-eins-zwei rufen.«

Anita fand es schwierig, sein Alter genauer zu schätzen. Der

Klang seiner Stimme und sein entspannter, müheloser Gang gaben ihm etwas Studentisches, doch als sie nun das sogenannte Berliner Zimmer betraten, in dem helleres Licht brannte, sah sie, dass seine schwarzen Haare bereits von ersten grauen Stellen durchzogen waren.

»Na, dann schauen wir mal«, sagte Anita und sah sich kurz in dem Berliner Zimmer um. Wenige, aber sehr ausgesuchte Möbel befanden sich hier, ein schlichtes Ledersofa neben einem mit Schnitzereien verzierten Beistelltisch, auf dem Anita etwas verwundert einen großen Obstteller entdeckte, der so opulent dekoriert war, als sei er für einen Stillleben-Malkurs arrangiert worden. Gegenüber dem Sofa stand eine große Stereoanlage direkt auf dem Boden, daneben ein Regal mit Kunstbänden und meterweise Reclam-Heftchen, auf einem Fensterbrett drei ausgestopfte Vögel. Angesichts dieser vielen eigentlich nicht zusammenpassenden Dinge, tippte Anita auf ein Paar, das erst vor Kurzem zusammengezogen war. Anita hörte, wie jemand zu Gitarre und Schlagzeug mit dunkler Stimme sang. Woher die Musik kam, konnte sie nicht sagen, die Lautsprecher der Anlage waren offenbar im ganzen Raum verteilt, sehen konnte sie keinen von ihnen. Der tätowierte Herr Lúdvígsson mit den guten Manieren und der Sporthose ging so langsam, dass Anita noch einen Blick auf die ausgestopften Vögel werfen konnte. Es war ein kleiner schwarz-weißer Vogel mit einem dicken, bunten Schnabel, ein Star und eine Möwe, die die Flügel ausgebreitet und den Kopf erhoben hatte, als mache sie sich zum Angriff bereit.

Sie durchquerten das Berliner Zimmer, dann öffnete Herr Lúdvígsson die Tür, die in den hinteren Teil der Wohnung führte, ein langer Flur, den steriles blaues Licht aus mehreren, den Flur entlang angebrachten Neonröhren erleuchtete, vor denen gefärbte Folie hing.

Dann hörten sie einen massiven inspiratorischen Stridor.

Herr Lúdvígsson beschleunigte seinen Schritt, ebenso wie Anita und ihre Kollegen. Nach der Beschreibung von Herrn Lúdvígsson hatte sie mit einer leichten Atemnot gerechnet, höchstens so etwas wie bei der japsenden Erasmus-Studentin. Doch was nun aus dem Schlafzimmer kam, klang so dramatisch, dass sie die letzten Schritte sogar rannten. Sie betraten das Schlafzimmer und fanden einen nackten Mann in einem Bett liegen, der sich vor Luftnot krümmte. Sein Gesicht war wie aufgeblasen, die Lippen dick und blau.

Der Stridor wurde leister. Der Patient bekam nicht einmal mehr genug Luft, um zu keuchen. Anita drängelte sich an Herrn Lúdvígsson vorbei und kniete sich neben den Patienten. Sie warf einen kurzen Blick auf die Schwellungen, die das Gesicht des Mannes kaum noch erkennen ließen, Oberkörper und Arme hingegen waren vollkommen normal.

Obwohl Anita nicht annahm, dass er durch seine geschwollenen Augenlider noch etwas sehen konnte, hatte der Mann sie bemerkt. Er packte Anitas Arm, sie spürte den Griff, die letzte Kraft eines erstickenden Menschen.

»Er war nicht so. Als ich rausgegangen bin«, sagte Herr Lúdvígsson. »Ich dachte, er bekommt nur ein bisschen Asthma oder so.«

Maik hatte direkt neben ihr den Notfall-Rucksack abgestellt und machte den Sauerstoff bereit, doch Anita, die währenddessen kurz die Lungen abgehört hatte, wusste bereits, dass dort keine Luft mehr ankam.

»Zugang 18 G«, rief Anita und dann zu den beiden Rettungsassistenten aus dem RTW: »Und ihr holt das Bergetuch.«

Anita wandte sich Herrn Lúdvígsson zu, der einen Schritt zurückgetreten war.

»Wie lange kriegt er denn schon keine Luft?«

»Ich weiß nicht. Ich bin zur Tür gegangen, vor ein paar Minuten. Da war er noch ganz normal. Ein bisschen blass, vielleicht, aber er konnte sprechen.«

Anita ergriff die Wangen des Patienten und sagte sehr deutlich: »Ich leuchte Ihnen mal in den Mund, nicht erschrecken.« Sein Mund war ohnehin weit aufgerissen oder vielmehr aufgedrückt von der angeschwollenen Zunge. Die Wangen fühlten sich prall an, wie solide Festkörper, Sandsäcke.

Maik hatte währenddessen alles bereitgelegt, um den Patienten künstlich zu beatmen. Anita führte das Laryngoskop in seinen Mund ein, versuchte den Weg in den Kehlkopf freizubekommen, um zur Beatmung einen Tubus einführen zu können, doch so sehr sie es auch versuchte, sie sah nichts als Zunge. Sein Hals war nach innen genauso geschwollen wie nach außen. Sie versuchte es einmal, zweimal, doch zum Intubieren war es zu spät.

»Hat er irgendwelche Allergien?«, fragte sie Herrn Lúdvígsson.

»Nicht, dass ich wüsste«, sagte er.

»Und er ist auch nicht von einer Wespe gestochen worden oder irgendwas anderem?«

»Er hat nichts gesagt«, sagte Herr Lúdvígsson, der nun überhaupt nicht mehr ruhig war und ganz schnell sprach, als wolle er etwas dazu beitragen, dass all dies möglichst bald vorbeiging.

Anita hoffte dasselbe. Bei all dem, was immer passierte, gab es solche akuten Notfälle selten. Bei einem Schlaganfall oder Herzinfarkt, ja, da ging es auch um Leben und Tod, aber es sah nicht so drastisch aus, und die Patienten waren, wenn es richtig ernst war, meist nicht mehr bei Bewusstsein. Hinzu kam, dass bei einem Herzinfarkt jede Minute zählte. Hier kam es auf Sekunden an. Anita zählte wieder bis drei, um sich zu beruhigen. Bis fünf, sechs, sieben, acht, neun, zehn, zählte bis fünfzehn, zählte immer schneller, dann gab sie es auf.

Sie war sich nicht sicher, was zu tun war. Sollte sie noch einmal versuchen zu intubieren? Oder war jetzt die Zeit gekommen, das zu tun, womit sie nie gerechnet hätte, es jemals tun zu müssen? Es konnte doch nicht sein, dass sie wirklich einen Kehlkopfschnitt machen musste, so etwas kam in der Praxis einer Notärztin einfach nicht vor.

Sie sah Maik an. Dann Herrn Lúdvígsson. Der Patient musste sein Lebensgefährte sein, das nahm Anita zumindest an, es war ein großes Bett, zwei Kopfkissen, zwei zerwühlte Decken. Normalerweise rannten Angehörige zu den Patienten hin, wenn so etwas passierte, versuchten sie zu beruhigen, Herr Lúdvígsson jedoch wich immer weiter zurück. Schon als er den Mann beim Hereinkommen auf dem Bett gesehen hatte, war er mitten im Raum stehen geblieben. Nun war er einige Schritte in Richtung Tür zurückgewichen.

Auch Anita hätte das gern getan, so ratlos war sie. Und dass er sie auch noch anfasste, das war das Schlimmste. Sein Griff wurde noch einmal fester. Sie betrachtete die Schwellungen. Etwas sorgte dafür, dass seine Zellen an manchen Orten plötzlich offener, durchlässiger waren, Flüssigkeit anzogen, sich aufpumpten. Anita gab Cortison, in der Hoffnung, dass die Schwellungen durch einen allergischen Schock ausgelöst worden waren, auch wenn das unwahrscheinlich war. Wahrscheinlicher war, dass die Schwellung eine andere Ursache hatte, die sie hier nicht behandeln konnte. Sie konnte nur dafür sorgen, dass er wieder Luft bekam. Und während Anita noch einige Sekunden abwartete, ob das Cortison wirkte, bereitete sie sich auf das vor, was mit jeder Sekunde unausweichlicher wurde.

»Gib mir schon mal das Airfree-Set«, sagte sie zu Maik. Seine Bewegungen waren so hektisch, dass es ihm beinahe heruntergefallen wäre. Auch für Maik war Ausnahmezustand. Anita versuchte ein letztes Mal, mit Guedel-Tubus und Ambu-Beutel etwas Luft in den erstickenden Mann reinzubekommen, doch der

Wert auf dem Pulsoxy, das Maik an einem Finger des Mannes angebracht hatte, sank weiter. Der Patient war jetzt überall blau, das Gesicht so geschwollen, dass die Beatmungsmaske nicht abschloss, die Luft entwich an seinen Wangen vorbei.

»Fenta«, sagte Anita.

Maik machte eilig das Narkosemittel bereit, Anita machte währenddessen die Absaugeinheit klar, dann nahm sie das weiße Röhrchen mit dem integrierten Messer aus der sterilen Verpackung. Sie musste handeln. Und sofort die Luftröhre treffen. Wenn nicht, würde es bluten und je mehr es blutete, desto schlechter würde Anita sehen können, was sie tat. Sie war keine Chirurgin.

»Halt ihn fest«, sagte sie zu Maik, nachdem er das Narkosemittel gespritzt hatte. Sie war sich sicher, dass auch Maik noch nie einen präklinischen Luftröhrenschnitt gesehen hatte oder, genauer gesagt, einen Kehlkopfschnitt. Und Anita hatte noch nie einen gemacht, nur ein paar Mal an Plastikmodellen geübt und einmal an einer Leiche. Wenn sie jetzt den Schnitt an der richtigen Stelle machte, wäre der Mann gerettet. Traf sie stattdessen eins der in der Nähe der Luftröhre entlanglaufenden Gefäße, deren Lage sich durch die Schwellung verschoben haben könnte, traf sie womöglich gar die Arteria carotis externa, wäre er verblutet, noch bevor er ersticken konnte.

Sie desinfizierte den Hals des zuckenden Mannes. Anita kippte so viel Sterilium darauf, dass es roch, als hätte jemand den Inhalt der ganzen Flasche verschüttet. In diesem Moment kamen die Rettungsassistenten mit der Trage zurück. Ecki merkte sofort, was passierte, und blieb abrupt stehen: Anita kniete über einem blau angelaufenen Patienten und hielt ihm ein Messer an den Hals. Auch sein neuer Kollege bemerkte sofort, dass das nicht normal sein konnte. Der Griff des Patienten war noch einmal heftiger geworden. Ecki sagte kein Wort, ließ die Trage stehen und kam still etwas näher, um gut sehen zu können. Der junge Kollege folgte ihm mit etwas Abstand.

Fentanyl brauchte zwei bis fünf Minuten um zu wirken. Anita hoffte, es hatte zumindest schon einen Teil seiner schmerzstillenden Wirkung entfaltet, dann legte sie den Zeigefinger auf den Adamsapfel des Mannes und fuhr langsam den Hals entlang nach unten, spürte die Erhebung des Schildknorpels, dann die Grube oberhalb des Ringknorpel-Randes. Hier. Dann hob sie die Hand. Sobald sie nicht mehr fest den Hals berührte, merkte sie, wie ihre Finger zitterten. In der anderen Hand, wackelnd, die Klinge des Skalpells. Sie atmete noch einmal ein. Aus. Ein. Dann setzte sie an. Treffen. Nicht die Blutgefäße. Nicht die Blutgefäße. Treffen. Luftröhre.

Der Griff des Mannes um ihren Arm ließ nach. Die Zeit lief ihr davon, nein, sie war ihr davon gelaufen. Sie löste den Griff des Mannes ganz, fixierte den Kehlkopf mit der linken Hand und setzte mit der rechten Hand das Skalpell an seinem Kehlkopf an. Sie machte einen senkrechten Hautschnitt, in Richtung der Fasern der Luftröhre, das Gewebe glitt auseinander, ereignislos für einen kurzen Moment. Dann kam das Blut. Im Nu war der Hals rot, es lief über das Skalpell, ihre Hände, auf das Laken. Maik saugte ab. Anita hatte keine Ahnung, ob da so viel Blut sein sollte oder nicht, sie hatte das an einem Modell geübt. An einem Plastikhals. Am Kopf des Patienten wurde das Laken rot. Sollte sie aufhören? Anita zwang sich daran zu denken, was sie sonst Patienten sagte. Blutungen sahen meist dramatischer aus als sie waren. Oberflächliche Blutgefäße, sagte sie sich und setzte den *Airfree*-Tubus an, so senkrecht sie konnte. Drückte kräftig nach unten, immer kräftiger, oberflächliche Blutungen, dieses Blut, das über ihre Finger lief, die den Hals hielten, mehr nicht. Tiefer, mehr Druck, Kraft, durch die Muskeln, durch das Bindegewebe hindurch, dann ein plötzlicher Ruck nach unten. Der Tubus schoss abwärts, bis die zwei seitlich angebrachten Kunststoffflügel ihn bremsten und sich auf den Kehlkopf legten. Der Tubus hatte die Luftröhre erreicht. Anita zog den Deckel heraus und spürte sofort das Zischen einströmender Luft, erst gurgelnd, dann ganz klar, ohne Beigeräusch, der Brustkorb hob sich, so weit, wie sie es sich nie vorgestellt hätte. Und auch Anita atmete tief ein, wie um ihm zu zeigen, wie das ging.

Im nächsten Moment konnte Anita bereits sehen, wie der Sauerstoffgehalt im Blut stieg. Anita rieb sich die Stelle, an der der Patient sie am Arm gepackt hatte. Ecki erklärte dem neuen Kollegen, was passiert war, Maik verlagerte das Gewicht von einem Knie aufs andere, kramte im Notfallrucksack. Alle schienen plötzlich etwas tun zu müssen. Anita schloss die Augen. Und für einen Moment dachte sie nichts.

Sie öffnete die Augen wieder und blickte den Patienten an, dessen Gesichtsfarbe sich schnell normalisierte, und warf Herrn Lúdvigsson einen Blick zu, der die Nähe des Türrahmens suchte, als wollte er sich dahinter verstecken oder noch lieber: darin. Und doch hatte er ihnen zugesehen, da war sie sich sicher, sie merkte es an seiner Atmung, der zunehmenden Leichtigkeit, mit der sich nun auch seine Schultern hoben und senkten, nachdem er gesehen hatte, wie Anita dem Patienten in den Hals geschnitten hatte. Herr Lúdvígsson musste erleichtert sein, doch in die Nähe des Mannes traute er sich weiterhin nicht. Er kam einen kleinen Schritt näher, mehr nicht.

»Ich nehme an, das war ein Angio-Ödem. Diese Schwellung. So etwas ist manchmal erblich. Hat er das öfter?«, fragte sie, ohne dass Herr Lúdvígsson reagierte. »Oder nimmt er Medikamente? Gegen hohen Blutdruck, zum Beispiel? Herr Lúdvígsson?«

Erst als er seinen Namen hörte, schien Herr Lúdvígsson zu bemerken, dass Anita ihm diese Fragen stellte. Er zuckte mit den Achseln.

»Sie bringen ihn doch ins Krankenhaus, oder?«, fragte er dann.

»Ja, klar. Wir bereiten ihn nur noch etwas vor.«

Die Lippen des Mannes waren noch immer so geschwollen wie zuvor und ziemlich blau, die Zunge ebenso, der Rest des Körpers nahm bereits wieder eine normale Farbe an. Anita überlegte, ob Herr Lúdvígsson nicht wusste, was sein Partner nahm, vielleicht sprachen sie über so etwas nicht. Doch was könnte es für Gründe geben, seinem Partner zu verschweigen, dass man ein derart normales Medikament nahm?

Auch dass es Herrn Lúdvígsson einfach nicht interessierte, mochte sie nach seinen zurückhaltenden Reaktionen nicht ausschließen. Und eigentlich war es auch egal, Anita blieb ohnehin nichts anderes übrig, als den Transport vorzubereiten und sicherzustellen, dass der Patient normal durch den Kehlkopfschnitt weiter atmete.

Während die Rettungsassistenten ihn auf die Trage luden, wandte Anita sich noch einmal an Herrn Lúdvígsson und fragte:

»Wann hat er eigentlich über die ersten Symptome geklagt?«

»Er hat gesagt, dass ihm schon den ganzen Abend so heiß war. Und als wir hierher gefahren sind, hat er gelallt. Aber er hatte ja auch getrunken, da habe ich gedacht …«, sagte er und brach dann mitten im Satz ab, betrachtete den Mann auf der Trage, dann den Blutfleck, der auf dem Bett zurückgeblieben war.

»Und Kopfschmerzen, Husten?«, fragte Anita.

»Husten. Aber erst später, als …«

»Und diese Atemnot, kam die plötzlich oder nach und nach?«

»Das war auf einmal, als wir im Bett lagen.«

»Wie viele Stunden waren da vergangen, seit den ersten Symptomen?«

»Wir haben uns unterhalten an der Bar, dann sind wir hierher.

Wir haben den Nachtbus um 2:31 genommen und waren dann wohl so kurz nach drei hier.«

»Und was ist dann passiert?«

»Tja. Also«, sagte er und verstummte dann. »Nicht viel. Er hatte Husten.«

Anita wartete ein wenig, weil es so schien, als wolle Herr Lúdvígsson noch etwas sagen.

»Dann bin ins Wohnzimmer gegangen und habe *Night on Earth* gekuckt. Der Film ist genau 123 Minuten. Dann bin ich zurück ins Schlafzimmer und er hat mich gebeten, Sie zu rufen.«

»Hat er Drogen genommen?«

»Hier zumindest nicht.«

»Hat er irgendwelche anderen Erkrankungen?«

»Hören Sie, ich weiß es nicht«, sagte er und zuckte erneut mit den Schultern, wodurch die goldenen Streifen auf seiner Adidas-Jacke in eine kleine wellenartige Bewegung gerieten. Anita bekam immer mehr den Eindruck, dass Herrr Lúdvígsson weder schockiert oder zumindest besorgt war, sondern einfach nur entnervt. Anita wurde immer ratloser. Sie kniete sich hin und nahm das Protokoll.

»Wie heißt er denn?«, fragte sie dann.

»Paul. Oder so.«

»Können Sie mir den Nachnamen buchstabieren?«, sagte Anita, da legte Maik, der neben ihr an dem Notfallrucksack kniete, ihr die Hand auf das Knie und sagte so leise, dass Herr Lúdvígsson, der weiterhin einigen Abstand zu der Szenerie hielt, sie nicht hören konnte:

»Das ist ein Aufriss.«

Anita sah ihn an.

»Die kennen sich seit ein paar Stunden.«

Anita hielt einen Moment inne und wunderte sich, warum sie selbst nicht darauf gekommen war. Fast hätte sie gelächelt, doch dafür war der Zustand des Patienten dann doch noch zu ernst.

»Aber würden Sie denn mitkommen?«

»Mitkommen?«. Er sah auf die Uhr.

»In die Klinik. Patienten, die gerade so eine Atemnot hinter sich haben, beruhigt es oft, wenn jemand mitkommt, den sie kennen.«

»Aber wir kennen uns ja gar nicht.«

Anita nickte. Er hatte recht. Dann sagte sie zu den Rettungsassistenten:

»Wir bringen ihn jetzt runter«, wendete sich dann allerdings noch einmal an Herrn Lúdvígsson:

»Darf ich Ihre Telefonnummer notieren, Herr Lúdvígsson? Als Kontaktperson?«

»Wir kennen uns wirklich nicht.«

Anita sah ihn an. Nun war sie es, die mit den Achseln zuckte. Auch Herr Lúdvígsson machte eine ratlose Geste, dann sagte er:

»Na, gut. Haben Sie etwas zum Schreiben?«

Anita sah zu, wie er schrieb. Die Nummer begann mit 00354. Anita überlegte, welches Land das sein könnte, wurde dann aber von etwas ganz anderem abgelenkt: An der rechten Hand fehlte Herrn Lúdvígsson der Ringfinger.

Anita begleitete den Transport im RTW, sie fuhren ins Krankenhaus Neukölln. Als sich der Zustand des Patienten weiter stabilisierte, wurde Anita langsam klar, was sie gerade vollbracht hatte. Eine vollkommen gelungene, lehrbuchhaft korrekt ausgeführte Koniotomie, und das praktisch aus dem Stegreif. Einen Eingriff, ohne den dieser Mensch jetzt nicht mehr am Leben wäre. Inzwischen war die Sonne aufgegangen, es war hell, erst jetzt nahm Anita das überhaupt wahr, alles war verschwunden gewesen, in der letzten halben Stunde, die Welt, ihre Welt, ihre Wut.

Als sie nach der Übergabe auf die Behelfsauffahrt der Rettungsstelle trat, wartete Maik bereits mit ihrem NEF.

»Und? Lebend angekommen?«, fragte er.

»Aber klar. Du hättest mal deren Gesichter sehen sollen. So eine richtig schöne präklinische Koniotomie gibt es nun wirklich nicht alle Tage.«

»Das war echt Rettungsdienst de luxe«, fügte sie hinzu, weil Maik nicht antwortete. Dabei wollte Anita nichts lieber tun, als reden: »Gut, dass du mir das gesagt hast, ich habe wirklich gedacht, die sind ein Paar.«

»Du hast schon eine komische Wahrnehmung zur Zeit«, sagte Maik.

»Wie kommst du denn darauf?«

Maik schwieg. Drückte nur auf den Autoschlüssel, das NEF entriegelte, die Warnblinkanlage blitzte auf, dann öffnete Maik die Fahrertür, und Anita wusste nichts anderes, als auch einzusteigen und auf der Beifahrerseite Platz zu nehmen. Sie schlossen die Türen, Anita wartete darauf, dass Maik den Motor anließ, doch das tat er nicht. Stattdessen wandte er sich ihr zu:

»Du, eigentlich muss ich dir eine ganz andere Sache sagen.«

»Und zwar?«

»Nicht, dass du dich nachher wieder beschwerst, ich hätte es dir zu spät gesagt.«

»Jetzt sag schon«, sagte Anita, obwohl sie jetzt schon das Gefühl hatte, dass sie es nicht hören wollte – was es auch war. Nach all ihren kleinen Auseinandersetzungen und Frotzeleien in letzter Zeit war Maiks Tonfall nun freundlich, und gerade das beunruhigte sie. Mit aufgebrachten Patienten redete Maik manchmal so. Er behandelte sie wie ein rohes Ei.

»Ich habe mich doch noch mal Theo getroffen. Ich habe rausgefunden, wieso Adrian von einem Tag auf den anderen aufhören konnte. Ohne Kündigungsfrist und so.«

»Und zwar?«

»Adrian ist freigestellt worden.«

Anita, die sich gerade anschnallen wollte, hielt mitten in der Bewegung inne.

»Freigestellt? Was soll das denn heißen?«

»In meinen Ohren klingt das wie die kleine nette Schwester von ›gefeuert‹.«

»Das kann doch nicht sein«, sagte Anita.

»Ganz schöner Mist, oder?«

»Wie ist denn das passiert?«, fragte Anita.

»Die offizielle Version ist, dass Adrian gekündigt hat, weil er so ein gutes Angebot bekommen hat, mit der Praxis und so. Aber in Wahrheit hat der Chef rausbekommen, was Adrian mit den Narkosemitteln macht.«

»Deswegen ging das so schnell?«, sagte Anita.

»Deswegen ging das so schnell«, sagte Maik. »Jemand hat ihn angeschwärzt.«

»Das kann doch nicht dein Ernst sein.«

»So hat Theo es erzählt.«

»Aber wer war das?«

»Das weiß nur der Chef.«

»Kannst du das nicht rauskriegen?«

»Wie denn?«

»Na, Theo kann den Chef doch mal fragen.«

»Auf gar keinen Fall. Ich weiß jetzt schon mehr, als mir lieb ist.«

»Aber ich muss doch …«

»… den Teufel werd ich tun und mich noch weiter in die Sache einmischen.«

»Lass mich jetzt bitte nicht im Stich.«

»Warum bereue ich jetzt eigentlich schon wieder, dass ich dir das überhaupt erzählt habe? Ich wollte ehrlich mit dir sein, doch jedes Mal, wenn ich dir einen Gefallen tue, habe ich danach das Gefühl, als wäre das nicht genug!«

»Nicht genug?«

»Ich wollte dir nur ein bisschen helfen, das tut man doch so unter Freunden, oder? Und jetzt wird das auch schon wieder so ein *Ding*. Adrian ist aufgeflogen. Dass er nicht verklagt wird, liegt nur daran, dass die Klinik keinen Skandal will. Jemand wollte ihm richtig eins auswischen. Mehr weiß ich nicht und mehr will ich auch nicht wissen.«

»Merkst du nicht, wie wichtig das für mich ist?«

»Ich bin nicht für dein ganzes Privatleben verantwortlich, bloß weil wir Freunde sind.«

Anita schwieg.

»Dir ist überhaupt nicht klar, dass das auch ein Problem für mich ist, oder?«, sagte Maik. »Adrian ist aufgeflogen. Wenn jetzt als nächstes rauskommt, dass wir davon wussten, kann ich mir meine OrgL-Fortbildung in die Haare schmieren. Dann darf ich die nächsten zehn Jahre nicht einmal einen Erste-Hilfe-Kurs für Fahranfänger leiten! Für dich mag das eine Kleinigkeit sein, du hast studiert. Für mich ist das wichtig, ob du es glaubst oder nicht.«

Als sie zurück auf ihrem Stützpunkt waren, ging Maik ins Dienstzimmer, fegte den Ordner mit seinen Schulungsunterlagen vom Sofa, sodass er mit einem Knall auf den Boden fiel, der in dem kärglich eingerichteten Raum nachhallte. Dann legte er sich auf das Sofa und schaltete den Fernseher an, ohne ein weiteres Wort zu verlieren.

Anita legte sich in das Arztzimmer, den Pieper auf den Bauch und schloss die Augen, obwohl sie wusste, dass sie nicht mehr einschlafen würde in der kurzen Zeit, bis ihre Ablösung kam. Erinnerungen kamen ihr in den Kopf oder, vielmehr, sie flogen ihr um die Ohren, ein ganzer Schwarm davon, ohne Rücksicht, ohne Ordnung. Lukas, wie er sich durch die Haare fährt. Der Klang von Rios Stimme, wie er sie am Telefon begrüßt. Der Klang von Rios Stimme, wenn sie zusammen im Bett lagen und über irgendwas sprachen. Lukas' Hand an ihrer Wange. Die Hand ihrer Mutter an ihrer Wange. Adrian auf den kalten Fliesen. Adrian neben ihr im Bett. Lübeck. Wie sie aus der Narkose nach dem Kaiserschnitt aufwacht und Adrian ihr ihren Sohn in den Arm legt. Wie sie ihren Sohn zum ersten Mal hält und denkt: Leben halten. Ein Leben lang halten. Wie Maik ihr in der *Destille* zum ersten Mal von Theo erzählt. Wie Anita ihm erzählt, dass es mit ihrer Ehe zu Ende geht. Wie Maik sie zu sich nach Hause bringt. Sie in seinem Bett schlafen lässt und sich selbst auf sein Sofa legt.

Und jetzt? Jetzt hatte Anita seine Probleme ignoriert, ihren Freund überhaupt nicht mehr als Person wahrgenommen. Nicht nur für ihre Familie wäre es besser gewesen, sie hätte sich aus allem rausgehalten, auch Maik hatte sie geschadet. Ausgerechnet Maik, dessen Ziel es immer gewesen war, zu helfen, ohne sich in anderere Leute Konflikte reinziehen zu lassen, hatte sie zum Kulissenschieber gemacht in ihrem eigenen Wahntheater.

Nach Dienstende um acht Uhr morgens kam Anita an Heidis und Adrians Wohnung vorbei. In der Küche brannte bereits Licht. Heidi bereitete bestimmt den Brunch vor, stellte Besteck bereit, schnibbelte Obst, steckte dünne italienische Brotstangen in Tonkrüge.

Anita ging nach Hause, zog sich in Windeseile aus, legte sich ins Bett und zog die Decke über den Kopf. Kurz bevor sie einschlief, hoffte sie, erst wieder aufzuwachen, wenn dieser Tag vorbei war. Doch so kam es nicht. Es war kaum zehn geworden, da war sie wieder wach und schlief nicht mehr ein.

Sie trank einen Kaffee und duschte lange. Als sie danach,

noch tropfend, in ihrem Bademantel in der Küche stand und sich aus purer Ratlosigkeit einen zweiten Kaffee machte, betrachtete sie den Kaffeevollautomaten, den sie sich nach der Trennung gekauft hatte. Das kreischende Geräusch, mit dem das Gerät die Bohnen mahlte, schmerzte ihr in den Ohren. Das Kreischen ließ nach, eine Anzeige blinkte blau *Zubereitung läuft.* In der Zubereitung war der Automat sehr schnell, und einfach zu reinigen war er auch. Doch warum, um alles in der Welt, sollte Anita Zeit sparen? Für wen?

Vielleicht hätte sie damals schon ahnen müssen, dass das alles in die falsche Richtung lief, als sie sich kurz nach der Trennung dieses Ungetüm in ihre Küche gestellt hatte, anstatt ihr Wohnzimmer gemütlich einzurichten. Aber nein, es musste erst so weit kommen, wie es jetzt gekommen war. Anita sah auf die Uhr. Elf. Bei Heidi klingelten nun die ersten Gäste.

Durch ihre Dunstabzugshaube konnte Anita das Rauschen des Windes hören. Das war Anita in ihrer neuen Wohnung bisher nicht aufgefallen, aber bisher hatte sie auch nie einfach so in der Küche gestanden, ohne Musik zu hören, ohne zu lesen, ohne Sinn. Sie ging näher an die Dunstabzugshaube heran und hörte es nun deutlicher, Wind, Straßenverkehr, und dann, so fern, dass sie sich nicht sicher war, ob sie es wirklich hörte oder es sich nur einbildete, ein Martinshorn.

Nun, wo sie angefangen hatte, darüber nachzudenken, kam ihr diese ganze Wohnung wie eine einzige Ansammlung von Neurosen vor. Die Küche mit diesem blinkenden Kaffeeautomaten, das Schlafzimmer mit den mit Alufolie verklebten Fenstern, das vollgerümpelte Wohnzimmer, das perfekt aufgeräumte Zimmer von Lukas und das Badezimmer … Das Badezimmer war in Ordnung, wenigstens einen ganz normalen Ort gab es noch. Doch was nützte das. Sie konnte ja nicht den Tag im Badezimmer verbringen. Sie sah in den Spiegel. Versuchte zu lächeln, so wie es damals getan hatte, als sie Rio den Smiley auf seinen beschlagenen Badezimmerspiegel gemalt hatte. Rio.

Anita nahm ihr Telefon, fand seinen Namen.

Hörte den Freiton.

Es klingelte.

Klingelte.

Es klingelte.

Lange.

Sie ließ es noch länger klingeln.

»Hallo? Entschuldige, ich hab das Telefon nicht sofort gehört, ich bin gerade draußen. Na?«

Die wenigen Worte waren genug, und Anita empfand wieder dieses wunderbar verstörende Gefühl von Vertrautheit, von Nähe zu diesem ihr eigentlich fremden Menschen. Als hätte sie den Klang dieser Stimme seit Jahren im Ohr, als wäre es das Erste, was sie morgens von der Welt hörte, bevor sie aufstand, und abends das Letzte, bevor sie einschlief.

»Ich wollte mich mal melden.«

»Ja, schön. Ich hatte schon gar nicht mehr damit gerechnet.«

»Ich dachte, du magst mich nicht mehr, nach dem Segeln.«

»Ach, ich weiß doch auch nicht. Irgendwie haben wir das nicht so hinbekommen, total doof.«

»Das war ganz schön verrückt von mir«, sagte Anita.

»Ist doch längst verziehen.«

»Ich dachte, du bist sauer. Du hast dich ja auch gar nicht mehr gemeldet«, sagte sie.

»Dass ich dich mag, ist doch klar, oder?«

»Andersherum nicht?«

»Ich freue mich auf jeden Fall, dass du anrufst.«

»Bist du draußen? Am Wannsee?«

»Ja. Also, ich bin draußen.«

Nun, wo Anita nicht sofort antwortete, hörte sie in der Tat

im Hintergrund einige Vögel singen. Dies sollte er sein. Der Moment, in dem alles wirklich begann. Heute musste der Tag sein, der Tag, den sie ab jetzt jedes Jahr als *ihren* Tag feiern würden. Anita lief immer schneller von Raum zu Raum, ins Wohnzimmer, umkurvte all die Möbel, die Bilder, hin zu einem Fenster, sah hinaus, zum nächsten Fenster, sah hinaus, derselbe Blick. Zum Schlafzimmerfenster. Hof. Zum Küchenfenster. Ebenfalls Hof.

»Weil … ich wollte dich eigentlich etwas fragen. Ich weiß nicht, ob das jetzt der richtige Zeitpunkt ist, aber: Wollen wir uns sehen?«

»Äh, na klar.«

»Das kommt jetzt ein bisschen plötzlich, ich weiß«, sagte Anita.

»Nein, kein Problem. Heute Abend?«

»Ich könnte auch jetzt schon an den Wannsee kommen.«

Rio antwortete mit einem nachdenklichen, sehr weit in die Länge gezogenen »Ja«. Dann sagte er:

»Jetzt habe ich hier eigentlich grad was Wichtiges, arbeitsmäßig.«

»Ach so. Okay. Wie lange denn noch?«

»So genau kann ich das nicht sagen, aber ich tue mein Bestes, okay? Wir können ja später noch mal sprechen.«

Dann hörte Anita am anderen Ende nur noch die zwitschernden Vögel. Was konnte so wichtig sein? War Rio doch beleidigt? Sicher, Anita hatte sich lange nicht gemeldet, aber sie hatte doch immer das Gefühl gehabt, dass Rio sie verstand, ohne dass sie sich erklären musste. Rio schien sie begriffen zu haben in dem Moment, in dem sie sich zum ersten Mal gesehen hatten, auch jetzt verspürte sie wieder dieses Gefühl – *er* hingegen, war Anita bis heute ein Rätsel geblieben.

»Was Wichtiges, Arbeitsmäßiges? Am Sonntag?«, fragte sie.

»Das ging nicht anders. Ich habe gerade die Chance auf einen guten Auftrag«, sagte Rio und nuschelte dabei, als habe er sich während ihres Gesprächs eine Zigarette gedreht und sie nun zwischen die Lippen gesteckt. Anita holte die Zigarettenschachtel aus ihrer Hosentasche, und als sie am anderen Ende des Klicken von Rios Feuerzeug hörte, zündete auch sie sich eine an.

»Also heute Abend klappt auf jeden Fall«, sagte Rio. »Lass uns doch dann was Schönes machen.«

»Jetzt geht echt nicht? Es ist irgendwie wichtig. Also, für mich. Ich will dich ja nicht …«

»Okay«, sagte Rio. Plötzlich schien er es eilig zu haben. »In einer Viertelstunde in dem Café am Kanal, wo wir uns damals getroffen haben, weißt du?«

»In einer Viertelstunde? Ich denke, du bist am Wannsee.«

»Nein. Also, ich meinte, dass ich draußen bin. Aber nicht am Wannsee. Ich bin auf dem Balkon. Bei Freunden. Bekannten.«

Anita hörte im Hintergrund eine Stimme:

»Die Schuhe müsst ihr nicht ausziehen, wir müssen nicht groß auf den Fußboden aufpassen, müssen hier ja eh renovieren. Und hier ist der Balkon, falls ihr rauchen müsst.«

Heidis Stimme.

Heidi. Anita wusste nicht, was das bedeutete. Heidi und Rio. Hatten sie etwas miteinander? Konnte nicht sein, dies war keine Seifenoper, Heidi würde das nie machen, schon gar nicht jetzt, wo sie so kurz davor war, ihr Ziel zu erreichen, sich mit Mann und Kind in eine heile Landwelt zurückzuziehen. Dann begriff sie. Wie einen Zeh, den man in zu heißes Badewasser tauchte, hatte der Schmerz eine Weile gebraucht, bis er ankam, dann wurde ihr klar, dass Heidi gar nicht bei Rio sein konnte. Heute war ihr Brunch, wie konnte Anita das vergessen. Rio war bei ihr. Auf Heidis topsaniertem Balkon.

Eben noch so vertraut und nah, schien Rio Anita nun so weit weg wie nie. Auf der anderen Seite. Da saß er wieder einmal rauchend irgendwo herum und log in sein Telefon. So wie in dem Café, in dem im August alles begonnen hatte. So würde es nun auch enden.

»Viel zu tun. Arbeitsmäßig?«, sagte Anita.

»Ja, im Ernst«, sagte Rio. »Heidi und ich machen ein Projekt zusammen. Mit Segeln. Im erlebnispädagogischen Bereich. Das passt total gut zu den Seminaren, die Heidi anbietet.«

Anita konnte sich das nicht antun. Durfte das nicht. Am besten, sie legte einfach auf. Doch auch das konnte sie nicht.

»Dann schreibt doch gleich ein Buch zusammen. ›Kinder brauchen Wasser unterm Kiel‹.«

»Bist du etwa eifersüchtig?«

»Nein. Nur sauer!«

»Aber warum denn?«

Anita schaltete den Lautsprecher an und hielt das Telefon von sich weg. Sah den roten Hörer, auf den sie nur einmal den Finger legen musste, eine Berührung, ganz leicht. Dann wäre alles vorbei.

»Du weißt schon, dass ich nicht eingeladen bin«, sagte Anita.

»Ja. Ich habe nur nicht gedacht, dass mich das noch betrifft. Du hast dich ewig nicht gemeldet, und so wie unser letztes Treffen geendet ist, habe ich gedacht, du hast mich unter Sommerromanze verbucht. Und, ganz ehrlich, ich kann schon verstehen, dass die dich nicht eingeladen haben, so, wie das mit Adrian gelaufen ist.«

»Wie was gelaufen ist?«

»Na, dass du ihn beim Chefarzt angeschwärzt hast, nur weil er ab und zu ein paar Narkosemittel abzweigt, ist schon echt heftig.«

»Was?«

»Ich meine, du hast bestimmt deine Gründe dafür, und die Sache ist ja auch glimpflich ausgegangen, ich will das gar nicht überbewerten …«

»Ich soll das gewesen sein?«

Anita stand still. Sie hatte aufgehört, durch die Wohnung zu gehen, war einfach dort stehen geblieben, wo sie gerade war. Im Flur. Wände. Raufaser. Sie sah weiterhin auf den roten Hörer. Der Zeigefinger ihrer freien Hand schoss nach vorn und wich im letzten Moment nach oben aus, sie tippte in die obere Ecke des roten Feldes, dorthin, wo sie wusste, dass es eher Glückssache war, ob man den Anruf wirklich beendete oder nicht. Überließ es dem Schicksal, dem Zufall.

»Bist du noch da?«, fragte Rio. Anita wünschte, sie wäre es nicht. Das machte es doch alles nur noch schlimmer. Sie sollte auflegen. Akzeptieren, dass Rio auf der anderen Seite war, solche absurden Dinge hörte und auch noch glaubte.

»Wer denkt das?«, fragte sie.

»Na, Adrian und Heidi.«

»Warum sollte ich das denn tun?«

»Ich weiß nicht, um dich zu rächen? Ich könnte das ja verstehen.«

»Aber ich war das nicht.«

»Ich will dir ja glauben, aber wer sollte denn sonst ein Interesse daran haben, Adrian eins auszuwischen?«

»Willst du etwa sagen, dass ich lüge?«

Rio schwieg.

»Das willst du sagen, oder? Du sitzt bei Heidi auf dem Balkon, tust, als bist du am Wannsee, auf der Arbeit, und jetzt sagst du, dass *ich* lüge.«

»Ich habe dich nicht angelogen, ich wollte nur taktvoll sein. Das hast du doch mal gemocht.«

»Zu einer Zeit, als du noch auf meiner Seite warst«, sagte sie. Dies war nun wirklich der perfekte Moment, um aufzulegen. Sofern Anita in diesem Schlamassel von perfekt sprechen konnte. Sie musste es jetzt tun, eine bessere Chance für ein würdevolles

Schlusswort würde sie nicht bekommen, nur noch mehr Lügen von Rio hören. Lügen und schlechte Nachrichten.

»Auf deiner Seite *war*? Ich versuche doch die ganze Zeit auf deiner Seite zu sein. Ich frage mich nur, wann du endlich mal auf meiner Seite bist«, sagte Rio, und seine Stimme klang zum ersten Mal so, als ob die ewige Ruhe in ihm erschüttert worden war. »Ich will auf deiner Seite sein. Aber immer, wenn ich denke, ich bin da angekommen, bist du schon wieder ganz woanders. Ich versuche mein Bestes, mich in diesem Chaos irgendwie zurechtzufinden. Aber langsam komme ich da nicht mehr hinterher.«

Lügen, Lügen, Lügen. Anita wünschte, sie hätte das alles nicht gehört, jedes nette Wort machte es nur noch schlimmer. Sie durfte nicht hinhören. Diese netten Worte kamen von der anderen Seite. Von Heidis Balkon. Heidi. Heidisierung.

Noch immer hatte Anita eine Chance aufzulegen. Zwar nicht mehr die perfekte, aber besser als nichts. Noch konnte sie zumindest hoffen, dass dieses Gespräch nicht alle schönen Erinnerungen an die Zeit mit Rio zerstörte. Sie musste retten, was sie konnte.

»Ich sage es dir noch einmal. Ich habe Adrian nicht …«

»Anita, vergiss es. Es ist mir egal. Ich will nicht mit dir streiten. Ich liebe dich.«

Liebe. In diesem Moment. In anderen Momenten hätte sie sich über dieses Wort gefreut.

»Ist alles okay?«, fragte Heidi. »Du machst ja ein Gesicht, als ob … Ist das Anita?«

Anita versuchte sich die Situation vorzustellen. Wie Heidi wohl aussah in diesem triumphalen Moment. Denn das war es doch. Nun, wo Adrian dachte, Anita habe ihn verraten, war ihr Sieg perfekt. Die Gleichung ging auf. Ohne Rest. Ohne Anita.

Alles fügte sich zusammen.

Natürlich!

Als wäre Anita in diesem Moment erst aufgewacht, schaltete sie den Lautsprecher aus. Nahm das Telefon wieder ans Ohr. Und sagte ganz ruhig zu Rio:

»Gibt mir mal Heidi.«

Einen Moment passierte nichts, dann hörte Anita Heidis Stimme:

»Na, meine Liebe? Das trifft sich ja gut, da kann ich dir ja nochvmal persönlich Tschüss sagen.« Rio hatte sie einfach weitergegeben, ohne ein Wort des Abschieds.

»Erst mal können wir uns ja Hallo sagen«, sagte Anita.

»Du, nimm es mir nicht übel, dass ich dich nicht eingeladen habe, ja? Es ist halt einfach besser so. Auch für dich. Wir brauchen gerade ein bisschen Abstand.«

»Das Haus, die Praxis, dieses Dorf, das hattest du schon länger im Blick, oder? Du hattest diesen Plan schon, als wir segeln waren.«

»Na, Traum vielleicht. Aber Plan, ich weiß nicht, da weiß man doch nie so genau, wo das eine anfängt und das andere aufhört.«

»Und dann hast du Adrian verraten.«

Anita konnte spüren, wie Heidi aus ihrem gut gelaunten Plaudermodus fiel. Es war nicht mehr als ein winziges Zögern, bevor sie antwortete. Sie fing sich schnell, doch Anita bemerkte den gehetzten Unterton, mit dem sie nun sprach.

»Ich? Das ist ja lustig, wie kommst du denn darauf?«, sagte Heidi. Währenddessen veränderte sich im Hintergrund die Atmosphäre. Heidi öffnete eine Tür. Anita hörte, dass sie nun nicht mehr auf dem Balkon war, sondern in einem Innenraum, in dem es laut zuging, Gespräche, Gelächter, Kinder. Anita sah das alles vor sich, das wohl komponierte Qualität-statt-Quantität-Brunchbuffet, das Wohnzimmer, voll mit Kolleginnen und Kollegen, sie roch sogar den Kaffee. Bestimmt lag ein Tablet-PC mit Fotos des neuen Hauses bereit.

»Als wir uns im Verwaltungstrakt getroffen haben, da hast du Adrian angeschwärzt beim Chef. Du wolltest aufs Land. Adrian nicht. Da hast du dafür gesorgt, dass er hier weg muss.«

»Geht es dir denn sonst gut?«, sagte Heidi, weiterhin in einem gehetzten, aber noch immer milden Tonfall. Sie klang wie eine Restaurantbesitzerin, die mit einem renitenten Gast sprach, unsicher, ob sie ihn mit Freundlichkeit oder Strenge am ehesten loswurde.

»Ich weiß auch nicht, was du dir dabei ... Hallihallo, darf ich mal kurz vorbei? Danke«, sagte Heidi. Heidi trug das Telefon durch die komplette Brunchgesellschaft, dann trat das Stimmengewirr in den Hintergrund, wurde immer leiser und verschwand schließlich ganz. Heidi schloss eine Tür. Es war still.

»Natürlich warst du das. Als Adrian hier keinen Job mehr hatte, hast du Simsalabim den Job dort aus dem Hut gezaubert. Und jetzt willst du, dass das an mir hängen bleibt. Dann hätte Adrian nicht nur seinen Job verloren. Er wäre auch noch sauer auf mich: Gleich zwei Gründe, mit dir in deinen beknackten Resthof zu ziehen«, sagte Anita und hieb bei jedem Satz mit der Handkante durch die Luft, als wollte sie dieses ganze Chaos in kleine Einheiten zerhauen. So klein, bis sie alles verstand.

»Die Klinik hat Adrian kaputt gemacht.«

»Nein! Adrian hat die Klinik immer geliebt.«

»Und wer hat Adrian geliebt?«, sagte Heidi.

»Die Zeit der Psycho-Spielchen ist vorbei. Ich werde Adrian erzählen, wer das wirklich war. Und Rio auch.«

Heidi ließ eine Sekunde vergehen, zwei, und als sie schließlich antwortete, klang es, als hätte sie ihre Stimme bis zum absoluten Nullpunkt heruntergekühlt:

»Dann versuch das doch.«

Minus zweihundertdreiundsiebzig Grad.

»Versuch das doch. Du wirst schon sehen, wer dir glaubt. Der

Durchgeknallten, verlassenen Ex, die alle zu einem Segelausflug bestellt, um sie dann zu beschimpfen, die nur neidisch ist, dass die anderen es so gut haben. Wer wird dieser hysterischen Ziege glauben? Ich bin gespannt.«

Anita wusste, dass sie dringend etwas antworten musste. Sofort. Das konnte sie nicht auf sich sitzen lassen. Wenn sie jetzt nichts sagte, hatte sie endgültig verloren. Oder hatte sie das schon längst? Sie machte einen weiteren Schritt auf ihre weiße Wand in ihrem Flur zu und malte mit einem Finger unsichtbare Bilder über die winzigen Hügel der Raufaser, Striche, Kreise, Zeichen. Irgendwie müsste sie das doch in Ordnung bringen können.

»Du hast deine Chance gehabt«, fuhr Heidi fort. »Jetzt bin ich dran. Ich will nicht alt werden und allein sein und dann von allen hören, dass ich selbst schuld daran bin, weil ich falsche Prioritäten gesetzt habe. Du hättest um Adrian kämpfen können, hast du aber nicht. Jetzt ist es zu spät. Ich bin dran. Da musst du dich nicht wundern, wenn ich die Probleme auf meine Art und Weise löse. Das habe ich mir verdient.«

Heidi hatte sich bis jetzt bemüht, sehr leise zu sprechen, doch nun war sie von Wort zu Wort lauter geworden, den letzten Satz rief sie so laut in den Hörer, dass Anita zusammenzuckte: *Das habe ich mir verdient!*

Anita hatte nun gar nicht mehr das Gefühl, dass es Gefühlskälte oder Strenge war, die aus Heidis Stimme sprach. Es war auch kein Hass.

Es war Panik. Das Zittern in Heidis Stimme, das schnelle Sprechen, das Wiederholen von Dingen, an deren Kraft Heidi selbst nicht so richtig zu glauben schien. Heidi hatte alles erreicht, was sie erreichen wollte, und fürchtete scheinbar doch, dass Anita noch einen Weg finden würde, ihr Glück zu zerstören. Wahrscheinlich fürchtete Heidi das schon lange, hatte Angst vor Anita bei jedem Treffen, jeder Begegnung.

Je länger Anita darüber nachdachte, desto logischer erschien es ihr. Dies war Heidis letzte Chance, um zu den Leuten zu gehören, für die sie ihre Familien-Ratgeber schrieb. Es war zwar kein perfekter Traum, weil das Kind erst in halb erwachsenem Zustand zu ihr gekommen war, doch auf der anderen Seite war sie schon immer im Freundeskreis gewesen. Sie kannte Lukas, seit er ein Kleinkind war. Und Adrian auch. Sie waren ihre Familie, nicht erst seit Kurzem, sondern schon seit langer Zeit.

Anita stellte sich vor, wie Heidi dort stand. In Lukas' Zimmer, dem Badezimmer oder einem der anderen kleinen Räume, die von dem Flur abgingen, der zur Wohnungstür führte. Dort lief sie nun herum, wie Anita es vorhin getan hatte, nur auf kleinerem Raum. Vielleicht stand sie auch still. Die eine Hand zur Faust geballt, mit der anderen das Telefon so fest im Griff wie ihren Traum. Familie. Haus.

So standen sie da, in ihren jeweiligen Wohnungen, Anita auf ihren abgeschliffenen Dielen, Heidi auf ihrem Parkett, eine Verzweiflung gegen die andere.

»Es ist besser so, für alle, glaub mir.«

»Für alle. Abgesehen von mir.«

»Sieh es als Chance«, sagte Heidi dann, die sich offenbar wieder gefangen hatte. »Du stimmst mir doch zu, dass es so nicht mehr weitergehen kann oder sollen wir uns die nächsten Jahre lang so streiten? Wir wollen alle keine Veränderung, und dann in ein paar Jahren können wir uns gar nicht mehr vorstellen, dass wir einmal anders gelebt haben. So ist es nun mal im Leben. Nichts hat Bestand. Außer der Tatsache, dass sich alles verändert ... Ja? Hereinspaziert!«, rief Heidi nun, und im nächsten Moment hörte Anita eine Stimme. Rio.

»Kannst du mir Anita auch noch mal geben, wenn ihr fertig seid?«, sagte er.

»Klar. Anita und ich sind hier eh so weit durch, denke ich mal«, sagte Heidi. Anita stellte sich vor, wie sie beide dort standen, Heidi und Rio, wie sie sich freundlich ansahen und vielleicht einen vielsagenden Blick getauscht hatten, als Heidi das Wort »Anita« aussprach, da hörte sie, wie Heidi sagte: »Ich reiche dich dann mal an Rio weiter. Du hast ja gehört, dein Typ wird verlangt.«

Anita legte auf.

Draußen wurde es langsam Herbst. Die Blätter der Kastanie vor ihrem Fenster neigten sich inzwischen schon deutlich in Richtung Erde, bald schon würde die Straße von dem blechernen, hohlen Knallen erfüllt sein, mit dem die Kastanien auf die Dächer der parkenden Autos fielen.

Anita sah eine Weile hinaus. Sie war hier. Dort, vor dem Fenster, waren die anderen. Die Welt. Aus der nun langsam die Bewegungen, Töne, Farben verschwanden, bis die Welt vor ihrem Fenster erstarrte, zu einer Zeichnung wurde, zweidimensional, Anita konnte sich nicht einmal mehr vorstellen, wie sie dort jemals wieder reinpassen sollte.

Anita rief ihre Mutter an. Anita stellte sich vor, wie bei ihren Eltern das Telefon klingelte, Mozarts *Kleine Nachtmusik*, fiepsig in dem großen Haus. Niemand ging ran.

Sie nahm ihren Computer und ging auf die Homepage von *Ärzte ohne Grenzen*. Schon als sie sich die Fotos ansah, die Not, die Zelte, den Sand, Flüchtlingscamps irgendwo in Afrika, entwickelte sie eine große Sympathie zu diesen Menschen in den weißen T-Shirts, die unter sengender Sonne erschöpften Flüchtlingen Stethoskope auf die Brust hielten; Kolleginnen und Kollegen. Sie würde so eine Ärztin werden, in einem dieser weißen T-Shirts mit dem roten Logo. Sie würde das tun und alles hinter sich lassen.

Der Fortschrittsbalken schob sich rasch über ihren Bildschirm, während das Bewerbungsformular auf ihrem Computer lud, dann füllte sie es hastig aus. Bei Familienstand kreuzte sie *alleinstehend* an, ganz selbstverständlich. Bei der Dauer ihres Dienstes wollte sie erst *egal* schreiben, doch dann kamen ihr Zweifel. Das konnte so wirken, als müsste sie dringend weg, egal wohin, egal wie lang. Sie wollte nicht verzweifelt klingen. Solche Organisationen waren bestimmt gut darin, die Verzweifelten unter den Bewerbern zu erkennen, die Flüchtlinge in ihren eigenen Reihen. Also schrieb sie bei der Angabe zur Dauer: *flexibel.*

Bald war sie fertig. Nun fehlte nur noch ein Brief, in dem sie ihre Motivation darlegen sollte. Ohne nachzudenken fing sie an, schrieb: *Ich interessiere mich schon seit langer Zeit dafür, für* Ärzte ohne Grenzen *zu arbeiten. Seit* … dann bracht sie ab. Wo sollte sie anfangen? Ganz am Anfang? Wo hatte das begonnen, was hier und heute ein Ende nahm?

Sie druckte das Formular aus, klappte den Computer zu und beschloss, sich später um das Motivationsschreiben zu kümmern. Bei einem Wein. In einer Kneipe.

MIT DEM LEBEN NICHT VEREINBAR

WENIGE STUNDEN SPÄTER hatte Anita in der *Suffmanufaktur* bereits so viel getrunken, dass sie sich keine Gedanken mehr darüber machte, ob sie nun eher eine komische oder tragische Figur machte, inmitten von Menschen, allein an der Bar. Hinter ihr kickerten schweigend zwei bärtige, nicht mehr ganz schlanke Männer in Kapuzenpullovern. Anita hatte sie kurz angesehen, als sie hereingekommen war, dann hatte sie sich hingesetzt und einen Wein bestellt und dazu einen Likör, und seitdem saß sie nun hier und hörte zu, wie hinter ihr der Kicker-Ball leise hin und her rollte und zwischendurch gegen die Banden krachte, während sich die Kneipe füllte und ihre Knie immer fester gegen das Holz der Theke drückten.

Bei dem zweiten »Damengedeck«, wie sie ihre Getränkekombination getauft hatte, holte sie die ausgedruckten Bewerbungsunterlagen für *Ärzte ohne Grenzen* hervor. Sie musste noch immer ihr Motivationsschreiben formulieren. Bevor sie sich daran machte, wollte sie ihren Lebenslauf Korrektur lesen, eigentlich nur ganz kurz, doch dann wanderten ihre Gedanken wieder einmal in die Vergangenheit. Noch vor einem Jahr hatte Anita sich, wie generell in den letzten fünfzehn Jahren, als recht glücklichen Menschen gesehen. Oder zumindest als nicht unglücklichen. Sie mochte ihren Job, fühlte sich weder besonders einsam noch unterdrückt, und sie hatte auch immer das Gefühl gehabt, dass in diesem Land im Prinzip alles gut lief. Dass es hier in erster Linie darauf ankam, wem geholfen werden musste, ohne dass erst einmal spekuliert wurde, wer an seinem Unglück selbst schuld sein könnte.

Sie hatte gearbeitet und gleichzeitig ihr Kind großgezogen – das war ihr gelungen, weil sie immer eine Optimistin gewesen war. Darauf war sie nicht nur stolz, es hatte auch dazu geführt, dass sie sich für einen Menschen gehalten hatte, der glücklicher war als die meisten anderen. Doch wenn sie sich jetzt in dieser Kneipe umsah, hielt sie das für den größten Blödsinn, den jemals ein Mensch über sich gedacht hatte. Sie hatte kein Leben gelebt, sondern eine Lebenslüge. Im Beruf hatte sie gelernt, misstrauisch gegenüber dem zu sein, was andere Leute ihr erzählten – hätte sie doch bloß dieses Misstrauen sich selbst gegenüber an den Tag gelegt! Sie hatte sich furchtbar getäuscht, und zwar nicht in anderen Menschen, sie hatte sich getäuscht in sich selbst.

Sie zerriss ihren Lebenslauf. Einmal in der Mitte durch, die beiden Hälften zerriss wieder, genau in der Mitte, machte vier kleine Fetzen aus ihrem Leben, dann acht und ließ sie auf den Boden fallen. Mit positivem Denken war jetzt Schluss. Positives Denken funktionierte nur für Menschen, die es ohnehin nicht brauchten. Am liebsten wäre sie auf den Tresen geklettert und hätte es laut verkündet, wie sie sich fühlte: einsam, besiegt und zertrampelt.

Heidi hatte gewonnen. Die Heidis dieser Welt gewannen immer. Sie sorgten vor, lebten gesund und dadurch länger als alle anderen, damit sie mehr Zeit hatten, ihren selbstoptimierten Wahnsinn unter die Leute zu bringen. Die Besserwisser wurden älter als die Lebenslustigen, so heidisierte sich die Welt.

Neben ihr hatte sich inzwischen eine Gruppe aufgekratzter Zwanzigjähriger versammelt, die miteinander tranken und viel redeten, alle gleichzeitig, auf Englisch mit verschiedenen Akzenten. Sie fassten sich an, umarmten sich, Jungen wie Mädchen. Irgendwer hatte ein orangefarbenes Verkehrshütchen geklaut, das nun zwischen ihnen stand, ab und zu griff es jemand und piekte einen der anderen damit, was jedes Mal für großes Gelächter sorgte. Eins der Mädchen war bald so betrunken, dass sie versuchte, sich über zwei Barhocker ausgestreckt ein wenig hinzulegen und vollführte dabei Verrenkungen, dass selbst die Tresenkraft der *Suffmanufaktur*, die bestimmt jeden Abend einiges sah, ihr sorgenvolle Blicke zuwarf. Doch immer, wenn sie kurz davor war, zu fallen, fingen die anderen sie ab. Und lachten sich kaputt. Das würde ihnen wieder einfallen, wenn sie sich später einmal an ihre Studienzeit erinnerten.

Sie trank noch einen Wein, aber keinen Likör mehr. Dann verließ sie die Kneipe und lief durch die Gegend, bis über die Spree, immer weiter, kreuz und quer, bis es sechs Uhr wurde, dann konnte sie nicht mehr, nahm an der Warschauer Straße die U-Bahn und fuhr zurück. Es war eine der Bahnen, die sich für den Berufsverkehr bereit machten, doch zur Arbeit fuhr in diesem Waggon keiner. Fast alle kamen aus Kneipen und Clubs, die meisten schliefen. Am Görlitzer Bahnhof stieg ein Mann mit einem alten Rucksack, einem leeren Pappbecher und ein paar Zeitungen unter dem Arm ein und begann zu reden, sobald sich die Türen geschlossen hatten: »Liebe Fahrgäste, entschuldigen Sie die Störung, ich verkaufte die Obdachlosenzeitung Motz …« Dabei blickte er in die Runde, um potentielle Kundinnen oder Kunden zu entdecken, sah die ganzen schlafenden Schnapsleichen und sah Anita. Mitten im Satz brach er ab und setzte sich hin.

Den nächsten Tag verbrachte Anita damit, den Tag herumzubringen. Sie sorgte in ihrer Wohnung für Unordnung, nur um aufräumen zu können, benutzte Geschirr, damit sie abwaschen musste, ging fünfmal einkaufen, sobald ihr einfiel, dass eine Kleinigkeit fehlte, schlief zwischendurch immer wieder ein, wachte auf, ging noch einmal vor die Tür, kaufte eine Milch, beim nächsten Mal eine Tiefkühlpizza, Kippen.

Rio rief nicht an. Das erschien ihr logisch. Er hatte alles gesagt. Wenn jemand sich melden müsste, dann sie, doch was sollte sie ihm sagen? Sie hätte ihn nur davon überzeugen wollen, dass sie Adrian nicht verraten hatte. Dass das Heidis Plan gewesen war. Doch Heidi hatte recht. Wer würde ihr glauben?

Sie hatte damit gerechnet, dass es ihr besser gehen würde, sobald ihr nächster Dienst näher rückte. Die klar umrissenen Strukturen ihrer Arbeit hatten ihr immer gut getan, doch dieses Mal konnte sie nur an Adrian, Lukas und Heidi denken, die wohl jetzt begannen, ihre Sachen zu sortieren, langsam den Umzug vorbereiteten. Obwohl Heidis Wohnung so minimalistisch eingerichtet war, dass in den meisten Räumen kaum etwas stand, war Anita sich sicher, dass der Umzug ein Riesenaufwand werden würde. Heidi würde aufwändig nach dem besten Umzugsunternehmen suchen, wahrscheinlich hatte sie auch das schon längst getan. Lukas würde nicht ohne Wehmut das, was von seiner Kindheit übrig geblieben war, zum zweiten Mal in Kisten packen und Heidi helfen, wo er konnte. Und Adrian hätte nur das Miles-Davis-Poster und die Kaffeemaschine, um die er sich sorgen müsste.

Am nächsten Morgen klingelte um sieben Uhr der Wecker. Anita überlegte für einen Moment, sich krank zu melden, dann stand sie auf. Sie duschte, kleidete sich praktisch, wie immer. Es regnete. Anita kaufte Brötchen auf dem Weg zum Dienst und ging auf die Rettungsstelle zu, warf dem NEF in seiner Hütte einen flüchtigen Blick zu, wie immer, roch den nassen Asphalt, gab den Code ein, wusch und desinfizierte ihre Hände, wie immer – nur dass Anita dieses »immer« zum ersten Mal nicht als tröstlich empfand, sondern als lähmend.

Maik saß auf dem Sofa und las Zeitung, Anita legte die Brötchen wortlos auf den Couchtisch, ging in das Arztzimmer und sah aus dem Fenster. Die ersten Blätter fielen. Nur ein paar wenige, die allerdings durch einen starken Wind derart hin und her gewirbelt wurden, dass es schon aussah wie ein herbstliches Blättertreiben, maximal effiziente Blätter. Anita dachte an überlastetes Krankenhauspersonal.

Als wenig später der erste Alarm kam, musste sie sich regelrecht zwingen, nicht zu trödeln. Im NEF ließ sie ihren Kopf gegen die kalte Scheibe der Beifahrertür sinken, und die Stadt zog an ihr vorbei wie ein abstraktes Wandgemälde, sie sah Farben, Formen, keine Häuser, keine Menschen.

Sollte das noch dreißig Jahre so weitergehen? 25.000 Patienten, überschlug sie schnell im Kopf. 50.000 blaue Einweghandschuhe, vielleicht 15.000 venöse Zugänge, 10.000 Nasenbrillen für Sauerstoff und mindestens 5.000 Einsätze an Orten wie dem, wo sie jetzt hinfuhren, Tendenz: steigend, es war ein Pflegeheim.

»Nach 400 Metern rechts abbiegen.« Anita hatte keine Ahnung, warum Maik den Ton des Navi eingeschaltet hatte, er wusste genau, wo sie hinmussten. Sie waren schon so oft hier gewesen, es wirkte wie ein Hohn, dass ihr erster Einsatz an dem Tag, an dem ihr alles wie eine ewige, graue Routine vorkam, ausgerechnet hierhin ging. Sie ließ Maik vorgehen, folgte ihm, den Blick starr auf dem Notfall-Rucksack, dem reflektierenden Dreieck, dessen neonleuchtende Beschichtung etwas weiter abgeplatzt war, daneben das stilisierte Telefon und die 112.

In der Eingangshalle erwartete sie eine Mitarbeiterin, auf deren Namensschild *Prohaska, Stationsleitung* stand. Sie begrüßten sich nur kurz und sprachen kaum, Routine. Eine Heimbewohnerin sei von einem Angehörigen leblos aufgefunden worden.

Sie fuhren mit dem Fahrstuhl in den dritten Stock, dort führte Frau Prohaska Anita und Maik in ein Zimmer, in dem eine Frau in einem Pflegebett lag, bei der ein Rettungsassistent aus dem RTW bereits Herzdruckmassage machte, während sein Kollege sie mit dem Ambu-Beutel beatmete. Das Bett quietschte, die sehr dünne Frau wippte auf der weißen Matratze auf und ab.

Hinter den Rettungsassistenten stand ein müde dreinblickender Mann, der wohl schon selbst das Rentenalter erreicht hatte, der Sohn der Patientin, wie die Stationsleiterin Anita sagte und dann hinzufügte:

»Er hat Frau Winter vor einer Viertelstunde so gefunden.«

»Hatte sie da noch einen Puls?«, fragte Anita.

»Ja.«

»Als wir angekommen sind, schon nicht mehr«, sagte einer der Rettungsassistenten.

»Habt ihr schon geschockt?«

»Schon zweimal.«

»Was gegeben?«

»Nein.«

Anita leuchtete ihr in den Mund und dann in die Augen. Während die rechte Pupille sich ganz normal zusammenzog, war die linke groß, hatte die Iris weit an die Seite gedrängt. Ohne weiter nachzudenken, erhob Anita die Glasgow Coma Scale und überlegte, welche Stroke Unit besonders schnell erreichbar war.

»Patientenverfügung?«

»Hat sie nicht«, schaltete sich die Stationsleiterin ein, deren Stimme nur mühsam vor dem Angehörigen verbergen konnte, dass die Sache damit für sie eigentlich erledigt war.

»Dann gib mir ein Milligramm Adrenalin«, sagte sie zu Maik und gab es der Patientin durch den bereits gelegten Zugang an ihrem dünnen Arm, defibrillierte noch ein weiteres Mal, ließ ein EKG schreiben. Nichts.

»Noch ein Milligramm Adrenalin.«

Natürlich versuchten sie es weiter. Es sah zwar alles danach aus, als ob diese Frau schon vor ihrem Schlaganfall bettlägerig gewesen war, und doch mussten sie es versuchen.

»Ein Milligramm Adrenalin. Dann schocken wir noch mal.«

Auch das brachte nichts, wie Anita merkte, der Vitaldatenmonitor blieb still. Das Piepen setzte erst wieder ein, als der Rettungsassistent die Herzdruckmassage fortsetzte, genau in dem Rhythmus, in dem er auf den Brustkorb von Frau Winter drückte.

Maik sah Anita an. Was er von ihr erwartete, war klar: dasselbe wie immer. Hier gab es nichts mehr zu helfen, Frau Winters Erkrankungen waren, wie manche ihrer Kollegen gern sagten: *mit dem Leben nicht vereinbar.*

Anita musste sich darüber Gedanken machen, wie lange sie diese Reanimation noch fortsetzte, bevor sie Frau Winter für tot erklärte. Es war nicht so sehr eine medizinische Frage, als vielmehr eine Frage der Dramaturgie. Es hing davon ab, wer dabei war und wie tragisch und unerwartet der Tod gekommen war. Je aufgebrachter die Angehörigen und je unerwarteter der Todesfall, umso länger empfahl es sich zu reanimieren, um den Angehörigen zu zeigen, dass wirklich alles versucht worden war. Bei Unfallopfern, Kindern, jungen Menschen war das wichtig. Bei älteren Menschen, auf deren Tod die Angehörigen sich bereits hatten einstellen können, hörte Anita mit der Wiederbelebung meist schneller auf, hier war es den Angehörigen manchmal sogar unangenehm, wenn man es zu lange versuchte.

Im Fall von Frau Winter legte die Sterbedramaturgie es eigentlich nahe, jetzt die Bemühungen einzustellen. Der Sohn wirkte gefasst, die Frau war krank gewesen und käme ohnehin nicht mehr ohne große Hirnschäden ins Leben zurück.

Anita jedoch gab eine weitere Ampulle Adrenalin und schockte erneut. Und als das nichts brachte und Maik schon pietätvoll Haltung annahm, weil er nun fest damit rechnete, dass Anita den Angehörigen sagen würde, dass es keinen Sinn mehr habe, sagte sein:

»Ein Milligramm Adrenalin.«

»Ein Milligramm Adrenalin«, wiederholte Maik. Der verwunderte Ton in seiner Stimme war kaum zu überhören, aber Anita achtete nicht darauf, sie konzentrierte sich auf die Patientin, gab ihr das Adrenalin, schockte erneut, erfolglos.

»Noch ein Milligramm Adrenalin.«

»Noch ein Milligramm Adrenalin«, sagte Maik und gab sich nun endgültig keine Mühe mehr, seine Verstörung zu verbergen.

Doch Anita ließ sich nicht beirren. Sie wusste, dass manche Kollegen das so machten. Aus Prinzip. Anita hatte das immer als sportlichen Ehrgeiz abgetan. Nun tat sie es selbst. Das musste doch gehen. Das hier, heute, es durfte nicht so sein wie immer!

Sie versuchte es noch mal. Gab ein Milligramm, schockte, gab noch eins, schockte. Maik fügte sich inzwischen, wiederholte nur noch mechanisch Anitas Anweisungen, einer der Rettungsassistenten von dem RTW, der noch immer reanimierte, tauschte einen unauffälligen Blick mit seinem Kollegen, der die Augen verdrehte.

»Noch ein Milligramm Adrenalin«, sagte Anita.

»Unseres ist alle«, sagte Maik.

»Ihr habt bestimmt noch was«, sagte sie zu den Kollegen vom RTW. Die reagierten beide nicht. Sahen sich nur an, als wüssten sie nicht, wer von ihnen auf diese Frage zuerst reagieren sollte, da sprach sie den älteren von ihnen direkt an.

»Also, was denn nun?«

Er nickte. Natürlich hatten sie Adrenalin. Also ging es weiter, und nachdem sie das nächste Adrenalin gegeben und den nächsten Schock ausgeführt hatte, piepte es plötzlich durch den stillen Raum.

»Wir haben einen Puls«, sagte Anita und intubierte. Danach

richtete sie sich auf und sah erst ihre Kollegen an, dann die Stationsleiterin und den Sohn. Nicht einmal der schien sich richtig zu freuen.

Ohne viel zu sprechen packten sie zusammen und brachten Frau Winter zu dem RTW, gefolgt von dem Sohn. Anita erzählte ihm, dass sie Frau Winter ins Urban-Krankenhaus bringen würden, daraufhin schlurfte er ohne ein Wort des Dankes über den Parkplatz davon, holte einen Autoschlüssel raus, ein Opel Vectra blinkte mit den Rücklichtern.

Anita stieg in den Rettungswagen ein, sie fuhren los. Die Intensivstation des Urban-Krankenhauses. Noch vor einigen Wochen hätte sie überlegt, ob sie jetzt Adrian treffen würde oder nicht.

Sie lieferte Frau Winter mit stabilem Kreislauf ab. Bei der Übergabe auf der Station untertrieb Anita ein wenig mit der Anzahl der Elektroschocks, mit denen sie Frau Winter reanimiert hatte. Die Kollegen wirkten trotzdem genervt von dem hoffnungslosen Fall, doch niemand sagte etwas. Anita war froh, dass man sie in Ruhe ließ. Das war kein großes Ziel im Leben, aber im Moment reichte es ihr.

Der Einsatz war vorbei. Sie stand vor dem Fahrstuhl und überlegte, in den obersten Stock zu fahren und auf Berlin zu blicken oder nach unten zu fahren und sich an den Kanal zu setzen, doch dann ging sie einfach zum Stützpunkt zurück.

Maik lag auf dem Sofa. Die Fernbedienung auf dem Bauch, schaltete er desinteressiert zwischen den Kanälen umher. Anita holte sich einen Kaffee und wollte sich schon in ihr Arztzimmer verkrümeln, da hörte sie Maiks Stimme:

»Weißt du, wie viel Adrenalin das war?«, fragte Maik.

Anita schwieg.

»Sechzehn Milligramm. Wie du es ja bestimmt auch vorschriftsgemäß dokumentiert hast. Oder? Ich glaube, du hast total den Überblick verloren.«

»Wir haben die Patientin mit stabilem Kreislauf abgegeben. Alles andere muss uns nicht interessieren«, sagte Anita. Sie wollte vermeiden, darüber nachzudenken, was das für eine Aktion gewesen war, denn Anita und Maik wussten beide: Die Wahrscheinlichkeit, dass diese Frau auch nur aufwachte, geschweige denn, eine gewisse Lebensqualität zurückerlangte, ging gegen null, nein, sie war sogar genau null.

»Das war so eine Aktion«, sagte Maik, »wie das diese bizarren Typen manchmal auf Rettungsdienst-Kongressen erzählen. Dass sie anderthalb Stunden reanimieren, nur um einen Puls zu haben, egal wie es dem Patienten gehen wird.«

»Ich habe nur meine Pflicht getan«, sagte Anita, obwohl sie wusste, dass Maik Recht hatte. Es gab Kollegen, die das machten. Aus Prinzip. Anita hatte das immer falsch gefunden.

»Was ist eigentlich los mit dir?«

»Ich habe gerade ganz andere Probleme«, sagte Anita. »Weißt du, das mit Adrians Freistellung.«

»Ja?«

»Meine Familie glaubt, dass ich Adrian verraten habe. Stell dir das mal vor.«

»Okay, mache ich«, sagte Maik.

»Unglaublich, oder?«

»Na ja«, sagte Maik.

»Wie meinst du denn das?«

»Normalerweise hätte ich dir so eine sinnlose Aktion wie diese Wiederbelebung auch nicht zugetraut.«

»Du denkst doch nicht im Ernst, dass ich so etwas machen würde.«

»Sieh dich doch mal an. Wem soll ich denn da glauben?«

»Wie meinst du das?«

Maik nahm die Fernbedienung von seinem Bauch und setzte sich auf.

»Was du da eben gemacht hast, das hatte doch mit Rettungsdienst nichts mehr zu tun. Sechzehn Mal Adrenalin geben, um eine hoffnungslose Oma mit stabilem Kreislauf hier abzuliefern«, sagte er und wies bei dem Wort »hier« mit der Fernbedienung in Richtung Rettungsstelle. »Was soll denn das?«

»Das ist unsere Pflicht. Sie hatte keine Patientenverfügung.«

»Unsere Pflicht ist es, das Nötige zu tun. Und das Überflüssige bleiben zu lassen. Das unterscheidet uns von den Freaks.«

»Freaks?«

»Ja. Von denen, die nichts mehr kennen außer Rettungsdienst. Die lieber hier sind als in der Klinik, bei ihrer Familie oder ihren Freunden, weil sie durchdrehen, wenn nicht alles so läuft, wie sie es wollen. Wenn das so weitergeht, hast du auch bald den Evita-Warnton als Klingelton auf deinem Handy. So wie Ecki.«

Anita warf einen kurzen Blick in den Spiegel, der in einer Ecke des Raumes über dem Waschbecken hing.

»Ich dachte, du bist so ein großer Fan davon, nicht mehr über vergangene Einsätze zu reden? Ganz professionell, distanziert und so«, sagte sie.

»Anita, das eben, das war verrückt! Das machen nur die Freaks. Die kein Leben mehr haben, außer ihrer Arbeit.«

»Ich habe durchaus ein Leben neben der Arbeit. Zumindest so viel wie du. Du hast doch auch keine Familie.«

Nun wurde Maik plötzlich ganz ruhig.

»Wirklich jetzt?«, fragte er.

»Was denn?«

»Ich darf dich nicht kritisieren, weil ich schwul bin und mit einer Person, die ich liebe, keine Familie gründen kann? Lässt du dich nur von vollwertigen Mitgliedern der Gesellschaft kritisieren? Willst du wirklich diese Diskussion? Dann glaube ich, ich will einen anderen Dienstplan.«

»Was?«

»Ich brauche eine Pause.«

»Aber so habe ich das doch gar nicht gemeint.«

»Das glaube ich dir sogar. Du merkst einfach nicht mehr, wie es auf die Leute um dich herum wirkt, was du sagst und tust.«

Maik legte sich wieder auf das Sofa. Anita sah entgeistert zu, wie er durch die Kanäle schaltete; Castingshows, Talkshows, Kochshows zogen an ihr vorüber. Schließlich blieb Maik bei einer Doku über plastische Chirurgie hängen. Anita blieb. Sie ging nicht in ihr Arztzimmer, setzte sich aber auch nicht hin, stand einfach mitten im Aufenthaltsraum. Der Chirurg beschrieb eine bevorstehende Lidstraffungs-OP, zog mit einem Filzstift Linien auf dem Gesicht einer Patientin.

Anfangs überlegte Anita noch, was sie sagen könnte, um Maik davon zu überzeugen, dass sie Adrian nicht verraten hatte, doch bald wurde ihr klar, dass es darum nicht mehr ging.

Sie löste den Blick vom Fernseher, sah hinaus, durch die Bäume, deren Laub sich bereits so weit gelichtet hatte, dass ein Stück des Kanals schimmernd in der Sonne des nun schon deutlich kürzeren Tages auftauchte. Sie sah sich im Aufenthaltsraum um.

Hier war in den letzten Jahren ihr Leben gewesen. Adrian und Anita hatten raus gewollt aus Lübeck, in eine große Stadt, und als sie hier in Berlin auch noch das Angebot bekamen, beide auf derselben Intensivstation zu arbeiten, schien alles perfekt. Und eine Zeitlang war es das wohl auch gewesen. Sie arbeitete in der Klinik und machte ab und zu Dienste auf dem NEF, um etwas dazuzuverdienen. Mit der Zeit war sie dann immer öfter hier gewesen, und bald wollte sie ganz weg von der Station, raus aus den Hierarchien, den großen Teams. Je unwohler Anita sich dort gefühlt hatte, desto wohler fühlte sie sich hier, desto mehr mochte sie diesen alten Fernseher, die billigen Kekse, den in Strömen fließenden Filterkaffee, die Discounter-H-Milch, das Poster von Edward Hoppers *Nighthawks*, das sich unter dem Passepartout wellte. In seiner anheimelnden Unkompliziertheit, ja Sorglosigkeit, hatte der Stützpunkt etwas von einem Vereinsheim, wo es ja auch meist nicht besonders schön war und gerade deswegen gemütlich.

Sie warf einen Blick auf den Dienstplan, der neben der Ladestation für die Funkmeldeempfänger hing. Auf ihm standen noch vier weitere Dienste mit ihrem Namen und Maiks Namen zusammen. Anita musste sich unbedingt bei Maik entschuldigen, bevor er sich wirklich einen neuen Kollegen suchte. Jeder würde gern mit Maik arbeiten. Da dachte sie wieder an ihre Bewerbung für *Ärzte ohne Grenzen.* Vielleicht sollte Anita sie doch abschicken. Wenn sie wegging, hatte es zumindest eine gewisse Konsequenz, dass nun auch ihre letzte wichtige Beziehung zu einem Menschen in dieser Stadt den Bach runterging.

An der Garderobe hing ihre Jacke mit der Aufschrift NOTÄRZTIN. Nach den vielen Jahren war ihr noch immer bewusst, was ihr diese Jacke für eine Autorität verlieh. Kaum jemals gab es Patienten, die etwas in Frage stellten. Sobald sie diese Jacke trug, konnte sie sagen, was sie wollte, es wurde ohne Widerrede akzeptiert. Sobald sie diese Jacke auszog, glaubte ihr neuerdings niemand mehr. Alle glaubten Heidis Lüge.

Aber war es denn überhaupt eine Lüge? Oder war Anita letztendlich doch schuld, zumindest im übertragenen Sinne? Schließlich hatte sie doch alles an sich gerissen, die Probleme in ihrer Familie wie einen Notfall behandelt, wo sie unbedingt einschreiten musste – einen Notfall, zu dem sie nie jemand gerufen hatte. Und was hatte sie damit erreicht? Dass nun alle zu wissen glaubten, wie es am besten lief: ohne sie.

Sie bekamen einen Alarm, fuhren zu einer hilflosen Person in Richtung S-Bahnhof Sonnenallee, doch bevor sie ankamen, alarmierte der RTW sie ab. Die hilflose Person hatte sich als leblose Person erwiesen, und war das wohl schon etwas länger. Zu retten gab es hier nichts mehr. Maik machte das Martinshorn aus, wendete und drückte auf dem Funkmeldesystem die 1, sie waren *einsatzbereit über Funk.*

So schnell sie eben hingefahren waren, so langsam fuhren sie nun zurück. Anita versuchte gar nicht erst, mit Maik ein Gespräch anzufangen. Ihr blieb nichts übrig, außer weiter ihren Gedanken nachzuhängen, oder vielmehr diesem einen Gedanken, der ihr nicht mehr aus dem Kopf ging: Hätte sie nichts getan, wäre das alles nie passiert.

Nun gab es wirklich nichts mehr zu tun. Anita konnte nur noch zusehen, wie alles ohne sie weiterging. Zusehen, wie Heidis Lüge lebte, trommelte, rumhüpfte wie ein Aufziehspielzeug, das Anita aufgezogen hatte, bevor es ihr aus der Hand gerissen worden war. Anita sank tiefer in ihren Sitz. Sie musste jetzt mit dieser Lüge leben.

Sie bogen von der Urbanstraße auf die Grimmstraße ab und fuhren auf die Apotheke Ecke Dieffenbachstraße zu. Das Ticken des Blinkers, regelmäßig, ruhig, sie bogen erneut, an dem Schild mit den weißen, spielenden Kindern auf blauem Grund vorbei, unter dem *Schritt fahren* stand. Das ehemals zum Krankenhaus gehörende, jetzt topsanierte Gelände mit Heidis Wohnung kam in Sicht. Anita wollte erst nicht hinsehen, da wurde Maik noch einmal langsamer, denn auf der Fahrbahn, vor dem Eingang zu Heidis Wohnung stand ein kleiner Lieferwagen. Auch er trug den fröhlichen Seehund auf der Seite, der hier in der Gegend zum Wappentier aller Menschen in vorübergehenden Wohnverhältnissen geworden war. Es war nur ein kleiner Lieferwagen, dem NEF nicht unähnlich. Die Kofferraumklappe war offen, darunter stand ein Mann und schob, nicht ohne Mühe, auf der Ladefläche etwas nach hinten. Adrian.

»Sorry, ich hätte nicht hier lang fahren sollen«, sagte Maik. Doch Anita regte das nicht auf. Sie sah einfach nur zu, wie Adrian sich auf der Ladefläche des Lieferwagens zu schaffen machte, und nun erkannte sie auch, was er eingeladen hatte, erkannte den alten Pokemon-Sticker, den Aufkleber vom RBB-Kinderfest, die schimpfende Marge Simpson. Es war die alte Kommode aus Lukas' Kinderzimmer, und Anitas Gefühl sagte ihr, dass es für diese Kommode nicht in das Landhaus nach Neuglobsow ging, sondern auf den nächsten Recycling-Hof.

»Halt mal an.«

»Was willst du denn jetzt noch?«

»Ich muss noch was klären.«

»Das klingt nicht gut.«

»Mach dir keine Sorgen.«

»Noch hat er uns nicht gesehen. Wir könnten einfach weiterfahren.«

»Ist echt nichts Schlimmes.«

»Aber wir sind im Dienst«, sagte Maik.

»Es dauert nur eine Minute.«

Maik schien sich nicht ganz klar darüber zu sein, ob er eingreifen musste, Anita davon abhalten sollte, alles noch schlimmer zu machen. Doch er tat nichts. Vielleicht hatte er keine Kraft mehr, oder er konnte sich einfach nicht vorstellen, dass jemand die Sache noch schlimmer machen könnte, nicht einmal Anita. Sie waren so langsam gefahren, dass Anita nicht sagen konnte, ob Maik überhaupt bremsen musste oder einfach resigniert den Fuß vom Gas genommen hatte und sie nun langsam ausrollten, während er sagte:

»Lass zumindest einen leben, der später die Geschichte erzählen kann.«

Sie kamen direkt neben dem kleinen Lieferwagen zum Stehen, und Anita stieg aus. Adrian stemmte sich weiter gegen Lukas' Kinderkommode, schob sie weiter nach hinten, machte Platz für andere Sachen, dann wandte er sich um, sah sie und ließ von der Kommode ab.

Anita ging die wenigen Schritte auf ihren Ex-Mann zu. Er musste überzeugt davon sein, dass sie ihn verraten hatte. Und doch zögerte Anita nur kurz, hielt bei einem ihrer Schritte den Fuß einen winzigen Moment länger in der Luft als normal, dann stand sie vor ihm.

Adrian schien nicht besonders überrascht zu sein. Anita hatte damit gerechnet, dass er sie böse ansehen würde, hasserfüllt vielleicht sogar, immerhin war sie schon wieder unangekündigt gekommen, und diesmal nicht nur unangekündigt, sondern bestimmt auch ungebeten. Doch Adrian sah vollkommen entspannt aus. Die Müdigkeit um seine Augen war verschwunden. Er lächelte zwar nicht, doch es war auch nichts in seinem Blick, das zeigte, dass ihm ihr Besuch missfiel. Es schien ihm vollkommen gleichgültig zu sein.

»Das hätte ich ja nicht gedacht«, sagte Adrian ohne jede Melodie in der Stimme, ohne Anita auch nur die Chance zu geben, herauszufinden, wie er zu ihr stand.

»Ich wollte …«, Anita hielt inne. »Ich wollte noch mal Tschüss sagen.«

»Okay«, sagte Adrian und machte sich wieder daran, die Kommode nach hinten zu schieben. Eine Schublade rutschte raus, er schob sie wieder rein, drückte das Klebeband fest, mit dem sie eigentlich hätte fixiert sein sollen. Es schien nichts anderes zu geben als diese Kommode in diesem Moment, selbst das Klebeband schien wichtiger als Anita, die hinter ihm stand.

Als die Kommode dort angekommen war, wo er sie haben wollte, gab er dem Möbelstück einen freundschaftlichen Klaps, als wäre sie ein Hund und rief ein kurzes »passt« ins Wageninnere hinein. Dann richtete er sich wieder auf und wischte sich die Stirn, eher aus Stolz, als um wirklichen Schweiß abzuwischen.

»Ich nehme mal an, das ist nicht der erste Teil eures Umzugs?«, sagte Anita.

»Nee. Wir fahren die Sachen, die wir nicht mehr brauchen, zum Motz-Laden und spenden die.«

»So ein Umzug ist ja auch immer ein Grund, sich neu einzurichten.«

»Japp«, sagte Adrian, sah sie an und schwieg.

Anita fiel auf, dass er sie lange nicht mehr so angesehen hatte, ohne ihrem Blick auszuweichen, ohne auf sein Telefon zu sehen, ohne darauf zu warten, dass Heidi oder Lukas etwas sagten oder er in der Klinik etwas zu tun bekam. Er stand einfach da. Wich ihr nicht mehr aus.

Und plötzlich erschien Anita der Ausdruck auf Adrians Gesicht nicht mehr wie Gleichgültigkeit, sondern wie Entschlossenheit. Der feste, zuversichtliche Wille, neu anzufangen. Noch viel mehr als für Lukas war dieser Umzug für Adrian keine schlimme Situation. Und egal, ob es nun eine gute Idee war oder nicht, gegen diese Zuversicht wollte Anita nichts sagen.

Sie sah sich um. Drei Schritte hinter ihr saß Maik im NEF. Er hatte das Fenster heruntergelassen. In dem Moment, in dem sie ihn ansah, blickte er rasch wieder auf sein Telefon und wischte darauf herum.

Heidi kam aus dem Hauseingang. Anita erkannte sie an den Adidas-Turnschuhen im Retrodesign. Auch die sehr saubere, fast wie gebügelt aussehende Jeans hatte sie schon einmal an ihr gesehen. Heidis Oberkörper war verdeckt von einem großen Bilderrahmen, den sie trug. Auf der Höhe, wo ihr Gesicht sein musste, sah Anita Miles Davis, in rotem Licht, den Kopf so weit gesenkt, dass die Trompete an seinen Lippen Richtung Boden zeigte, hatte er dennoch sein Publikum voll im Blick, in diesem

Fall sie, Anita, die zusah, wie Heidi den letzten Rest von Adrians altem Leben auf die Straße stellte. Dann bemerkte sie Anita.

»Anita, das ist ja eine Überraschung«, sagte Heidi. Doch das stimmte nicht. Heidi mochte alles Mögliche sein – überrascht war sie nicht. Sie stellte sich auf, zog das hellblaue Polohemd gerade, das zusammen mit der Jeans und den Retro-Turnschuhen offenbar ihren legeren Umzugs-Look darstellte. Als hätte sie sich sogar bei diesem Nicht-Anlass genau überlegt, was sie anziehen sollte.

»Willst du uns verabschieden? Das ist aber nett. Grüß dich, erst mal.«

Heidi umarmte sie, sodass Anita wieder die Perlenohrringe kalt an ihrer Wange spürte, diesmal jedoch, hielt Heidi sie ein wenig länger fest als nötig, als wollte sie Anita zeigen, dass sie zu allem bereit war, auch zu einem Ringkampf. Anita spürte Heidis straffen, trainierten Körper, dann hielt Heidi sie auf Armlänge von sich, legte ihr die Hände auf die Schulter und sagte:

»Gut siehst du aus. Wie geht es Dir?« und schwieg, als sei sie nun zufrieden mit dem Minengürtel aus Höflichkeitsfloskeln, den sie um sich herumgelegt hatte. Sie sah Anita an und lächelte das wohlwollende Lächeln eines Menschen, der wusste, dass sein Plan in Erfüllung gegangen war. Ein siegender Fußballtrainer mochte so lächeln, wenn er sah, dass die Gegner noch einmal alles aufboten – nicht, weil sie noch eine Chance sahen, sondern nur, um die Niederlage vor sich selbst besser rechtfertigen zu können.

»Tja, wir misten aus.«

»Alles, was wir jetzt nicht einpacken, müssen wir da nicht wieder auspacken. Und das Umzugsunternehmen wird auch günstiger«, fügte Adrian hinzu.

»Ich glaube, wir sollten jetzt auch mal fahren. Du hast doch nichts dagegen, oder? Wir haben ja noch einiges auf der Liste«, sagte Heidi.

»Eine Sache wollte ich noch sagen«, sagte Anita. »Ihr könnt euch ja wahrscheinlich denken, worum es geht.«

Heidi nahm Haltung an. Für einen kurzen Moment flackerten ihre Augen wild zwischen Adrian und Anita hin und her, bereit, Gefahren abzuwägen, Risiken zu minimieren, Schaden zu begrenzen. Heidi musste sich auf diesen Moment vorbereitet haben. Einen Plan gemacht haben für den Fall, dass Anita kam, um Adrian die Wahrheit zu sagen. Fast amüsiert betrachtete Anita, wie Heidis Gesichtszüge sich verhärteten, während sie ein letztes Mal ihren Lebenstraum in Gefahr sah. So standen sie eine Weile schweigend da, und es war Adrian, der als Nächster das Wort ergriff:

»Ich kann euch auch allein lassen, wenn ihr wollt. Ich muss eh noch was von oben ...«, da fiel Heidi ihm ins Wort:

»Nein, bleib mal kurz hier. Ich glaube, was Anita sagen will, will sie eh hauptsächlich dir sagen.«

Und es war wieder da. Das siegesbewusste Lächeln, während Heidis Haltung noch aufrechter wurde und ihr Kopf sich ein kleines Stück hob, wie bei der Möwe in der Wohnung von Herrn Lúdvígsson, die sich bereit machte, auf eine Rivalin einzuhacken.

Adrians Blick war weiterhin vollkommen ruhig. Anita sah ihn an, und anstatt etwas zu sagen, dachte sie wieder an früher, an die Zeit, als sie sich gerade kennengelernt hatten, die gemeinsamen Nächte auf der Matratze, die in ihrem WG-Zimmer auf dem Fußboden lag. Wie oft hatten sie sich nach zu viel Wein und zu wenig Schlaf hochgequält, um sich wieder ein Stück dem Ziel zu nähern, Arzt zu werden, diesen stinknormalen, großartigen Beruf zu erlernen, der untrennbar mit ihrer Liebe verbunden war. Wie schnell hatten sie angefangen, sich ein gemeinsames Leben aufzubauen, ohne es zu merken, ein Leben für zwei, ein Leben für drei. Nun war sie nicht mehr dabei und Adrian fuhr Lukas' letzte Kindheitsmöbel zum »Motz«-Laden.

Als Anita sich wieder Adrian zuwendete, lächelte er. Gar

nicht angestrengt, nicht professionell, einfach nur freundlich – wobei Anita nicht das Gefühl hatte, dass diese Freundlichkeit nicht ihr galt. Adrian lächelte, weil es ihm gut ging. Und Anita musste sich eingestehen, dass sie ihn seit langer Zeit nicht mehr so hatte lächeln sehen. Auch nicht in der Zeit, in der sie noch zusammen gewesen waren.

»Es tut mir leid«, sagte sie. »Es tut mir leid, dass ich dich in der Klinik verraten habe.«

Adrian öffnete den Mund, um etwas zu sagen. Zögerte. Dann verschwand auch die letzte Unfreundlichkeit aus seinem Gesicht. Er sah Heidi an, die noch immer kampfbereit neben ihm stand und erst langsam zu merken schien, dass es zu diesem Kampf niemals kommen würde, weil Anita nicht mehr kämpfen wollte, kein Kleinholz machen wollte, sondern einen Neuanfang.

»Das wollte ich dir unbedingt noch sagen, bevor ihr umzieht. Damit ihr ohne schlechte Gefühle neu anfangen könnt.«

»Du warst es also doch?«, sagte Adrian.

»Ja«, sagte Anita.

Erst jetzt schien ihr richtig bewusst zu werden, was sie gerade getan hatte. Anita hatte Heidis Lüge nicht aufgedeckt. Sie nicht bloßgestellt. Nicht beschimpft. Stattdessen hatte Anita etwas getan, das vielleicht die größte Dummheit ihres Lebens war oder eine der besten Ideen, die sie jemals gehabt hatte – sie wusste es nicht, sie wusste nur eins: Jetzt, wo sie begonnen hatte, mit dieser Lüge zu leben, fühlte es sich auf einmal ganz selbstverständlich an. Fast fing sie schon an, sich selbst zu glauben.

»Heidi hatte so etwas angedeutet. Ich habe das ja zuerst nicht geglaubt, aber …«

»Ich bin zum Chef gegangen.«

Adrian schüttelte den Kopf: »Ich verstehe das grad alles nicht so richtig, es passiert gerade so viel. Aber danke, dass du wenigstens ehrlich bist.«

»Ich wusste natürlich, dass dich das den Job kosten wird, aber eins musst du mir glauben, ich habe das nicht gemacht, um mich an dir zu rächen. Ich war mir so sicher, dass die Klinik dir nicht mehr gut tut. Die Klinik hat dich kaputt gemacht. Du brauchtest einen Neuanfang, irgendwo, wo es persönlicher zugeht. Nicht so anonym. Ich weiß, es war dumm, das so zu machen. Ich hätte einfach mit dir reden sollen, anstatt das selbst in die Hand zu nehmen. Das tut mir leid«, sagte Anita.

»Das mit dem Reden war ja auch in letzter Zeit nicht so einfach bei uns. Da bin ich sicher auch dran schuld.«

»Aber ab jetzt halte ich mich raus. Das verspreche ich dir. Das wollte ich dir noch sagen. Mehr nicht.«

»Wenn das in der Klinik nicht aufgeflogen wäre, hätte ich wahrscheinlich immer so weitergemacht«, sagte Adrian.

»Es ist die richtige Entscheidung.«

Da löste Heidi sich aus ihrer Erstarrung und stellte sich ein Stück näher an Adrian. Anita dachte schon, Heidi wollte etwas sagen. Doch sie nahm nur seine Hand.

Es gab kein Geräusch. Die Autos in der ganzen Stadt schienen angehalten zu haben, die Vögel in den Bäumen, die Kinder auf dem Spielplatz an der Ecke, alle blieben still.

Heidi war vollkommen aus dem Rhythmus gekommen. Die ganze Energie, alle Kraft, die sie für diesen Showdown gesammelt hatte, schien in Windeseile aus ihr auszuströmen, ohne dass sie eine Chance hatte, sie aufzuhalten. Ihr Oberkörper sank ein wenig nach vorn, gerade weit genug, dass ihr an den straffen Heidikörper gewohntes Polohemd nicht mehr wusste, wie es über diese neue Körperhaltung fallen solle und am Hosenbund eine Falte warf. Heidi trat von einem Fuß auf den anderen, immer wieder, bis sie schließlich mit gekreuzten Beinen stehen blieb, eine Haltung, die Anita bei ihr noch nie gesehen hatte.

Heidis Plan war aufgegangen, doch Anita hatte nie jemanden

gesehen, dem sein Triumph so wenig nützte. Heidi war eingemauert. Ihr Traum war so perfekt in Erfüllung gegangen, dass er für Heidi selbst kaum noch Platz bot. Heidi blickte zu Adrian, der weiterhin lächelte und ihr schließlich einen Kuss auf die Stirn gab.

Direkt hinter ihnen gab es einen blechernen Knall. Eigentlich gar nicht besonders laut, und doch zuckten sie alle drei zusammen. Eine Kastanie war auf das Dach des Transporters gefallen. Die Welt war wieder in Gang gekommen.

»Ihr habt es da bestimmt schön«, sagte Anita.

»Auf jeden Fall. Das ist ein alter Resthof. Mit riesigem Garten.«

»Dann macht doch mal eine Gartenparty.«

»Bestimmt. Oder ein Erntedankfest«, sagte Adrian und wandte sich an Heidi: »Das ist doch bald, oder?«

Da flackerte es hinter ihnen blau auf.

»Doktor?«, rief Maik ihr zu.

Anita warf Heidi und Adrian einen letzten Blick zu, dann stieg sie ein. Adrian winkte ihr hinterher, Heidi war bereits damit beschäftigt, das Miles-Davis-Poster in dem Lieferwagen zu verstauen.

»Wow, das Timing hätte ja besser nicht sein können«, sagte Anita, nachdem sie einige Meter gefahren waren.

»Ja, oder?«, sagte Maik, als er am Haupteingang des Urban-Krankenhauses vorbeifuhr.

»Wo fahren wir denn hin?«, fragte Anita, da schaltete Maik das Blaulicht aus und sie hielten vor der Rettungsstelle.

»Hier hin.«

»Hier ist unser Einsatz?«

»Kein Einsatz. Ich hatte nur das Gefühl, euer Gespräch war vorbei.«

»Wie war das noch mal mit deinem Prinzip des Sich-nicht-Einmischens?«

»Das ist das Prinzip. Eben hast du die Ausnahme gesehen.«

»Dir ist klar, dass ich das …«

»… das war unglaublich smart von dir«, sagte Maik.

»Danke.«

»Adrian war mir auf einmal wieder richtig sympathisch.«

»Was denkst du denn? Ich war doch nicht all die Jahre mit einem Idioten zusammen.«

»Und ich habe nicht all die Jahre mit einer Idiotin zusammengearbeitet.«

»Offenbar nicht.«

Dann stieg Anita aus. Maik fuhr das NEF in die Hundehütte, schloss es an den Strom an, dann folgte er ihr zum Eingang der Rettungsstelle, wie hunderte Male zuvor. Und zwei Minuten später saßen sie auf dem cremefarbenen Sofa vor dem mintgrünen Couchtisch, jeder einen Kaffeebecher in der Hand. Eine Zeitlang sagten sie nichts. Dann fragte Maik:

»Wollen wir gleich was essen fahren? Ich geb einen aus.«

»Gern.«

»Wohin?«

»Wohin du willst«, sagte Anita. »Und nach der Arbeit sollten wir ein Bier trinken gehen.«

»Unbedingt. Das könnte doch der letzte warme Abend sein. Der letzte warme Abend in Berlin.«

EPILOG

Am Morgen des 24. Dezember wehte ein Wind, so eisig, dass Anita vor ihrer Haustür noch einmal umkehrte und sich Mütze und Handschuhe aus der Wohnung holte, auch wenn sie nur die paar Minuten Arbeitsweg bis zum Stützpunkt zurücklegen musste. Noch im letzten Winter hätte sie das nicht getan, sich lieber durch einen kalten Tag gequält und bei jedem kalten Windstoß gedacht: Wird schon gehen. Doch in der letzten Zeit achtete sie auf solche Dinge. Besonders die Handschuhe waren heute wichtig, sonst hätte sie bei dieser Kälte die Plastiktüten mit den Kerzen, Lebkuchen, den Mandarinen, Nüssen und dem Nussknacker kaum tragen können – Anita war wieder einmal mit einem Fresspaket unterwegs.

Pünktlich zu Weihnachten hatte es in der letzten Nacht geschneit, eine weiße Weihnacht, mit der niemand mehr gerechnet hatte, schließlich war bis gestern Abend alles vollkommen schneefrei gewesen. Doch Anita hatte es schon geahnt, als sie gestern Abend relativ spät nach Hause gekommen war. In der Luft hatte dieser Braunkohlegeruch gehangen, den sie immer mit Schnee in Verbindung brachte, weiß Gott, wo der noch immer herkam – in der der letzten Koks- und Kohlenhandlung, die vor einigen Jahren wirklich noch in der Nachbarschaft ausgeliefert hatte, waren jetzt neue Betreiber, die Fahrräder und Kajaks vermieteten. Und doch war der Kohlegeruch noch da, inzwischen hatte er etwas geradezu Museales in seiner rauchigen Erdigkeit, ein *Vintage*-Geruch, der Anita an ein obskures Früher erinnerte, und eben an Schnee. Und dann hatte es auch wirklich geschneit, ganz leicht, sodass alles Unbetretene weiß war, sie aber durch die Fußspuren der Menschen, die bereits vor ihr auf den Beinen waren, noch das Grau der Straße sah.

Die wenigen Menschen, die am 24. Dezember bereits vor acht Uhr auf der Straße waren, hoben kaum die Füße. Es war glatt, die Welt um sie herum bewegte sich langsam, fast wie in Zeitlupe.

Gelegentlich wurde sie von Windböen gepackt, was Anita freute, wies es doch darauf hin, dass es die richtige Entscheidung gewesen war, noch einmal umzukehren und die Mütze und die Handschuhe zu holen.

Es war erst spät kalt geworden in diesem Jahr, der Herbst hatte sich bis weit in den Dezember hinein gehalten, es hatte wenig geregnet, die Blätter waren lange an den Bäumen geblieben, die Sonne hatte geschienen, und es war eigentlich nie so kalt gewesen, dass Anita auch nur die Jacke zugemacht hätte auf den zehn Minuten, die sie von ihrer Wohnung zur Arbeit brauchte. Doch nun war die Kälte da, und Anita stellte sich auf einige harte Monate ein, mit vielen Atemwegserkrankungen in trockener Heizungsluft und Knochenbrüchen auf vereisten Straßen. So würde es kommen, wenn der Winter schließlich kam.

Vor dem Krankenhaus am Urban angekommen, sah Anita das NEF in seiner Hütte, ohne dass im Schnee eine Reifenspur zu erkennen gewesen war – der letzte Einsatz der Nachtschicht schien schon eine Weile zurückzuliegen.

Wenn sie Glück hatte, ging das so weiter. Schließlich hatte Anita keinen normalen 12-stündigen Bereitschaftsdienst vor sich, sondern einen 24-stündigen, was es eigentlich eher in den Außenbezirken von Berlin gab, in denen nicht so viel passierte.

Doch es war in diesem Jahr etwas schwierig gewesen, den Notarzt-Dienst über die Feiertage zu besetzen, weil die meisten Kolleginnen und Kollegen entweder in Urlaub fuhren oder bei ihren Familien sein wollten, und Anita hatte sofort zugesagt, die ganzen 24 Stunden Dienst zu machen. Es passte ihr gut in den Kram, und sie hatte gehört, dass es meist doch erstaunlich ruhig blieb, wenn man bedachte, was für eine stressige Zeit Weihnachten für viele Menschen war.

Anita erreichte den Stützpunkt einige Minuten zu früh. Ihr Kollege von der Nachtschicht erzählte ihr bei der Ablösung, dass es in der Nacht in der Tat ziemlich ruhig gewesen war. Und sie hoffte, dass das an diesem Tag nun auch so weiterging.

Anita öffnete den Geschirrschrank und holte nach einigem Suchen die am wenigsten angeschlagenen Teller heraus. Den größten stellte sie in die Mitte des Tisches, bedeckte ihn mit zwei der mitgebrachten Papierservietten, auf denen rotnasige Rentiere und ebenfalls rotnasige Weihnachtsmänner umhersprangen und drapierte einige der Lebkucken, Printen, Nüsse und Mandarinen darauf, den Nussknacker stellte sie daneben. Als nächstes riss sie die Packung mit den Kerzen auf, das Feuerzeug lag schon griffbereit auf dem Tisch, doch dann stellte sie fest, dass sie den Kerzenständer zu Hause vergessen hatte. Sie durchwühlte die Schubladen in der Küche, nichts, öffnete den Schrank unter dem Fernseher, fand jedoch nur drei unvollständige Gesellschaftsspiele, staubig, als hätte sie seit Jahren niemand angefasst, aber keinen Kerzenständer. Sie ging zu ihrem Materialschrank. Dort musste es doch irgendetwas geben, das sie mit etwas Bastelei und gutem Willen als Kerzenständer benutzen konnte, dachte sie, wühlte sich ratlos durch die Fächer mit den Tüchern, Mullbinden, Verbandsmaterial, Sauerstoffbrillen und Beatmungsschläuchen. Als sie zu dem Regal mit den Spritzen gelangte, kam ihr eine Idee. Sie maß den Durchmesser ihrer Kerzen, holte einige Spritzen, die denselben Durchmesser hatten, rupfte die Kolben heraus, griff ein Skalpell und machte sich daran, die Düsen abzuschneiden, sodass der zylindrische Hohlraum stehen könnte, wenn man ihn mit Wachs auf einem Teller befestigte.

»Was machst du denn da?«, hörte sie da eine Stimme hinter sich. Maik hatte einige Schneeflocken auf den Schultern seiner Jacke und der Mütze, kleine Flocken, die sofort schmolzen.

»Kerzenständer«, sagte sie.

»Aus Spritzen?«

»Wir haben keinen anderen.«

»Ach komm, das finde ich jetzt aber nicht besonders weihnachtlich«, sagte Maik, schüttelte sich und zog die Jacke aus, während Anita weiterschnibbelte. »So, nun ist der Winter wirklich da. Pfui Spinne.«

Dann stellte auch er eine Plastiktüte ab.

»Morgen. Fröhliche Weihnachten kann man ja noch nicht sagen«, sagte Anita. »Hast du alles dabei?«

»Apfelmost und alkoholfreien Glühwein. Das wird eine Party.«

»Findest du das echt unweihnachtlich?«, fragte Anita und sah von ihrer Schnibbelarbeit auf. »Ich habe nichts anderes gefunden.«

»Also, ungemütlich ist das schon. Und da offenes Feuer hier streng genommen eh verboten ist, wäre es doch vielleicht ratsam, nicht auch noch mit improvisierten Plastikkerzenständern rumzuhantieren, oder?«

»Die Klinikleitung wird schon nichts dagegen haben, dass wir hier ein bisschen Weihnachten feiern. Ich übernehme die Verantwortung. Wenn der Herr Organisatorischer Leiter im Rettungsdienst ein Auge zudrückt?«

»Nur, weil ich die Prüfung bestanden habe, muss ich doch nicht der Superspießer vom Dienst werden. Ich bleibe ein ganz normaler Kollege. Nur wenn wir mal einen großen Einsatz haben, muss ich was tun. Aber für andere Jobs ist das super. Nächstes Jahr kann ich einen Kurs an der Schule für präklinische Rettungsmedizin unterrichten, hab ich das schon erzählt?«

»Super!«

»Vielleicht kann ja jemand noch einen Kerzenständer mitbringen?«

»Wäre schon festlicher als abgeschnittene Spritzen. Es ist immerhin unsere Weihnachtstafel.«

»Na, gut«, sagte Anita, nahm ihr Telefon, öffnete die SMS-Funktion und schrieb schnell, fast ohne nachzudenken:

Hallo. Bringst du nachher einen Kerzenständer mit? Falls du noch einen auftreiben kannst. Sonst kannst du auch bei mir einen finden. Im Wohnzimmerschrank.

Anita machte einen Doppelpunkt. Einen Strich. Und eine Klammer zu. Dann tippte sie auf *Empfänger wählen*, *Favoriten*, auf *Rio*. Und versendete die SMS.

»Danke«, sagte Maik. »Ist doch auch viel weihnachtlicher.«

Die Antwort kam sofort:

Klar. Ist ja sonst nicht richtig weihnachtlich. Gruß an Maik.

Anita zeigte sie Maik, der sie las, lächelte und antwortete:

»Super. Dann kann Weihnachten ja kommen. Gruß zurück, falls du ihm noch mal schreibst.«

»Mache ich«, sagte Anita, dann nahm sie die zweite Plastiktüte hervor und packte Stroh, alle möglichen Arten von buntem Papier und Alleskleber aus.

»Was machst du denn jetzt?«

»Ich bastele etwas Deko.«

»Wir haben doch schon einen Weihnachtsbaum.«

»Weihnachtsbäume kann man nie genug schmücken.«

»Na, irgendwie müssen wir uns ja beschäftigen. Am Heiligen Abend kommt eh nichts Gutes im Fernsehen.«

»Eben«, sagte Anita, also fing sie an, aus dem Stroh Sterne zu basteln. Sie hatte sich extra im Internet ein Video angesehen, das zeigte, wie man das tat. Einmal berührte sie den Baum und hatte sofort Harz an den Händen. Sie ging sich die Hände waschen, um im Falle eines Einsatzes bereit zu sein, dann zog sie sich Einweghandschuhe an, bevor sie sich wieder an ihre Bastelarbeiten machte.

»Wir haben noch nie zusammen Weihnachten Dienst gehabt?«, fragte Maik.

»Nein«, sagte Anita. »Ist für mich eh das erste Mal. Bis jetzt war ich immer …«

»Umso schöner, dass wir das mal zusammen machen. Ich mache das ganz gern. Da hat man immer eine Ausrede. Und der Feiertagszuschlag ist auch nicht schlecht.«

»Gibt es denn jetzt wirklich so viele Selbstmörder?«, fragte Anita.

»Na, ein paar schon.«

»Die Statistik sagt, dass sich im Dezember weniger Leute umbringen als im Mai«, sagte Anita.

»Das mag ja sein, auf den ganzen Monat gerechnet. Aber genau um Weihnachten herum, da sind immer welche dabei.«

»Echt?«

»Ist doch irgendwie logisch. Das ist eine Zeit, wo es einem noch bewusster wird, dass man einsam ist. Oder dass man mit den Leuten nichts anfangen kann, mit denen man zusammenleben muss. Das kann selbst Leute, die nicht selbstmordgefährdet sind, an den Rand des Wahnsinns treiben.«

»Ja«, sagte Maik, der merkte, wie nachdenklich Anita auf einmal dreinsah und ließ sie eine Weile still vor sich hinbasteln.

Anita war froh darüber, heute hier sein zu können. Noch vor zwei Monaten hatte es so ausgesehen, als ob dies das schlimmste Jahr ihres Lebens sein würde, gekrönt von dem furchtbarsten Weihnachtsfest aller Zeiten. Doch es war anders gekommen. Die letzten Monate waren okay gewesen. Zuerst okay. Dann mehr als das.

Sie widmete sich wieder ihrer Weihnachtsdeko. Sie hatte sich vorgenommen, so viele Sterne zu basteln, wie ihr Zeit blieb. Anita war gerade bei ihrem zwölften Stern, als der Pieper losging. Maik und Anita fuhren zu einem Brustschmerz, der sich allerdings nicht als besonders akut herausstellte, fuhren zurück zum Stützpunkt. Anita bastelte weiter und Maik war inzwischen so langweilig geworden, dass er begann, ihr zu helfen. Sie bekamen einen zweiten, ebenfalls nicht besonders dramatischen Alarm, eher einen der Fälle, die Maik unter Husten, Schnupfen, Heiserkeit verbuchte.

Als sie danach wieder am Stützpunkt ankamen, deckte Anita den Tisch. Holte vier weitere Teller aus dem Schrank, zwei von ihnen hatten schon einen Sprung, aber da konnte Anita nun nichts machen. Im Kühlschrank fand sie ein angebrochenes Senfglas, das sie auf den Tisch stellte, vier Messer, vier Gabeln, vier Löffel, und weil immer noch kein neuer Alarm gekommen war, machte sie sich daran, einige der Servietten zu falten. Schob die Deko hin und her, hängte ihre Strohsterne auf, einen hierhin, einen dahin, dann ein weiterer Einsatz, so verging der Nachmittag, und um kurz vor fünf stand Rio in der Tür.

Dahinter tauchte Maiks Gesicht auf, ihre Gesichter waren rot vor Kälte:

»Ich war gerade draußen am NEF, da habe ich diesen jungen Mann aufgesammelt.«

Anita stand auf und küsste Rio, fühlte seine kalte Nasenspitze, sah ihn an, mit seiner Fellmütze und den dicken Handschuhen.

»Ich habe den Kerzenständer bei dir in der Wohnung gefunden«, sagte er und stellte einen kleinen, goldfarbenen Ring mit vier wachsverkrusteten Löchern auf den Tisch.

»Ah, super«, sagte Maik, »da passen ja genau unsere Kerzen rein.«

»Dann kann Weihnachten ja kommen«, sagte Anita.

»Weihnachten kann kommen«, sagte Maik.

Anita sah sich um. Das Ganze gefiel ihr jetzt schon ausnehmend gut. Begonnen hatte es bereits Ende September, kurz nach dem Abschiedsbrunch von Heidi, als die Dienstpläne für den Dezember gemacht wurden. Anita wusste, dass Maik gern über Weihnachten Dienste machte, nun hatte er Anita gefragt, und Anita musste nicht lange nachdenken, bevor sie zugesagt hatte.

Anfangs hatten Anita und Maik sich vorgenommen, es möglichst wie einen normalen Arbeitstag zu sehen, doch je näher das Fest rückte und je mehr Dezembertage sie in dem fast gänzlich ungeschmückten Stützpunkt verbrachten, desto mehr hatte sie das Bedürfnis, es doch etwas weihnachtlicher zu gestalten. Es hatte damit begonnen, dass Maik ein paar Marzipankartoffeln mitbrachte. Daraufhin war Anita mit einem Weihnachtsstern und Stollen gekommen, dann hatte sie sich immer weiter überboten, bis Maik schließlich mit einem kleinen Weihnachtsbaum und einer Lichterkette zum Dienst erschienen war. Bald darauf kam ihnen die Idee, Würstchen und Kartoffelsalat zu essen, ein kleines Weihnachtsessen, und auch diese Idee wurde schnell größer, indem sie beschlossen hatten, andere Leute einzuladen. Das war zwar eigentlich nicht gern gesehen, aber so lange sie jederzeit einsatzbereit blieben, rechneten sie nicht damit, dass es Ärger gab, wenn sie am Heiligen Abend zwei Menschen einluden, ohne Geschenke, ohne Bescherung, einfach auf ein Würstchen.

Würstchen mit Kartoffelsalat. So lange Anita mit Adrian und Lukas zusammengewohnt hatte, hatte sie dieses Gericht nie gemocht.

Sie hatte das immer für eine passiv-aggressive Geste gehalten, mit der die Hausfrau ihrer Familie unter die Nase rieb, dass die Feiertage sie derart überforderten, dass ihr selbst die Zubereitung einer normalen warmen Mahlzeit nervlich nicht mehr zuzumuten sei. Doch im Rettungsdienst hatte das Gericht auf einmal seinen Sinn, schließlich kam es bereits im kalt gewordenen Zustand auf den Tisch, es war also nicht schlimm, wenn es plötzlich Alarm gab.

So hatte dieser Weihnachtsplan langsam Formen angenommen. Ebenso wie ihr Wunsch, dass Rio dabei sein musste.

Anita sah ihn lange an. Dann sah sie an ihm vorbei, aus dem Fenster auf den Kanal, den sie von hier nur sehen konnte, wenn keine Blätter an den Bäumen waren. Einer der Vorteile des Winters. Sie setzten sich an drei der vier Plätze.

»Kann ich was helfen? Vielleicht schon mal die Würstchen warm machen?«, fragte Rio.

»Ich weiß nicht, ob wir die warm machen sollten«, sagte Anita. »Sobald warmes Essen auf dem Tisch steht, gibt es immer einen Alarm.«

»Aber den Punsch, den machen wir schon warm«, sagte Maik.

»Das müssen wir wohl. Sonst ist das ja ganz absurd«, sagte sie. »Wo bleibt bloß der Kartoffelsalat?«

»Der kommt bestimmt gleich«, sagte Anita. So saßen sie eine Weile da und plauderten. Anita sah Rio an, der sich inzwischen wieder ganz normal mit Maik unterhielt. Sie hatten festgestellt, dass sie hervorragend über Musik und überhaupt alles reden konnten. Man konnte Rio nicht lange böse sein, weil er auch niemandem lange böse war. Unglaublich, wie vertraut Anita dieser Mensch in den letzten Monaten geworden war.

Anfangs hatte Anita das Gefühl gehabt, dass Rio ihr so vertraut war, *obwohl* sie ihn erst so kurze Zeit kannte. Das *obwohl* war verschwunden. Das *vertraut* war geblieben.

Rio sprach mit Maik über eine Band, die Anita nicht kannte. Sie war ohnehin damit beschäftigt, die Becher mit dem Logo der Berliner Feuerwehr aus der Mikrowelle zu holen, den alkoholfreien Glühpunsch darin, und als sie den Aufenthaltsraum wieder betrat, hörte sie, wie Maik und Rio lachten und sah dann, wie vor dem Fenster ein weiteres durchgefrorenes Gesicht erschien.

»Da kommt ja endlich der Kartoffelsalat«, sagte Maik und sprang auf, da hatte Anita sich schon aufgemacht in Richtung Tür und öffnete sie.

»Fröhliche Weihnachten«, sagte Lukas.

»Fröhliche Weihnachten«, sagte Anita. Dann gab sie ihm einen Kuss auf die Wange und führte ihn hinein.

»Hey, Großer«, sagte Rio. Lukas begrüßte alle, warf Jacke, Mütze, Handschuhe auf das Sofa. Anita fand, er war zu kalt angezogen, sagte aber nichts. Lukas stellte seinen Rucksack ab und nahm aus dem Rucksack ein großes, silber glänzendes Paket heraus, wickelte die Alufolie ab und zum Vorschein kam eine mit mehreren Einmachgummis gesicherte riesige Tupperdose.

»Und den hast du selbst gemacht«, fragte Maik.

»Ich habe ein Rezept gefunden. In einer dieser Zeitschriften, die Heidi liest. Ist mit echten Brandenburger Kartoffeln. Und Spreewaldgurken, glaube ich. Keine Ahnung.«

»Großartig«, sagte Anita, während Maik und Rio klatschten.

Dann sagte Maik:

»Dann lasse ich mal die Würstchen zu Wasser.«

»Willst du die jetzt doch warm machen?«, fragte Anita.

»Wieso nicht?«

»Bei kaltem Essen bekommen wir fast nie einen Alarm.«

»Der Kartoffelsalat ist kalt. Das mit den Würstchen fällt gar nicht auf«, sagte Maik.

»Na, wenn du meinst.«

Er stand auf, und während er in die Küche ging, fragte Lukas Rio:

»Wie läuft es denn mit der Renovierung von dem einen Folke-Boot?«

»Gut. Da haben wir bestimmt noch eine Woche dran zu tun. Willst du wieder helfen?«

»Klar.«

»Das kannst du übrigens echt gut.«

»Ich bin auch gern wieder dabei.«

»Klasse«, sagte Anita. »Ich habe ein paar Tage frei. Ich komme dann und bestelle für uns die Pizza.«

»Und sonst? Immer noch nicht langweilig in der Wallapampa?«, fragte Maik, während er die heißen Würstchen aus der Mikrowelle holte.

»Alles gut. Papa bringt das total Spaß mit der neuen Praxis. Ich soll euch übrigens schön grüßen. Der ist echt total froh, dass wir das gemacht haben.«

»Also nicht langweilig?«, insistierte Maik.

»Die Schule ist okay. Aber ich wollte dich eh fragen, ob ich ein paar Tage bleiben kann«, sagte Lukas. »Bis Silvester? Da macht Matthäus eine Party, da würde ich gern hin.«

»Kein Problem«, sagte Anita. Und strich ihm durch die Haare. Und machte doch schon wieder das, von dem sie sich nun schon mehrfach vorgenommen hatte, es nicht mehr zu tun. Verwuschelte sie. Lukas wand sich aus ihrem Griff. Anita füllte Kartoffelsalat auf.

»Der sieht aber lecker aus«, sagte sie.

»Guten Appetit«, sagte Lukas.

»Und fröhliche Weihnachten«, sagten Maik und Rio wie aus einem Mund.

Dann ging der Pieper los.

Anita und Maik sahen sich einen Moment an, dann brachen sie beide in Gelächter aus.

»Dann kann doch nicht sein«, sagte Maik.

»Ich habe dir doch gesagt, du sollst die Würstchen nicht warm machen«, sagte Anita, eher triumphierend als genervt, während sie sich ihre Jacke anzog und gleichzeitig mit Maik aufstand.

»Na, dann los. Die Würstchen können wir ja auch wieder warm machen. Aber ihr könnt euch ja auch zu zweit hier vergnügen, okay? Ich hoffe mal, dass wir bald wieder da sind.«

Dann gingen sie über die Auffahrt zu ihrem NEF.

»Die beiden lassen uns doch wohl Würstchen übrig«, sagte Anita, doch Maik hatte noch einmal auf den Pieper gesehen und war überraschend still geworden.

»Du…«, sagte er. »Das ist ein Einsatz für alle Einheiten aus dem Südosten von Berlin. Zum Flughafen Schönefeld.«

Nun sah auch Anita auf ihren Pieper und las das Einsatzstichwort: NOTLANDUNG.

Sie sagten nichts mehr. Rannten sogar zu ihrem NEF, so schnell, dass Anita fast ausgerutscht wäre.

Um diese Zeit war überhaupt kein Verkehr. Maik hätte kaum anhalten müssen bei den roten Ampeln, so wenig war los, es war eher der Schnee, der dafür sorgte, dass ihre Fahrt doch eine Viertelstunde dauerte. Auf dem Weg erhielten sie weitere Informationen. Ein Lufthansa-Flug von Wien nach Hamburg habe während des Fluges den Ausfall eines Triebwerks gemeldet und sei nun mit reduzierter Geschwindigkeit weiter auf dem Weg nach Berlin, um in Schönefeld notzulanden.

»Aber da passiert doch eigentlich nie was.«

»Wo?«

»Beim Fliegen.«

»Immerhin holen die einen Arsch voll Einheiten zusammen.«

Anita schwieg und sah nach draußen, auf die komplett leeren Berliner Straßen. Weihnachtlich geschmückte Fenster sausten an ihr vorbei. Es war komplett dunkel, doch natürlich dachte Anita an das, was da kam. Sollte es das also wirklich sein, das eine große Unglück, das jeder Retter im Leben nur ein-, zweimal erlebte, die eine riesige Sache, und das ausgerechnet an diesem Tag?

»Hast du denn deine OrgL-Weste mit?«

»Wieso?«

»Könnte ja sein, dass du jetzt deinen MANV bekommst.«

»Dann wird hoffentlich ein erfahrener Kollege da sein, der den Job übernimmt.«

»Und wenn nicht?«

Maik schwieg.

Einige Minuten später meldete sich erneut die Leitstelle, Anita schöpfte einen Moment Hoffnung, dass dies der Abbruch des Einsatzes war, dass sich alles in Wohlgefallen aufgelöst hätte; Maik musste es genauso gehen. Doch die Leitstelle teilte nur mit, welche Einfahrt die Rettungskräfte auf das Rollfeld nehmen sollten. Eine Information, die zumindest Anita und Maik nicht gebraucht hätten, denn inzwischen fuhr ein kompletter Löschzug vor ihnen her, dem sie einfach nur folgen mussten und schließlich ein asphaltiertes Feld in der Nähe einer Landebahn erreichten, auf dem die Flughafenfeuerwehr stand, über ein halbes Dutzend Löschhilfeleistungsfahrzeuge, diverse Freiwillige Feuerwehren, zwei Drehleitern, bestimmt fünfzehn Rettungswagen, ein Bus zum Massentransport von Verletzten, zwei blaue Unimogs vom Technischen Hilfswerk, wo auch immer die so schnell herkamen.

»Nun müssen wir nur noch sehen, wo wir uns hinstellen«, sagte Maik. »Damit wir niemanden blockieren.«

»Echt?«, fragte Anita.

»Kommt gar nicht so selten vor. Wenn sich alle irgendwie hinstellen, ist nachher ein Schwerverletzter in einem RTW und die LHFs und die NEFs müssen erstmal rangieren, damit er rauskommt.«

»Hast wirklich was gelernt bei deiner OrgL-Ausbildung«, sagte Anita in einem hilflosen Versuch, die Stimmung aufzulockern.

»Ich muss mich jetzt bei der Einsatzleitung melden und sehen, ob die schon einen OrgL haben. Sonst bin ich dran«, sagte Maik.

Es klang nicht gerade vorfreudig. Dies war groß. Größer als alles, was Maik und Anita bisher erlebt hatten. Und wahrscheinlich auch größer als das, was der allergrößte Teil ihrer Kollegen kannte.

Ein Staffelführer wies sie so ein, dass sie stehen konnten, ohne einen der Rettungswagen zu blockieren. Sie kamen neben dem NEF 5305 aus Treptow zum Stehen. Es war wie ein blinkender Betriebsausflug. Die Kollegen vom THW bauten bereits ein Triage-Zelt auf, etwas abseits und von allen gut sichtbar, stand der Kleinbus der Einsatzleitung. Maik ging zum Einsatzleitwagen, Anita stellte sich neben ihren Kollegen aus dem NEF 5305:

»Fröhliche Weihnachten.«

»Fröhliche Weihnachten.«

»Fröhliche Weihnachten.«

»Fröhliche Weihnachten.«

Dann setzte ein allgemeines Händeschütteln ein, was bei der

Feuerwehr nicht unüblich ist, hier aber wohl eher aus Ratlosigkeit entstand.

»Weiß irgendjemand was Genaues?«, fragte Anita.

»Airbus mit einem Triebwerk aus.«

»Wie viele Leute an Bord?«

»125, nach dem, was ich gehört habe.«

Anita war sich sicher, dass auch ihr Kollege das noch nie erlebt hatte. Er war etwas jünger als sie und trug diese Mischung aus Coolness, Müdigkeit und Aufmerksamkeit vor sich her, die unterm Strich Kompetenz ergab, wie bei so vielen Notarztkollegen. Vielleicht hatte er kleine Kinder und deswegen mit diesen Diensten angefangen, um nebenher Geld zu verdienen. So wie Anita damals. Und ebenso wenig wie Anita zeigte er seine Aufregung. Sie sah ihm wahrscheinlich sogar ähnlich, in dieser Situation, dieselbe vorgetäuschte Ruhe, nur eben in weiblicher Form, was bei diesen Uniformen allerdings kaum eine Rolle spielte, Mann, Frau, hübsch, hässlich, selbst das Alter schien auf eine Weise zu verschwimmen, alles trat zurück hinter der Funktionsbezeichnung, und Anita dachte darüber nach, dass es vielleicht das war, was sie an diesem Job am meisten mochte. Da kam Maik zurück. Er trug wirklich eine gelbe Weste.

»Echt jetzt?«, sagte Anita.

»Ja«, sagte er leise zu ihr. Er wollte natürlich nicht, dass jemand anders bemerkte, dass es für ihn etwas Besonderes war, jetzt OrgL zu sein, und das auch noch bei so einem großen Einsatz. »Ich bin der erste mit der Qualifikation, der hier ist. Sind wohl doch viele erfahrene Kollegen im Urlaub. Krass«, fügte Maik noch leiser hinzu. Und sagte dann so laut, dass die Umstehenden es auch hören konnten:

»Ich drehe dann mal eine Runde. Die Landung ist in fünf Minuten.«

Maik ging weiter und Anita sah ihm hinterher, die Weste mit

der Aufschrift OrgL Rettungsdienst glänzte in dem Licht, mit dem der Platz beleuchtet war.

Dann sah Anita in den Himmel. Von dem Flugzeug war noch nichts zu sehen, nur schwarzer Himmel, jede Menge Dunkelheit. Der Himmel hatte aufgeklart, es musste vollkommen wolkenlos sein da oben, sie sah den Mond, ganz deutlich, und sogar einige Sterne, trotz dieses diffusen Flackerns um sie herum. Sie trat einige Schritte zurück, und mit jedem Schritt, den sie sich von den Feuerwehr- und Rettungswagen entfernte, wurden es mehr Sterne. Sie blickte in die Richtung, die sie für Süden hielt, hierher musste das Flugzeug kommen. Doch noch kam nichts. Anita war es, als würde sie Kirchenglocken hören, und sie überlegte, ob das möglich war, bei dem Rattern all dieser Motoren, doch auf der anderen Seite, warum nicht? Da sah sie ein Flackern im Himmel und sie bemerkte, dass auch ihre Kollegen in die Höhe sahen, manche aufgeregt redeten, andere schwiegen, wie eine Art Heilige Drei Könige in Funktionskleidung. Doch das Flackern blieb an Ort und Stelle. Schien sich sogar leicht von ihnen wegzubewegen. Noch drei Minuten. Sollten sie das Flugzeug nicht bereits sehen, fragte Anita sich, sah dann aber einfach weiter in die Sterne, da sah sie ein Flackern an einer anderen Stelle, das vorher nicht da gewesen war. Es wurde größer. Sie wusste, dass das ihr MANV war, ihr Flugnotfall.

»Da!«, rief jemand hinter ihr.

Anita behielt das Licht im Auge. Nun war sie sich sicher, es bewegte sich langsam am Himmel entlang, ein Licht, dann wurden es zwei Lichter. Zwei Lichter, die sich flackernd aus dem Himmel hoben, abhoben, das linke war größer als das rechte, so blieb es eine Weile, dann wurden es drei Lichter, das linke weiterhin kleiner, das rechte größer, und eines darüber, ein Dreieck aus Licht, langsam größer werdend, größer, bis die Lichter alle drei gleich groß waren und Anita annahm, das Flugzeug jetzt nicht mehr leicht schräg zu sehen, sondern direkt von vorn. Direkt auf sie zu.

Zwei Blitze links und rechts, weit außerhalb des Dreiecks. Wieder. Wieder. Nun waren auch die Lichter an den Enden der Tragflächen zu sehen und bald darauf die Geräusche der Triebwerke zu hören, vielmehr des einen Triebwerks, mit dem der Airbus mit seinen 125 Insassen auf dem Flughafen Berlin-Schönefeld landen wollte. Die Tragflächen schwankten nicht, es wehte kein Wind. Das Rauschen des Triebwerks wurde lauter, dann wurde es von dem Rattern der Feuerwehrwagen übertönt, die sich einer nach dem anderen in Bewegung setzten und neben der Landebahn herfuhren, angeführt von dem roten Wasserwerfer der Flughafenfeuerwehr. Es folgte das THW, das medizinische Personal blieb zurück. Es wäre an Maik und dem leitenden Notarzt gewesen, sie anzuweisen, zu folgen, doch sie blieben hier, kümmerten sich weiter um das Triage-Zelt, und Anita sah auf das Flugzeug, das sich weiterhin vollkommen ruhig der Landebahn näherte. Nichts wies darauf hin, dass etwas nicht in Ordnung war. Anita sah inzwischen schon die beleuchtete Heckflosse, das gelbe Logo, den ruhigen Anflug. Das Blitzen, die drei immer weiter auseinanderdriftenden Lichter am Rumpf, der Widerschein der Lichter auf den Triebwerken, deren obere Teile sich nun leicht grau von dem Nachthimmel abhoben, kamen direkt auf sie zu, der Lärm wurde immer lauter, da gerieten die Lichter aus dem Gleichgewicht, fielen durcheinander, für einen Moment schwankte das Flugzeug, das eine Licht schien über das andere zu fallen, jetzt schon fast auf der Landebahn, das Flugzeug schoss auf sie zu, ein Mordslärm, über sie hinweg und berührte mit dem rechten Teil und einen Sekundenbruchteil später mit dem linken Teil des Hauptfahrwerks den Boden, dann mit den vorderen Rädern, machte noch eine leichte Schlangenlinie auf der Landebahn, dann fuhr es einfach geradeaus weiter, in

Richtung des Terminals und der Flugsteige, an den Feuerwehren vorbei.

Anita ging dem Flugzeug ein Stück hinterher, an den Kollegen vorbei. Die, die eben vor Nervosität geplaudert hatten, waren verstummt. Dafür redeten die, die bis eben geschwiegen haben, sprachen von Weihnachten, einer ruhigen Nacht, von noch mal gut gegangen. Und dass es auch mit dem Teufel hätte zugehen müssen. Solche Dinge.

Maik kam in seiner Weste auf sie zu.

»Grad kam der Funkspruch. Alles gut. Keine Verletzten.« Da kamen die ersten Feuerwehrwagen auch schon zurückgefahren, und Maik rief in die Runde:

»Ihr habt es gehört Leute, wir können abrücken.«

Maik gab die Weste zurück, und sie setzten sich wieder in ihr NEF und warteten, bis alle Fahrzeuge vor ihnen losgefahren waren. Sie fuhren dem NEF 5305 hinterher vom Flughafengelände und dann, in einer langen, nun nicht mehr rasenden, nicht mehr flackernden, ganz stillen Parade durch die leeren Straßen zurück in die Stadt.

Danksagungen

Mein Dank gilt den Ärzten Mathias Ramthor, Markus Nitschke und Justus Beier, die die Arbeit an diesem Roman mit beeindruckendem literarischen Gespür, medizinischem Sachverstand und freundschaftlichem Engagement begleitet haben. Ohne sie hätten die Patienten in diesem Buch garantiert nicht überlebt.

Viele andere Personen haben Anteil an der Entstehung dieses Buches gehabt. Sie haben Figuren getauft, der Geschichte Impulse gegeben, mitgelesen, mitgezweifelt, mitgewettert, mitgelacht, mir ideale Arbeitsbedingungen zur Verfügung gestellt. Dies sind Antje Kunstmann, Moritz Kirschner und alle Mitarbeiterinnen und Mitarbeiter des Verlags Antje Kunstmann, David Finck, Karin Graf, Jan Christophersen, Juli Zeh, Petra Ehlers, Cornelia Holfelder-von der Tann, das Europäische Übersetzer-Kollegium Straelen, Ann-Christine Mecke, Julia Weitbrecht, Hannelore und Magnus Weitemeier-Magnusson, Martina Deny von der Queen Mary University of London, Ellen Crocker und Kurt Fendt vom Massachusetts Institute of Technology. Mein größter Dank jedoch gebührt Gunnar Klack, der die Arbeit an diesem Roman von Anfang an liebevoll begleitet hat. Ohne seine Gedanken und Ideen, sein einfühlsames Lesen, sein Gespür für die richtige Mischung aus Ermutigung und Kritik, wäre dieses Buch nicht so geworden wie es ist.

Umschlaggestaltung: Heidi Sorg und Christif Leistl, München
Typografie + Satz: www.frese-werkstatt.de
Druck + Bindung: Pustet, Regensburg
ISBN 978-3-88897-966-8